石油和化工行业"十四五"规划教材

高等职业教育"十四五"药品类专业系列教材

药物化学

李文红　夏峥　宋瑛　主编

刘清新　郭君　郭立达　冯利　副主编

化学工业出版社

·北京·

内容简介

《药物化学》分为理论和实验实训两部分。理论部分共十七章,第一章为绪论,主要包括药物化学的主要任务、药物质量评定及药品质量标准;第二章至第十五章,按照临床用药和企业实际生产情况,主要介绍了药物的发展演变,常用药物的性质、用途和制备,重点药物的构效关系、性质实验和制备实验等内容;第十六章和第十七章总体介绍了药物稳定性与药物代谢反应、药物的化学结构与药效的关系等。实验实训部分包括实验室基本知识、药物性质实验和药物的制备实训三部分内容,共十个实验实训项目。

本教材适用于高等职业教育制药工程技术、药事服务与管理、药品质量管理等本科专业的学生,也适用于药学、药品生产技术、化学制药技术、药品生物技术、药物制剂技术、药品经营与管理等专科专业的学生,也可以作为全国卫生专业技术资格考试及国家执业药师考试的参考书。

图书在版编目(CIP)数据

药物化学/李文红,夏峥,宋瑛主编. —北京:化学工业出版社,2023.8(2025.2重印)
ISBN 978-7-122-43425-8

Ⅰ.①药… Ⅱ.①李…②夏…③宋… Ⅲ.①药物化学-高等学校-教材 Ⅳ.①R914

中国国家版本馆 CIP 数据核字(2023)第 080267 号

责任编辑:蔡洪伟　　　　　　　文字编辑:邵慧敏　朱　允
责任校对:宋　夏　　　　　　　装帧设计:关　飞

出版发行:化学工业出版社
　　　　　(北京市东城区青年湖南街 13 号　邮政编码 100011)
印　　装:北京云浩印刷有限责任公司
787mm×1092mm　1/16　印张 18¼　字数 459 千字
2025 年 2 月北京第 1 版第 2 次印刷

购书咨询:010-64518888
售后服务:010-64518899
网　　址:http://www.cip.com.cn

凡购买本书,如有缺损质量问题,本社销售中心负责调换。

定　　价:49.00 元　　　　　　　　　　版权所有　违者必究

出版说明

为了更好地贯彻《国家职业教育改革实施方案》，落实教育部《"十四五"职业教育规划教材建设实施方案》（教职成厅〔2021〕3号），做好职业教育药品类、药学类专业教材建设，化学工业出版社组织召开了职业教育药品类、药学类专业"十四五"教材建设工作会议，共有来自全国各地120所高职院校的380余名一线专业教师参加，围绕职业教育的教学改革需求、加强药品和药学类专业"三教"改革、建设高质量精品教材开展深入研讨，形成系列教材建设工作方案。在此基础上，成立了由全国药品行业职业教育教学指导委员会副主任委员姚文兵教授担任专家顾问，全国石油和化工职业教育教学指导委员会副主任委员张炳烛教授担任主任的教材建设委员会。教材建设委员会的成员由来自河北化工医药职业技术学院、江苏食品药品职业技术学院、广东食品药品职业学院、山东药品食品职业学院、常州工程职业技术学院、湖南化工职业技术学院、江苏卫生健康职业学院、苏州卫生职业技术学院等全国30多所职业院校的专家教授组成。教材建设委员会对药品与药学类系列教材的组织建设、编者遴选、内容审核和质量评价等全过程进行指导和管理。

本系列教材立足全面贯彻党的教育方针，落实立德树人根本任务，主动适应职业教育药品类、药学类专业对技术技能型人才的培养需求，建立起学校骨干教师、行业专家、企业专家共同参与的教材开发模式，形成深度对接企业标准、行业标准、专业标准、课程标准的教材编写机制。为了培育精品，出版符合新时期职业教育改革发展要求、反映专业建设和教学创新成果的优质教材，教材建设委员会对本系列教材的编写提出了以下指导原则。

(1) 校企合作开发。本系列教材需以真实的生产项目和典型的工作任务为载体组织教学单元，吸收企业工作人员深度参与教材开发，保障教材内容与企业生产实践相结合，实现教学与工作岗位无缝衔接。

(2) 配套丰富的信息化资源。以化学工业出版社自有版权的数字资源为基础，结合编者自己开发的数字化资源，在书中以二维码链接的形式或与在线课程、在线题库等教学平台关联建设，配套微课、视频、动画、PPT、习题等信息化资源，形成可听、可视、可练、可互动、线上线下一体化的纸数融合新形态教材。

(3) 创新教材的呈现形式。内容组成丰富多彩，包括基本理论、实验实训、来自生产实践和服务一线的案例素材、延伸阅读材料等；表现形式活泼多样，图文并茂，适应学生的接受心理，激发学习兴趣。实践性强的教材开发成活页式、工作手册式教材，把工作任务单、学习评价表、实践练习等以活页的形式加以呈现，方便师生互动。

(4) 发挥课程思政育人功能。教材需结合专业领域、结合教材具体内容有机融入课程思政元素，深入推进习近平新时代中国特色社会主义思想进教材、进课堂、进学生头脑。在学生学习专业知识的同时，润物无声，涵养道德情操，培养爱国精神。

(5) 落实教材"凡编必审"工作要求。每本教材均聘请高水平专家对图书内容的思想性、科学性、先进性进行审核把关,保证教材的内容导向和质量。

本系列教材在体系设计上,涉及职业教育药品与药学类的药品生产技术、生物制药技术、药物制剂技术、化学制药技术、药品质量与安全、制药设备应用技术、药品经营与管理、食品药品监督管理、药学、制药工程技术、药品质量管理、药事服务与管理专业;在课程类型上,包括专业基础课程、专业核心课程和专业拓展课程;在教育层次上,覆盖高等职业教育专科和高等职业教育本科。

本系列教材由化学工业出版社组织出版。化学工业出版社从2003年起就开始进行职业教育药品类、药学类专业教材的体系化建设工作,出版的多部教材入选国家级规划教材,在药品类、药学类等专业教材出版领域积累了丰富的经验,具有良好的工作基础。本系列教材的建设和出版,不仅是对化工社已有的药品和药学类教材在体系结构上的完善和品种数量上的补充,在体现新时代职业教育发展理念、"三教"改革成效及教育数字化建设成果方面,更是一次全面的升级,将更好地适应不同类型、不同层次的药品与药学类专业职业教育的多元化需求。

本系列教材在编写、审核和使用过程中,希望得到更多专业院校、更多一线教师、更多行业企业专家的关注和支持,在大家的共同努力下,反复锤炼,持续改进,培育出一批高质量的优秀教材,为职业教育的发展做出贡献。

本系列教材建设委员会

前言

本书是根据高等职业教育对制药类专业人才的培养目标，依据高等职业学校专业教学标准，对接执业药师资格证书对《药物化学》课程的要求，以学生为主体，全面落实立德树人根本任务，突出职业教育类型特色，按照临床用药和企业实际生产情况开发的教材。

本教材适用于高等职业教育制药工程技术、药事服务与管理、药品质量管理等本科专业的学生，也适用于药学、药品生产技术、化学制药技术、药品生物技术、药物制剂技术、药品经营与管理等专科专业的学生，也可以作为全国卫生专业技术资格考试及国家执业药师考试的参考书。

本书分为理论和实验实训两部分。理论部分共十七个章节，分别为：绪论，解热镇痛药与非甾体抗炎药，心血管系统药物，抗生素，合成抗菌药、抗真菌药和抗病毒药，镇静催眠药、抗癫痫药和抗精神失常药，镇痛药和镇咳祛痰药，麻醉药，中枢兴奋药和降糖药，H受体拮抗剂，拟胆碱药和抗胆碱药，肾上腺素能药物，抗肿瘤药物，甾体激素，维生素，药物的变质反应与代谢反应，药物的化学结构与药效的关系。理论部分主要内容包含药物的发展演变，常用药物的性质、用途和制备，重点药物的构效关系、性质实验和制备实验等内容，实验实训部分包括实验室基本知识、药物性质实验和药物的制备实训三部分内容，共十个实验实训项目。本教材的特点如下。

结合执业证书，精选教学内容。落实以学生为本的理念，充分理解学生、尊重学生、爱护学生，将提升和发展学生的职业素养、工匠精神贯穿于教材开发的全过程；按照学生对药物的认知规律和药物的使用频率，结合执业药师考核标准，选取了课程教学内容。

准确定位知识目标和能力目标，增加了素养目标。本教材的编写以立德树人为根本任务，贯彻落实党的二十大精神进教材的课程思政政策，确定了知识、能力和素质三维目标。学生不仅要掌握扎实的专业知识，提升综合运用药物的能力，还要培养学生敬畏生命、关注健康的价值观，树立科学合理用药的理念，培养严谨的工作作风、精益求精的工匠精神，培养学生医药人的职业道德和人文素养。

教学内容精练，编排科学合理，配套资源丰富。教材编写中，增加了课堂讨论、课堂拓展和目标检测等板块，学生可以了解药物的最新研究进展和制备工艺；实践能力培养体现在案例教学及实践操作的训练当中。本书每个章节配备了一定的数字资源，包括动画、视频、微课、教案、教学课件及习题答案。

本教材是一部新形态立体化教材。为了满足"互联网＋职业教育"环境下的新型教学模式和继续教育的需要，依托智慧职教MOOC学院建成的职业教育国家在线精品课程《药物化学》，学生和社会学习者可以自主注册学习课程，兄弟院校可引用课程资源开设SPOC课，开展线上线下混合式教学。

本书在编写中充分吸纳了制药生产企业和药品流通企业技术人员的经验成果，在广泛征求企业需求的基础上，由六所院校组成的编写团队共同完成。河北工业职业技术大学李文红任主编，编写第一、第二和第九章，负责全书的审核、统稿和定稿；淄博职业学院夏峥编写第十二章、十六章、十七章和实验实训部分；河北工业职业技术大学宋瑛编写第三章和第十一章；沧州医学高等专科学校刘清新编写第五章和第六章；湖南化工职业技术学院郭君编写第七章和第八章；河北工业职业技术大学冯利编写第十章和第十五章；石家庄职业技术学院霍素芳编写第十四章；河北工业职业技术大学徐冬梅编写第四章；河北工业职业技术大学曹津津编写第十三章；河北工业职业技术大学吕芳、刘毅、李岩鹏、孙俊茹和天津渤海职业技术学院的郭立达参与了数字资源的制作，其中郭立达负责全部教学课件的整理工作。石家庄四药有限公司田鹏美和河北石药大药房连锁有限公司杨爱笛为药品制备和药物的临床应用案例的编写提供了素材，并给予指导。

本书在编写过程中，参考了部分优秀教材和文献，在此向原作者表示衷心的感谢。虽然历经多次修改完善，但由于编者水平有限，疏漏和不当之处仍可能存在，恳请读者和相关院校在使用中提出批评和建议，帮助我们为持续打造优秀的新形态立体化教材而努力。在此向广大读者朋友们致以诚挚的谢意！

编　者

2023年5月

目录

第一章 绪论 / 001

一、药物化学的主要任务 / 001
二、药物的起源与发展 / 002
三、药物的质量 / 004
四、药物的名称 / 005
本章小结 / 006
目标检测 / 006

第二章 解热镇痛药和非甾体抗炎药 / 008

第一节 解热镇痛药 / 008
　一、水杨酸类 / 008
　二、乙酰苯胺类 / 011
　三、吡唑酮类 / 014
第二节 非甾体抗炎药 / 014
　一、3,5-吡唑烷二酮类 / 015
　二、邻氨基苯甲酸类 / 016
　三、芳基烷酸类 / 016
　四、1,2-苯并噻嗪类 / 021
　五、其他类 / 021
本章小结 / 022
目标检测 / 022

第三章 心血管系统药物 / 025

第一节 降血脂药物 / 025
　一、苯氧乙酸类 / 026
　二、烟酸类 / 027
　三、羟甲戊二酰辅酶A还原酶抑制剂 / 028
第二节 抗心绞痛药 / 029
　一、硝酸酯和亚硝酸酯类 / 029
　二、钙通道阻滞剂 / 031
　三、β受体阻滞剂 / 033
第三节 抗高血压药 / 034
　一、作用于自主神经系统的药物 / 034
　二、影响肾素-血管紧张素-醛固酮系统的药物 / 036
　三、血管平滑肌扩张药 / 038
　四、利尿药 / 038
第四节 抗心律失常药物 / 039
　一、钠通道阻滞剂 / 039
　二、钾通道阻滞剂 / 041
　三、钙通道阻滞剂 / 042
　四、β受体阻滞剂 / 042
本章小结 / 042
目标检测 / 042

第四章 抗生素 / 045

第一节 β-内酰胺类抗生素 / 045
　一、青霉素及其衍生物 / 045

二、头孢菌素类 / 048
　　三、β-内酰胺酶抑制剂 / 051
　　四、非典型 β-内酰胺类 / 052
第二节　大环内酯类抗生素 / 052
　　一、十四元环抗生素 / 052
　　二、十五元环抗生素 / 054
　　三、十六元环抗生素 / 055
第三节　四环素类抗生素 / 055
　　一、化学通性 / 056

　　二、天然四环素类抗生素 / 057
　　三、半合成四环素类抗生素 / 057
第四节　氨基糖苷类抗生素 / 058
　　一、天然氨基糖苷类抗生素 / 058
　　二、半合成氨基糖苷类抗生素 / 059
第五节　氯霉素 / 060
本章小结 / 062
目标检测 / 062

第五章　合成抗菌药、抗真菌药和抗病毒药 / 064

第一节　喹诺酮类抗菌药 / 064
　　一、喹诺酮类抗菌药的发展史 / 064
　　二、喹诺酮类抗菌药的作用机制 / 066
　　三、喹诺酮类抗菌药的构效关系 / 066
　　四、典型药物 / 067
第二节　磺胺类药物及抗菌增效剂 / 068
　　一、磺胺类药物 / 068
　　二、抗菌增效剂 / 071
第三节　抗结核药 / 072
　　一、抗生素类抗结核药物 / 073

　　二、合成抗结核药 / 073
第四节　抗真菌药 / 075
　　一、抗生素类抗真菌药 / 075
　　二、唑类抗真菌药 / 076
　　三、其他抗真菌药 / 077
第五节　抗病毒药 / 077
　　一、核苷类 / 078
　　二、非核苷类 / 079
本章小结 / 080
目标检测 / 080

第六章　镇静催眠药、抗癫痫药和抗精神失常药 / 082

第一节　镇静催眠药 / 082
　　一、苯并二氮䓬类 / 083
　　二、巴比妥类药物 / 086
　　三、非苯并二氮䓬类 $GABA_A$ 受体激动剂 / 089
第二节　抗癫痫药 / 089
　　一、酰脲类 / 090
　　二、二苯并氮杂䓬类 / 091

　　三、脂肪羧酸类及其他类 / 092
第三节　抗精神失常药 / 092
　　一、抗精神病药 / 093
　　二、抗抑郁药 / 096
本章小结 / 097
目标检测 / 098

第七章　镇痛药和镇咳祛痰药 / 100

第一节　吗啡及其衍生物 / 100
　　一、吗啡 / 100
　　二、半合成镇痛药 / 103

第二节　合成镇痛药 / 105
　　一、吗啡喃类 / 105
　　二、苯并吗喃类 / 106

三、哌啶类 / 107
　　四、氨基酮类 / 108
　　五、构效关系 / 109
第三节　镇咳祛痰药 / 110
　　一、镇咳药 / 111
　　二、祛痰药 / 112
本章小结 / 114
目标检测 / 114

第八章　麻醉药 / 117

第一节　全身麻醉药 / 117
　　一、吸入麻醉药 / 118
　　二、静脉麻醉药 / 119
第二节　局部麻醉药 / 121
　　一、对氨基苯甲酸酯类 / 122
　　二、酰胺类 / 124
　　三、其他类 / 126
　　四、构效关系 / 127
本章小结 / 127
目标检测 / 128

第九章　中枢兴奋药和降糖药 / 130

第一节　中枢兴奋药 / 130
　　一、黄嘌呤类 / 130
　　二、酰胺类 / 133
　　三、其他类 / 134
第二节　降糖药 / 135
　　一、胰岛素及其类似物 / 136
　　二、口服降糖药 / 137
本章小结 / 140
目标检测 / 140

第十章　H受体拮抗剂 / 142

第一节　H_1受体拮抗剂 / 142
　　一、氨基醚类 / 143
　　二、乙二胺类 / 144
　　三、丙胺类 / 145
　　四、三环类 / 146
　　五、哌嗪类 / 146
　　六、哌啶类 / 147
第二节　H_2受体拮抗剂 / 147
　　一、咪唑类 / 148
　　二、呋喃类 / 149
　　三、噻唑类 / 150
　　四、哌啶甲苯类 / 150
　　五、构效关系 / 151
本章小结 / 151
目标检测 / 152

第十一章　拟胆碱药和抗胆碱药 / 154

第一节　拟胆碱药 / 155
　　一、胆碱受体激动剂 / 155
　　二、抗胆碱酯酶药 / 156
第二节　抗胆碱药 / 158

一、M 受体阻断剂 / 158
二、N 受体阻断剂 / 161

本章小结 / 164
目标检测 / 164

第十二章 肾上腺素能药物 / 166

第一节 肾上腺素能受体激动剂 / 166
  一、苯乙胺类 / 167
  二、苯丙胺类 / 170
  三、构效关系 / 171
第二节 肾上腺素能受体拮抗剂 / 173

  一、α 受体拮抗剂 / 173
  二、β 受体拮抗剂 / 174
本章小结 / 175
目标检测 / 175

第十三章 抗肿瘤药物 / 177

第一节 烷化剂 / 177
  一、氮芥类 / 178
  二、亚乙基亚胺类 / 181
  三、甲磺酸酯及多元醇类 / 182
  四、亚硝基脲类 / 183
第二节 抗代谢药物 / 184
  一、嘧啶类抗代谢物 / 184
  二、嘌呤类抗代谢物 / 185
  三、叶酸类抗代谢物 / 186
第三节 天然抗肿瘤药物 / 187

  一、喜树碱类 / 187
  二、长春碱类 / 188
  三、鬼臼毒素类 / 189
  四、紫杉烷类 / 189
第四节 其他抗肿瘤药物 / 189
  一、金属抗肿瘤药物 / 189
  二、抗肿瘤抗生素 / 191
  三、分子靶向抗肿瘤药物 / 192
本章小结 / 194
目标检测 / 195

第十四章 甾体激素 / 197

第一节 雄甾烷类药物 / 198
  一、雄激素 / 198
  二、蛋白同化激素 / 199
  三、抗雄性激素 / 200
第二节 雌甾烷类药物 / 200
  一、雌激素 / 201
  二、非甾体类雌激素 / 202
  三、抗雌激素 / 204
第三节 孕激素及抗孕激素 / 204

  一、孕酮类 / 204
  二、睾酮类 / 207
  三、抗孕激素 / 207
第四节 肾上腺皮质激素及其拮抗剂 / 208
  一、糖皮质激素 / 209
  二、抗肾上腺皮质激素 / 211
本章小结 / 212
目标检测 / 212

第十五章 维生素 / 214

第一节 水溶性维生素 / 214

  一、维生素 B 类 / 215

二、维生素 C / 219
三、叶酸 / 222
第二节 脂溶性维生素 / 223
一、维生素 A 类 / 223
二、维生素 D 类 / 224
三、维生素 E 类 / 226
四、维生素 K 类 / 227
本章小结 / 229
目标检测 / 229

第十六章 药物的变质反应与代谢反应 / 232

第一节 药物的变质反应 / 232
一、水解反应 / 232
二、氧化反应 / 235
三、其他变质反应 / 237
第二节 药物的代谢反应 / 238
一、氧化反应 / 238
二、还原反应 / 239
三、结合反应 / 240
四、水解反应 / 241
本章小结 / 241
目标检测 / 241

第十七章 药物的化学结构与药效的关系 / 243

一、药物的化学结构与药效的关系概述 / 243
二、药物的理化性质对药效的影响 / 244
三、药物的结构因素对药效的影响 / 245
四、药物的立体异构对药效的影响 / 246
本章小结 / 248
目标检测 / 248

药物化学实验实训 / 250

第一部分 实验室基本知识 / 250
第一节 实验室安全知识 / 250
第二节 实验仪器与装置 / 252
第三节 实验数据处理与报告 / 255
第二部分 药物的性质实验 / 256
实验项目一 抗生素的性质实验 / 256
实验项目二 心血管系统药物的性质实验 / 258
实验项目三 解热镇痛药的性质实验 / 259
第三部分 药物的制备实训 / 260
实训项目一 阿司匹林的制备实训 / 260
实训项目二 对乙酰氨基酚的制备实训 / 262
实训项目三 氟哌酸的制备实训 / 263
实训项目四 盐酸普鲁卡因的制备实训 / 266
实训项目五 苯妥英钠的制备实训 / 268
实训项目六 白消安的制备实训 / 269
实训项目七 贝诺酯的制备实训 / 271

参考答案 / 273

参考文献 / 280

二维码目录

序号	资源名称	类型	页码
1	水杨酸类解热镇痛药	微课	008
2	阿司匹林的性质实验	微课	010
3	对乙酰氨基酚的性质实验	微课	012
4	非甾体抗炎药	微课	015
5	降血脂药物	微课	025
6	抗心绞痛药物	微课	029
7	高血压的产生机制	微课	034
8	抗心律失常药物	微课	039
9	青霉素的发现史	微课	045
10	大环内酯类抗生素	微课	052
11	氯霉素	微课	060
12	磺胺类抗菌药物	微课	068
13	病毒入侵细胞	微课	077
14	巴比妥类药物	微课	086
15	抗癫痫药物	微课	089
16	吗啡的提取	微课	101
17	全合成镇痛药	微课	105
18	镇咳祛痰药	微课	111
19	全身麻醉药	微课	117
20	局部麻醉药	微课	122
21	盐酸普鲁卡因的性质实验	微课	123
22	抗过敏药物	微课	143
23	抗溃疡药物简介	微课	147
24	抗溃疡药物	微课	148
25	氮芥类抗肿瘤药物	微课	178
26	抗代谢类抗肿瘤药物	微课	184
27	天然抗肿瘤药物	微课	187
28	雄激素和蛋白同化激素	微课	198
29	雌激素	微课	201
30	孕激素和抗孕激素	微课	204
31	维生素概述	微课	214
32	水溶性维生素	微课	215
33	脂溶性维生素	微课	223

第一章 绪 论

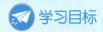
学习目标

[知识目标]
1. 熟悉药品的质量标准、化学药物名称的表示方法。
2. 掌握药物、化学药物、杂质的含义。
3. 熟悉药物化学的研究内容、主要任务、药物质量评定及药品质量标准。

[能力目标]
1. 学会判断药品的质量。
2. 明确学习药物化学的目的和任务,培养良好的学习习惯。

[素质目标]
培养学生树立药品质量第一的观念。

药物通常是指对疾病具有预防、治疗、诊断或用以调节机体生理功能等具有明确功效的物质。根据来源和性质不同,药物可分为中药(天然药物)、化学药物和生物药物。中药主要来源于具有药理活性的天然药物及其加工品,包括植物药、动物药和矿物药等,其中以植物药居多。化学药物主要包括无机矿物质、合成有机药物或天然药物中提取的有效成分或通过发酵方法得到的抗生素或半合成抗生素,是一类既有明确药物疗效,又具有确定的化学结构的化合物。生物药物则是利用生物体、生物组织、细胞、体液等制造的药物。

药物化学(medicinal chemistry)是以化学和生物学为基础,研究关于药物的发现、确证和发展,并在分子水平上研究药物作用方式的一门综合性学科。其主要研究内容为化学药物的结构、理化性质、制备方法、构效关系、体内代谢、作用机制以及寻找新药的途径与方法。药物化学与生物化学、药理学、药代动力学和计算机科学等多学科相互渗透,并为药物分析与检测、药物制剂技术、制药工艺等专业核心课程奠定基础,是制药类专业的重要学科之一。

一、药物化学的主要任务

药物化学的主要任务是寻找和开发新药,为人类的健康保驾护航。基于研究对象和学科特点,药物化学的主要任务有以下三个方面。

(一)为有效应用现有化学药物提供理论基础

药物化学研究药物的化学结构与理化性质、化学稳定性、体内代谢、药效之间的关系及变化规律,为药物流通过程中的贮存和保管、药物剂型的选择与制备、药物分析与检测方法的建立等奠定必要的化学理论基础。研究药物的体内转化及构效关系，为临床药物的合理使用及配伍禁忌，以及药物的化学结构修饰提供必要的化学理论基础。因此，为有效利用现有化学药物提供化学理论基础是药物化学的一项基本任务，也是高职高专药品类专业学生学习药物化学的主要任务。

（二）为化学药物的生产提供科学经济的方法和工艺

研究化学药物的反应机理、合成路线和反应条件，不断优化和发展新原料、新试剂、新技术，最终设计出适合我国国情的新工艺和新方法。药物化学为提高化学药物合成水平，改进合成路线和工艺，降低生产成本，从而获取更大的经济效益奠定基础。

（三）寻求优良新药，不断探索开发新药的途径和方法

通过多种途径和方法改造化学药物的结构和生物活性之间的关系，改善药物在体内的代谢过程，对现有药物进行化学结构改造，从而不断开发出疗效好、毒副作用小的新药。因此，研制疗效好、毒性小、副作用少的新药是药物化学的首要任务。

 课堂拓展

> 药品，是指用于预防、治疗、诊断人的疾病，有目的地调节人的生理机能并规定有适应症❶或者功能主治、用法和用量的物质，包括中药、化学药和生物制品等。
>
> 2019 版《中华人民共和国药品管理法》第二条

二、药物的起源与发展

人类应用矿物、植物和动物等天然物质防治疾病的历史可追溯至数千年前，早期应用的化学药物是从矿物、植物、动物等天然物质中提炼出来的。19 世纪以来，以近代医学、化学、生物学的发展和化学工业的建立为基础形成了应用化学的一个重要分支学科——药物化学，化学药物也逐渐成为临床上防治疾病的一类主要药物。药物化学经历了由低级到高级、由经验性试验到科学合理设计的发展过程，可概括为以下三个阶段。

（一）药物初始阶段

19 世纪初至中期，化学学科具有了一定的基础，科学家的研究重点转移到从已在临床应用的植物、矿物中提取和分离出有效成分，并确定其化学结构。如从植物古柯叶中分离得到具有麻醉作用的可卡因，从金鸡纳树皮中分离出了具有抗疟作用的奎宁，从罂粟的果实中提取分离得到具有镇痛作用的吗啡。这些活性成分的分离和确定为药物化学的发展奠定了良好基础。

19 世纪中期以后，随着化学工业的发展，人们开始用简单的化工原料合成药物，并进行大规模生产。如将三氯甲烷和乙醚作为全身麻醉药，苯酚作为消毒剂，以水杨酸为原料合成阿司匹林等。药物化学的研究开始由天然药物转向人工合成品。同时，人们开始思考药物结构与生理活性的联系，探索药效基团。19 世纪末，德国科学家 P. Ehrlich 提出了化学治疗

---

❶ 适应症的规范用法为适应证。

学（chemotherapy）的概念，即制造对人无害而能杀死细菌的化学药物，为20世纪初化学药物的合成和发展奠定了基础，药物化学逐渐发展为一门独立的学科。

（二）药物发展阶段

20世纪30年代到60年代，这一阶段磺胺类药物、抗生素、中枢神经系统药物、心血管系统药物及抗肿瘤药物大量合成，化学药物的发展进入了"黄金时期"。

20世纪30年代中期，德国科学家Domagk等研究和发现了百浪多息和磺胺，开创了现代化学药物治疗的新纪元，由此合成了一系列磺胺类药物。1940年，青霉素疗效得到肯定，各种抗生素陆续被合成。1940年，英国科学家Woods和Fildes研究磺胺类药物时发现，磺胺类药物和细菌生长所需的对氨基苯甲酸结构相似，可竞争性抑制细菌生长所必需的二氢叶酸合成酶，使细菌不能生长繁殖，从而建立了抗代谢学说。这一学说为寻找新药开辟了新的途径和方法，如设计和发现一些抗肿瘤药、利尿药、抗病毒药和抗疟药等。

20世纪50年代，早期甾体激素主要从脏器提取，后来发展到化学合成并结合微生物转化的方法大量生产。以此合成为基础，分别开发了一系列计划生育药和抗炎药。20世纪50年代以后，随着生物学和医学科学的发展，药物在体内的作用机制和代谢变化逐步得到阐明，开启了联合生理、生化效应和针对病因寻找新药，改变了过去单纯从药效基团或基本结构出发寻找新药的方法。例如，以具有药理作用的母体作为先导化合物进行结构改造，利用电子等排体和前药概念设计新药，能降低毒副作用和提高选择性等。1952年发现治疗精神分裂症的氯丙嗪后，精神疾病的治疗取得了突破性进展。60年代自甾体抗炎药吲哚美辛被合成后，一系列非甾体抗炎药先后上市。在抗生素大量使用和生产的基础上合成了6-氨基青霉烷酸（6-APA）和7-氨基头孢烷酸（7-ACA），为半合成β-内酰胺类抗生素开辟了新的道路。

（三）药物设计阶段

20世纪60年代后期，一系列全新药物先后上市。天然抗疟药青蒿素、抗肿瘤药喜树碱和紫杉醇的发现使天然药物再次成为研究的热点，与此同时，对蛋白质、受体、酶、离子通道的性能和作用有了更深入的研究。以受体、酶、离子通道和核酸作为作用靶点进行新药设计，在此基础上开发了受体激动剂和拮抗剂、酶抑制剂、离子通道调控剂类药物。

1. 以受体作为药物的作用靶点

新药设计多以受体作为靶标进行研究，与受体有关的药物可分为激动剂（agonist）和拮抗剂（antagonist）。如作用于组胺受体H_2的雷尼替丁主要治疗胃肠道溃疡，作用于血管紧张素受体AT_1的依普沙坦治疗高血压，作用于阿片受体μ的吗啡主要用于中枢镇痛等。

2. 以酶作为药物的作用靶点

酶是一种维持生命正常运转的重要催化剂，酶的功能情况与许多疾病有关。随着生物化学与分子技术的进步，X射线衍射技术的发展，许多酶被成功分离并测出三维结构。通过计算机应用能够清楚地知道酶的活性部位，因而酶成为一类重要的药物作用靶点，特别是酶抑制剂的高度亲和力和特异性酶的抑制作用，使其具有更专一的治疗价值。比如作用于血管紧张素转换酶（ACE）的卡托普利用于降血压，作用于二氢叶酸还原酶的甲氧苄啶具有抗菌作用。

3. 以离子通道作为药物作用的靶点

自从发现二氢吡啶类化合物硝苯地平用于高血压有良好效果，钙离子通道作为一类新作用靶点迅速地发展起来。至今已上市的"地平"类药物已不下几十种，同时也促进离子通道的生物学、细胞学的深入研究。随着离子通道作为药物作用的新靶点，钾离子通道、钠离子通道及氯离子通道的研究也越来越多。

4. 以核酸作为药物的作用靶点

核酸（DNA 和 RNA）是基因的基本组成单位，是生命过程中重要的化学物质，提供产生蛋白质的信息、模板和工具。肿瘤主要是由基因突变导致基因表达失调而引起细胞无序增殖。以核酸为靶点的新药开发主要是开发新的抗肿瘤及抗病毒药。

三、药物的质量

药物的质量优劣直接关系到人们的身体健康和生命安全。因此，应重视药品质量，严把质量关。药品质量标准分为法定标准和企业标准两种。法定标准又分为《中国药典》、行业标准和地方标准。我国药品生产一律以《中国药典》为准，未收入《中国药典》的药品以行业标准为准，未收入行业标准的以地方标准为准。无法定标准和达不到法定标准的药品不准生产、销售和使用。

（一）药物的质量评定

药物的质量主要从以下两方面进行评定。

1. 药物本身的疗效和毒副作用

质量好的药物应该在治疗剂量范围内疗效确切、效力高、毒性和副作用小。如吗啡镇痛作用虽好，但连续使用具有成瘾性，只能限制使用，因而不是一个理想的药物。

2. 药物的纯度

又称药用纯度或药用规格，是药物中杂质限度的一种体现，具体表现在药物的性状、物理常数、杂质限量、有效成分的含量、生物活性等多方面。

药物的纯度要求与一般化学品或化学试剂不同，首先要考虑杂质对人体健康和疗效的影响；而化学品或化学试剂的纯度，只考虑杂质引起的化学变化是否会影响其使用目的和范围，并不考虑它们的生理作用。因此任何质量级别的化学品或试剂都不能供药用。生产药品所用的原料、辅料必须符合药用要求。

杂质是药物在生产和贮存过程中可能引入的药物以外的其他化学物质。杂质的存在可能产生毒副作用和毒性而影响疗效，如麻醉乙醚遇光或储存时间较长时，可能产生过氧化物，制备过程中可能会有醛类副产物生成。在不影响药物疗效和人体健康的前提下，对杂质允许有一定的限量。

化学药物的杂质主要来源于两个方面。一方面是在药物生产过程中引入或产生的。如原料不纯以及反应的容器选择不当引入其他物质，反应不完全残留原料及试剂，反应过程中产生的中间体、副产物等均是杂质。另一方面是药物在贮存过程中，由于受外界因素（空气、日光、温度、湿度、微生物、金属离子等）的影响，发生水解、分解、氧化、还原、聚合等化学反应产生的杂质。

 课堂拓展

甲氨蝶呤事件

2007 年 8 月，北京、安徽、河北、河南等地的医院有关使用药品发生不良事件的报告，陆续上报到国家药品不良反应监测中心。发生不良事件的药品是某制药企业生产的甲氨蝶呤、盐酸阿糖胞苷两种注射剂。白血病患者使用后，出现下肢疼痛、麻木，继而萎缩，无法直立和正常行走等药物损害事件。经分析检验表明，该制药厂在生产注射用甲氨蝶呤及阿糖胞苷的过程中，混入了微量硫酸长春新碱杂质，导致多个批次的药品被污染。

素质培养：树立药品质量第一的观念。

（二）药物的质量标准

药品的质量标准即药品标准，我国药品监督管理部门颁布的《中华人民共和国药典》（简称《中国药典》）是为保证药品质量、保护人民用药安全有效而制定的国家药品标准。《中国药典》对保证和提高药品质量，促进药品发展等方面，都起着重要的作用。

《中国药典》（2020年版）分为一部、二部、三部和四部。其中一部收载中药材及饮片、植物提取物、成方制剂和单味制剂等；二部收载化学药品、抗生素、生化药品、放射性药品以及药用辅料等；三部收载生物制品；四部收载通用技术要求和药用辅料。《中国药典》包括凡例、正文、附录、索引等，其中正文是《中国药典》的主要内容部分，记载了药品及其制剂的质量标准，其内容主要包括药品名称、结构式、分子式与分子量、性状、鉴别、检查、含量测定、类别、贮藏方法、制剂及规格等项目。

课堂拓展

新中国成立以来，我国共编纂颁布《中国药典》11版，计有1953年版、1963年版、1977年版、1985年版、1990年版、1995年版、2000年版、2005年版、2010年版、2015年版、2020年版。从1980年起，每5年修订颁布新一版药典。《中华人民共和国药典》（2020年版）进一步扩大药品品种和药用辅料标准的收载，收载品种5911种，新增319种，修订3177种，不再收载10种，因品种合并减少6种。一部中药收载2711种；二部化学药收载2712种；三部生物制品收载153种；四部收载通用技术要求361个，药用辅料收载335种。

四、药物的名称

化学药物的名称包括通用（正式）名、化学名、英文名、汉语拼音。中药材的名称包括中文名、汉语拼音、拉丁名。中药制剂的名称包括中文名、汉语拼音、英文名。生物制品的名称包括通用名、汉语拼音、英文名。

（一）通用名称

列入国家药品标准的药品名称为药品通用名称，又称为药品法定名称，《中国药典》收载的中文药品名称均为通用名称。若该药物在世界范围内使用，则采用世界卫生组织推荐使用的国际非专利药名（International Nonproprietary Names for Pharmaceutical Substances，INN）。《中华人民共和国药品管理法》规定已经作为药品通用名称的，该名称不得作为药品商标使用。

（二）化学名称

化学名是国际通用的名称，药物的化学名是依据药物化学结构命名的，药物的化学名称命名原则可参考国际纯粹和应用化学联合会（International Union of Pure and Applied Chemistry，IUPAC）公布的有机化学命名原则及中国有机化合物命名原则。用化学命名法命名药物是一种药物准确的命名。

（三）商品名称

药物的商品名称通常是药品生产与销售企业为保护自己开发产品的生产或市场利益，在通用名称不能得到保护的情况下，以商品名称来保护自己，并提高商品声誉的方式。药物商品名称经过注册批准后成为该药品的专用商品名称，受到保护，故又称专利名称。

本章小结

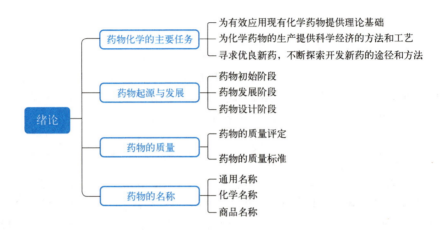

目标检测

一、单选题

1. 药物化学的研究对象是（　　）。
   A. 中药饮片　　　　B. 中成药　　　　　C. 化学药物　　　　D. 中药材
2. 属于我国现行的药品质量标准的是（　　）。
   A.《中华人民共和国药品管理法》　　　B.《药品生产质量管理规范》
   C.《中华人民共和国药典》　　　　　　D.《药品经营质量管理规范》
3. 对乙酰氨基酚为（　　）。
   A. 药品通用名称　B. INN 名称　　　C. 化学名称　　　　D. 商品名称
4. 化学药物必须符合下列何种质量标准才能使用（　　）？
   A. 化学试剂国家标准　B. 国家药品标准　C. 企业暂行标准　D. 地方标准
5. 下列哪一项不属于药物的功能（　　）？
   A. 预防脑血栓　　B. 避孕　　　　　　C. 缓解胃痛　　　　D. 去除脸上皱纹
6. 凡具有治疗、预防、缓解和诊断疾病或调节生理功能、符合药品质量标准并经政府有关部门批准的化合物称为（　　）。
   A. 化学药物　　　B. 无机药物　　　　C. 合成有机药物　　D. 药物
7. 硝苯地平的作用靶点为（　　）。
   A. 受体　　　　　B. 酶　　　　　　　C. 离子通道　　　　D. 核酸

8. 下列哪一项不是药物化学的任务（　　）?
A. 为合理利用已知的化学药物提供理论基础
B. 研究药物的理化性质
C. 确定药物的剂量和使用方法
D. 为生产化学药物提供先进的工艺和方法

二、多选题

1. 下列属于药物化学研究范畴的是（　　）。
A. 发现与发明新药　　B. 合成化学药物　　C. 阐明药物的化学性质
D. 研究药物分子与机体细胞（生物大分子）之间的相互作用
E. 剂型对生物利用度的影响
2. 已发现药物的作用靶点包括（　　）。
A. 受体　　　　B. 细胞核　　　　C. 酶　　　　D. 离子通道　　　　E. 核酸
3. 药物之所以可以预防、治疗、诊断疾病是由于（　　）。
A. 药物可以补充体内的必需物质的不足
B. 药物可以产生新的生理作用
C. 药物对受体、酶、离子通道等有激动作用
D. 药物对受体、酶、离子通道等有抑制作用
E. 药物没有毒副作用
4. 下列哪些是天然药物（　　）?
A. 基因工程药物　　　　B. 植物药　　　　C. 抗生素
D. 合成药物　　　　　　E. 生化药物
5. 按照中国新药审批办法的规定，药物的命名包括（　　）。
A. 通用名称　　　　B. 俗名　　　　C. 化学名（中文和英文）
D. 常用名称　　　　E. 商品名称

三、简答题

1. 简述药物的分类及药品的含义。
2. 通过查阅资料进一步分析药物化学的发展历史，了解药物制备的新工艺。

第二章 解热镇痛药和非甾体抗炎药

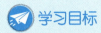
学习目标

[知识目标]
1. 掌握解热镇痛药、非甾体抗炎药的分类、结构特点,以及化学结构与稳定性和毒副作用之间的关系。
2. 掌握阿司匹林、对乙酰氨基酚、贝诺酯、双氯芬酸钠、布洛芬等药物的化学结构、理化性质及临床用途。
3. 了解解热镇痛药、非甾体抗炎药的作用机制和研究进展。

[能力目标]
1. 学会应用典型药物的理化性质解决该类药物的鉴别、贮存保管及临床应用问题。
2. 学会鉴别药物的基本操作。
3. 学会阿司匹林、对乙酰氨基酚的制备方法。

[素质目标]
1. 培养学生形成以化学结构为中心的科学思维方式。
2. 培养学生树立科学合理用药的理念。

第一节 解热镇痛药

解热镇痛药(antipyretic analgesic)是一类能使发热患者的体温降至正常水平,并能缓解疼痛的药物。解热镇痛药以解热、镇痛作用为主,其中多数兼有抗炎和抗风湿作用。其作用部位主要在外周,主要治疗头痛、牙痛、神经痛、肌肉痛、关节痛和痛经等慢性钝痛,对急性锐痛如创伤性疼痛和内脏平滑肌痉挛所致的绞痛等几乎无效。这类药物大多数都能减轻风湿病和痛风疼痛的症状,除乙酰苯胺类药物外均有一定抗炎作用。解热镇痛药治疗的疾病属常见病、多发病,因此是全球用量很大的一类药物。

解热镇痛药按照化学结构分为三大类:水杨酸类、乙酰苯胺类和吡唑酮类。这三类药在临床上应用已久,其中水杨酸类由于毒性低而被广泛地使用。

一、水杨酸类

(一)药物的发展

水杨酸类是最早使用的一类解热镇痛药。早在 18 世纪 60 年代,寒热

水杨酸类解热镇痛药

症患者服用柳树皮的粉末后症状有明显的改善，人们由此发现了柳树皮可以退热和缓解牙痛、肌肉痛。1828年，德国的药剂学教授约瑟夫·布赫纳从柳树皮中提取出柳苷；1829年，法国化学家亨利·勒鲁改进了提纯方法，从1000g左右的干柳树皮中得到了大约25g柳苷晶体；1838年，意大利人拉法莱埃·皮里亚从柳苷中得到了一种有机酸，并命名为水杨酸。1860年Kolbe首次用化学方法合成水杨酸；1875年水杨酸钠作为解热镇痛药和抗风湿药首次应用于临床。1899年德国拜耳公司的药物化学家菲利克斯·霍夫曼改造水杨酸的结构，合成了乙酰水杨酸——阿司匹林，正式在临床应用至今。

（二）药物的结构改造

阿司匹林结构中羧基是药效基团，可以产生解热、镇痛、抗炎作用。羧基的酸性也是引起胃肠道刺激的主要原因，口服用药对胃黏膜有刺激作用，长期使用或剂量过大可诱发并加重胃溃疡，甚至引起胃出血。因此，为了改变阿司匹林的副作用，对其结构进行了一系列修饰，从而得到疗效好、毒副作用小的水杨酸衍生物。临床常用水杨酸类解热镇痛药见表2-1。

表2-1 临床常用水杨酸类解热镇痛药

药物种类	药物名称	药物结构	作用特点
酰胺	水杨酰胺 salicylamide		对胃肠道几乎无刺激，具有镇痛作用，但抗炎作用基本消失
酯	双水杨酯 salsalate		口服，对胃肠道几乎无刺激性
盐	水杨酸胆碱 choline salicylate		口服吸收快，胃肠道不良反应较少，解热镇痛作用比阿司匹林大5倍
盐	赖氨匹林 lysine acetylsalicylate		水溶性强，可制成注射剂，避免胃肠道副反应
盐	阿司匹林铝 aluminum aspirin		口服后在胃中几乎不分解，可制成肠溶片，不良反应减少

（三）典型药物

阿司匹林　Aspirin

化学名为 2-(乙酰氧基)苯甲酸，又名乙酰水杨酸。

本品为白色结晶或结晶性粉末，无臭或微带醋酸臭；遇湿气即缓缓水解。

本品在乙醇中易溶，在三氯甲烷或乙醚中溶解，在水或无水乙醚中微溶；熔点为 135～140℃。

本品含有羧基，显弱酸性，$pK_a = 3.5$，在氢氧化钠溶液或碳酸钠溶液中溶解，但同时分解。

本品含酚酯结构，又因羧基的邻助作用，稳定性差，易水解。其遇湿即缓慢水解为水杨酸和乙酸。

本品水溶液加热煮沸放冷后，滴加 $FeCl_3$ 试剂，显紫堇色。这是水杨酸结构中酚羟基的颜色反应。

阿司匹林的性质实验

水杨酸见光或遇氧气可自动氧化，在空气中可逐渐生成一系列醌型化合物，颜色逐渐由淡黄色变为红棕色，最后变成深棕色，故本品应密封、防潮、避光保存。

课堂讨论

为什么久置的阿司匹林的药片颜色会变为浅黄色，你认为贮存和保管阿司匹林片剂时应注意哪些问题？

提示：结构中有酚酯键，易发生水解反应和自动氧化反应。

素质培养：培养学生形成以化学结构为中心的思维方式。

本品采用水杨酸和乙酸酐为原料,在酸的催化下,通过乙酰化反应制备而得。

$$\underset{\text{OH}}{\overset{\text{COOH}}{\bigcirc}} \xrightarrow[50\sim60℃, 30\text{min}]{(CH_3CO)_2O, H_2SO_4} \underset{\text{OCOCH}_3}{\overset{\text{COOH}}{\bigcirc}}$$

在浓硫酸的催化作用下,水杨酸于 50～60℃ 的水浴上加热约 30min 即可生成阿司匹林。由于升温太快,加热温度过高,制备中可能产生少量的水杨酰水杨酸、乙酸水杨酸酐等,其中后者将产生过敏反应,故阿司匹林中其含量应严格控制在 0.003%(质量分数)以下。

水杨酰水杨酸

乙酸水杨酸酐

本品口服易吸收,具有较强的解热、镇痛、消炎和抗风湿作用,临床广泛用于感冒发热、头痛、牙痛、神经痛、肌肉痛、关节痛、急慢性风湿痛及类风湿痛等症的治疗。由于其具有抑制血小板凝聚作用,可用于防治动脉血栓和心肌梗死。

课堂拓展

阿司匹林的新用途

阿司匹林从发明至今已有百年的历史,它从一个治疗头痛的药物,直至作为飞往月球的"太阳神十号"的急救药品之一,人们不断发现它的新效用,因此阿司匹林被称为"神奇药"。近年来,随着医学科学的发展,阿司匹林越来越多的新用途被逐渐发现,它还可以治疗急性心肌梗死和急性缺血性中风,预防和降低癌症危险,比如结肠癌、胃癌、乳腺癌、皮肤癌等,可防止妊娠毒血症,可增强机体免疫力和抗衰老等。

二、乙酰苯胺类

(一)药物的发展

乙酰苯胺类是较早使用的一类解热镇痛药。1875 年人们发现苯胺具有解热镇痛作用,后来发现它可以破坏血红素产生高铁血红,毒性大,无药用价值。1886 年将苯胺乙酰化得乙酰苯胺(acetanilide),俗称退热冰,但是高剂量能导致高铁血红蛋白和黄疸,现已被淘汰。1887 年将乙酰苯胺代谢物对氨基酚分子中羟基醚化、氨基酰化,得到非那西丁(phenacetin),解热镇痛作用良好,但因其代谢产物对肾、膀胱、血红蛋白及视网膜的毒性极大，并有致突变、致癌作用，现已被淘汰。直到 1948 年，Brodie 发现非那西丁的一种代谢物对乙酰氨基酚（paracetamol），毒副作用小，疗效好，解热镇痛作用优良，尤其适用于胃溃疡患者及儿童，成为乙酰苯胺类的代表药物。

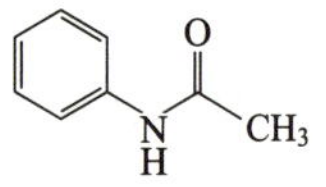

乙酰苯胺 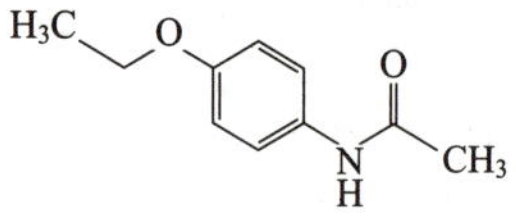　　　　　　　非那西丁 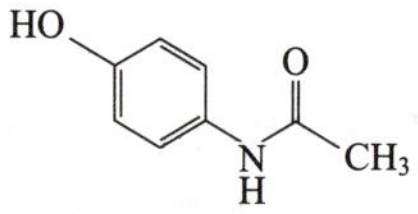　　　　　　　对乙酰氨基酚

（二）典型药物

对乙酰氨基酚　Paracetamol

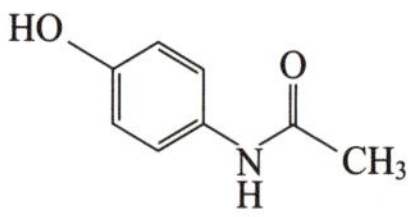

化学名为 4′-羟基乙酰苯胺，又名扑热息痛。

本品为白色结晶或结晶性粉末，无臭；在热水或乙醇中易溶，略溶于水；熔点为 168～172℃。

本品饱和水溶液的 pH 为 6，酸性；其水溶液 pH 为 5～7 时较稳定，酸、碱会加速其水解，水解产物为对氨基苯酚。

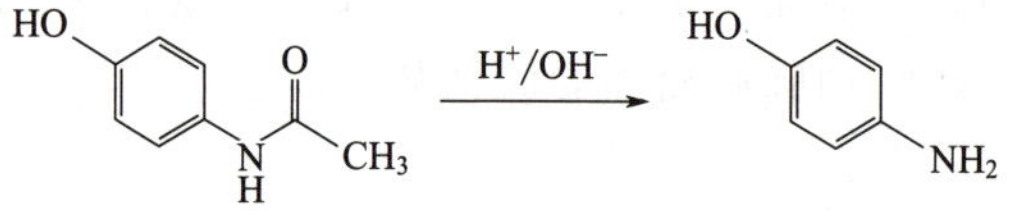

对乙酰氨基酚的性质实验

本品分子中具有酰胺键结构，室温下其固体在干燥的空气中很稳定，但暴露在潮湿的条件下会水解，生成对氨基苯酚，毒性较大，可进一步氧化成醌亚胺类化合物，颜色变化为黄色、红棕色、暗棕色，故应注意避光保存。《中国药典》中规定用碱性亚硝基铁氰化钠与之的颜色反应检查对氨基酚。

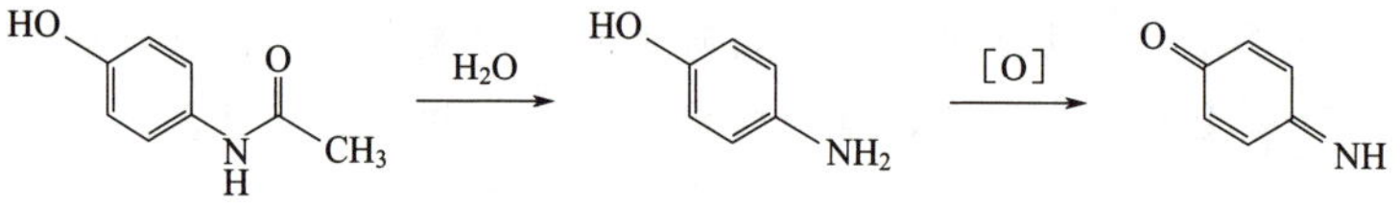

本品结构中含酚羟基，遇 $FeCl_3$ 试剂溶液显蓝紫色；本品水解产物对氨基苯酚在酸性条件下，可与亚硝酸钠发生重氮化反应，再与碱性 β-萘酚试液偶合产生橙红色沉淀，可用来鉴别。

本品的合成路线主要有三种。

（1）以苯酚为原料　在酸性和低温条件下，苯酚与亚硝酸钠反应生成对亚硝基苯酚，用硫化钠还原，制得对氨基苯酚钠，酸化后，与乙酸酐反应得到本品。

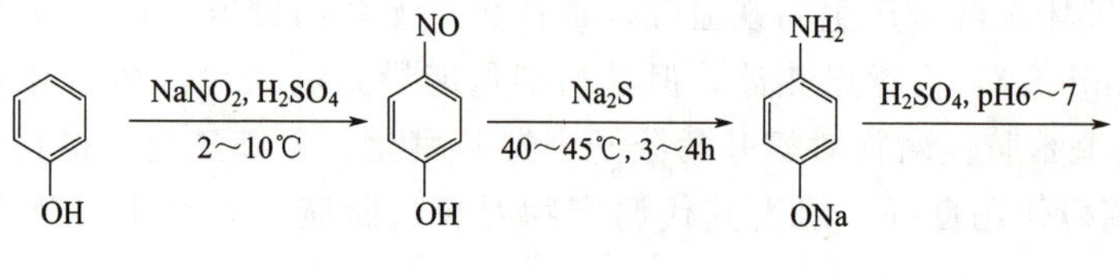

$$\underset{\text{OH}}{\underset{|}{C_6H_4}}-NH_2 \xrightarrow[100\sim150℃, 10\sim12h]{CH_3COOH, (CH_3CO)_2O} \underset{\text{OH}}{\underset{|}{C_6H_4}}-NHCOCH_3$$

（2）以对硝基苯酚钠为原料　在盐酸溶液中，对硝基苯酚钠被铁粉还原生成对氨基苯酚，再用冰醋酸酰化即得本品。

$$\underset{NO_2}{\underset{|}{C_6H_4}}-ONa \xrightarrow[H_2O]{Fe, HCl} \underset{NH_2}{\underset{|}{C_6H_4}}-OH \xrightarrow[130\sim135℃]{CH_3COOH} \underset{NHCOCH_3}{\underset{|}{C_6H_4}}-OH$$

（3）以对氯硝基苯为原料　对氯硝基苯水解制得对硝基苯酚后，用铁粉还原生成对氨基苯酚，再用冰醋酸酰化制得本品。

$$\underset{NO_2}{\underset{|}{C_6H_4}}-Cl \xrightarrow[H_2SO_4]{NaOH} \underset{NO_2}{\underset{|}{C_6H_4}}-OH \xrightarrow[H^+]{Fe, NaCl} \underset{NH_2}{\underset{|}{C_6H_4}}-OH \xrightarrow[130\sim135℃]{CH_3COOH} \underset{NHCOCH_3}{\underset{|}{C_6H_4}}-OH$$

以上三种合成方法各有优缺点，可以根据实际情况选择合成路线。制备过程中如乙酰化不完全，成品中可能含有少量中间体对氨基苯酚，贮存不当时成品部分水解也会产生对氨基苯酚。由于对氨基苯酚毒性大，故《中国药典》规定其含量不得超过0.005%（质量分数）。

本品是目前临床上常用的解热镇痛药，口服吸收迅速，可用于发热、疼痛，解热镇痛作用与阿司匹林基本相同，但无抗炎、抗风湿作用，对血小板和尿酸排泄无影响，正常剂量下对肝脏无损害，毒副作用小，尤其适用于胃溃疡患者及儿童。它还是目前临床多种抗感冒复方制剂的活性成分。

贝诺酯　Benorilate

化学名为4-乙酰氨基苯基乙酰水杨酸酯，又名苯乐来、扑炎痛、解热安。

本品为白色结晶或者结晶性粉末，无臭，无味。熔点为177～181℃。本品在沸乙醇中易溶，在沸甲醇中溶解，在甲醇和乙醇中微溶，在水中不溶。

本品是利用前药原理和拼合原理将阿司匹林的羧基和对乙酰氨基酚的羟基酯化缩合而成。本品在体内水解后，产生阿司匹林和对乙酰氨基酚而起药效作用。

本品含酚酯，在碱性条件下煮沸水解，再加盐酸至显微酸性，加三氯化铁试液显紫堇色（酚羟基）。

本品含酰胺，加稀盐酸煮沸易水解，产物显芳香胺的鉴别反应。

本品是阿司匹林的前药，由于羧基与羟基已成酯，故对胃的刺激作用较小，不良反应小，患者易于耐受，更适合老人和儿童使用。临床用于治疗风湿性关节炎及其他发热引起的疼痛。

> **案例分析**
>
> 有一名儿童，误服对乙酰氨基酚 30 片，家长发现后紧急送至医院抢救，大夫第一时间做了洗胃处理。为了降低药物对人体的毒副作用，建议患者服用什么药物？
>
> 提示：大剂量或超剂量服用对乙酰氨基酚时，对乙酰氨基酚经肝脏氧化代谢成毒性的 N-乙酰亚胺醌，导致肝坏死、肾小管坏死和低葡萄糖昏迷。可口服 5% 的乙酰半胱氨酸，N-乙酰亚胺醌与巯基结合失去活性，从而解毒。
>
> 素质培养：树立学生合理用药、科学用药的理念。

三、吡唑酮类

吡唑酮类解热镇痛药物包括 5-吡唑酮和 3,5-吡唑烷二酮两种结构类型。5-吡唑酮具有较明显的解热、镇痛和抗炎作用，一般用于缓解高热和镇痛。3,5-吡唑烷二酮主要用于抗炎。1884 年，5-吡唑酮类解热镇痛药安替比林（antipyrine）应用于临床，但毒性大，已被淘汰。在安替比林结构中引入二甲氨基，合成了氨基比林（aminophenazone），解热、镇痛效果优良，并且对消化道无刺激性，曾广泛用于临床，但能引起白细胞减少及粒细胞缺乏症，现已淘汰。在氨基比林分子中引入次甲磺酸钠基，得到安乃近（metamizole sodium），解热镇痛作用显著而迅速，水溶性增大，可制成注射剂、滴鼻剂等。因仍可引起粒细胞减少和血小板减少性紫癜，严重时可导致再生障碍性贫血，部分国家已禁用。异丙基安替比林（propylantipyrine），解热镇痛作用优良，毒性较低，常在解热镇痛药的复方制剂中配伍使用。

安替比林　　　异丙基安替比林　　　氨基比林　　　安乃近

在 5-吡唑酮的吡唑烷环上再引入一个酮基可形成 3,5-吡唑烷二酮，此类药物相对前者而言，酸性增强而解热作用减弱，抗炎作用明显增高，成为非甾体抗炎药。

第二节　非甾体抗炎药

非甾体抗炎药（nonsteroidal anti-inflammatory drugs，NSAIDs）是一类不含有甾体结构的抗炎药，以抗炎作用为主，多数有解热、镇痛作用。20 世纪 40 年代初药物迅猛发展，主要用于风湿热、红斑狼疮及风湿、类风湿性关节炎等各型关节炎等炎症，对感染性炎症也有一定的疗效。非甾体抗炎药所治疗的疾病属常见病、多发病,因此世界上对此类药的需求量很大,现已有不少新药陆续应用于临床。

炎症是机体对于刺激的一种防御反应,表现为红、肿、热、痛和功能障碍。炎症可以是感染引起的感染性炎症,也可以不是感染引起的非感染性炎症。非甾体抗炎药主要药效作用是抗炎,按化学结构可分为 3,5-吡唑烷二酮类、邻氨基苯甲酸类、芳基烷酸类、1,2-苯并噻嗪类和其他类,大部分属于酸性药物。

一、3,5-吡唑烷二酮类

(一)药物的发展

1946 年,瑞士科学家合成了具有吡唑烷二酮结构的保泰松(phenylbutazone),抗炎作用较强而解热镇痛作用较弱,被视为治疗关节炎的一大突破,毒副作用比较大,有胃肠道刺激及过敏反应,长期服用对肝、肾及血象有不良影响。1961 年,发现保泰松的代谢产物羟布宗(oxyphenbutazone)具有抗炎作用,毒性低、副作用小。又发现了 γ-酮保泰松(γ-ketophenylbutazone),虽然抗炎和抗风湿作用弱,但具有较强的排尿酸作用,可以治疗痛风和风湿性关节炎。

3,5-吡唑烷二酮类药物的抗炎活性与化合物的酸性有关,3,5 位的两个羰基增强了 4 位氢原子的酸性,如果 4-位氢原子被甲基取代后则抗炎活性消失。

保泰松　　　　　　　　　羟布宗　　　　　　　　　γ-酮保泰松

(二)典型药物

羟布宗　Oxyphenbutazone

化学名为 4-丁基-1-(4-羟基苯基)-2-苯基-3,5-吡唑烷二酮,又名羟基保泰松。

本品为白色结晶性粉末,无臭、味苦,易溶于氢氧化钠和碳酸钠溶液,易溶于乙醇、丙酮,溶于三氯甲烷、乙醚,几乎不溶于水。

本品在酸性溶液中水解后重排,与亚硝酸钠试液作用,生成重氮盐。

本品与冰醋酸及盐酸共热,水解生成 4-羟基氢化偶氮苯,后转位重排生成 2,4-二氨基-5-联苯酚和对羟基邻苯氨基苯胺。两种化合物均与亚硝酸钠试液反应,生成重氮盐,再与碱性 β-萘酚偶合生成橙红色沉淀,沉淀溶于乙醇呈橙红色溶液,如将沉淀溶于三氯甲烷,则三氯甲烷层溶液显橙黄色。

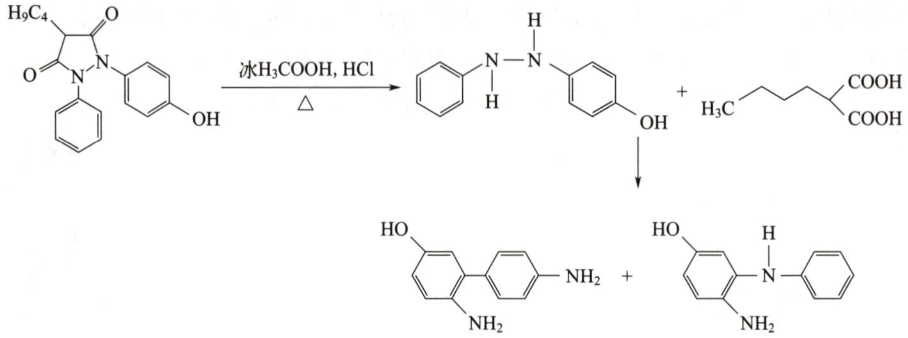

本品临床用于治疗痛风、风湿性和类风湿性关节炎，以及强直性脊柱炎。

二、邻氨基苯甲酸类

利用生物电子等排体原理，用氨基取代羟基而得此类药物，又称灭酸类。常见药物有甲芬那酸（mefenamic acid）、氯芬那酸（chlofenamic acid）、氟芬那酸（flufenamic acid）、甲氯芬那酸（meclofenamic acid）等，其中氯芬那酸由我国自主研制而成。这类药物抗炎镇痛作用较强，临床用于风湿性和类风湿性关节炎，但是毒副作用较大，现已少用。

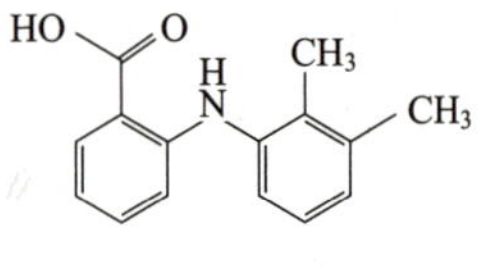

甲芬那酸 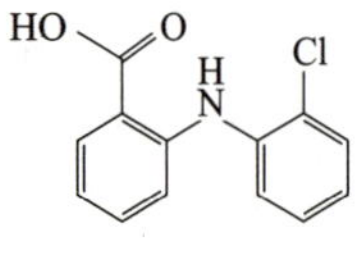　　　　氯芬那酸 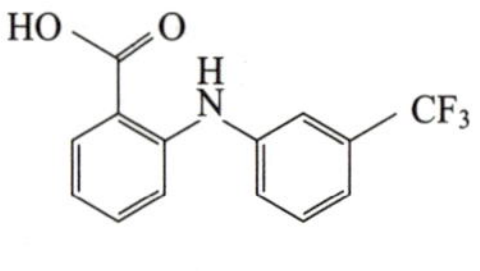　　　　氟芬那酸 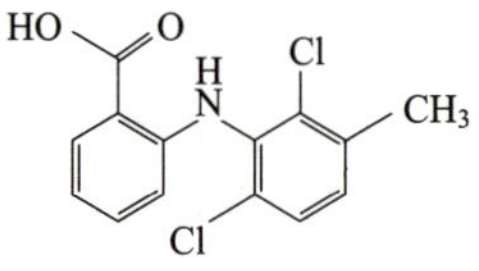　　　　甲氯芬那酸

三、芳基烷酸类

芳基烷酸类是临床上应用最多的一类非甾体抗炎药，根据结构特点分为芳基乙酸类和芳基丙酸两类。

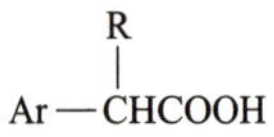

	Ar	R	
Ar—CHCOOH (R)	芳环或芳杂环	—H	芳基乙酸类
	芳环或芳杂环	—CH₃	芳基丙酸类

（一）芳基乙酸类

1. 药物的发展

20 世纪 50 年代，人们发现 5-羟色胺是炎症反应中的一个化学致痛物质，它在体内的合成与色氨酸有关，风湿患者色氨酸的代谢水平较高。因此从化学结构出发，改造吲哚乙酸结构，从中筛选出具有强抗炎、镇痛活性好的吲哚美辛，但毒副作用较严重。由此人们改造化合物的结构，合成了大量衍生物。

色氨酸　　　　　　　　5-羟色胺　　　　　　　　吲哚美辛

2. 药物结构改造

为了克服吲哚美辛对胃肠道的刺激，及对肝脏、心血管系统的毒副作用，通过结构改造，得到了一系列各有特色的芳基乙酸类抗炎药。

以—CH═置换吲哚环中—N═可得到舒林酸（sulindac），它是前药，抗炎效果是吲哚美辛的 1/2，镇痛作用略强，具有解热、抗炎和镇痛作用，作用持久，尤其适合老年慢性关节炎患者。用叠氮基取代吲哚美辛的氯原子，得到齐多美辛（zidometacin），抗炎作用强，并且毒性较低。改变羧基成盐得到双氯芬酸钠（diclofenac sodium），是强效消炎镇痛药物，不良反应少，镇痛作用是吲哚美辛的 6 倍，阿司匹林的 40 倍，解热作用是吲哚美辛的 2 倍。

舒林酸　　　　　　　　齐多美辛　　　　　　　　双氯芬酸钠

在吡咯环上连接苯甲酰基得到托美丁钠（tolmetin sodium），解热作用较强，且安全、低毒、速效，适用于治疗类风湿性关节炎、强直性脊柱炎等。在吲哚环上并入环得到依托度酸（etodolac），其镇痛消炎作用等同于阿司匹林，它可以选择性地抑制炎症部位前列腺素的生物合成，不影响其他部位前列腺素的生成，副作用小，适用于类风湿性关节炎以及抑制轻度至中度疼痛。侧链引入 γ-酮酸得到芬布芬（fenbufen），为前药，在体内代谢生成联苯乙酸而发挥药效，胃肠道反应小，为长效抗炎药，抗炎作用介于吲哚美辛和阿司匹林之间，适用于类风湿性关节炎、骨关节炎、关节强直性脊柱炎和痛风等症。

托美丁钠　　　　　　　　依托度酸　　　　　　　　芬布芬

3. 典型药物

吲哚美辛　Indometacin

化学名为 2-甲基-1-(4-氯苯甲酰基)-5-甲氧基-1H-吲哚-3-乙酸,又名消炎痛。

本品为类白色至微黄色结晶性粉末;几乎无臭、无味;熔点为 158~162℃。溶于丙酮,略溶于甲醇、乙醇、氯仿或乙醚,极微溶于甲苯,不溶于水。

水溶液的 pK_a 为 4.5,溶于氢氧化钠溶液生成盐。

本品室温下在空气中稳定,但对光敏感。其水溶液在 pH 2~8 时较稳定,在强酸强碱中酰胺键可被水解,生成对氯苯甲酸和 5-甲氧基-2-甲基吲哚-3-乙酸,后者可脱羧生成 5-甲氧基-2-甲基吲哚。吲哚类分解物可进一步氧化为有色物质,随温度升高,水解变色更快。

> **课堂讨论**
>
> 根据吲哚美辛的化学性质,请指出如何保存药物。
>
> 提示:水解反应、氧化反应;避光密封保存。

本品的强碱性溶液与重铬酸钾共热后,用硫酸酸化后加热,溶液显紫色;与亚硝酸钠溶液共热,加盐酸溶液显绿色,放置后渐变黄色;本品有吲哚环,可与新鲜的香草醛盐酸液共热,呈玫瑰紫色。

本品口服吸收迅速,对缓解炎症疼痛作用明显,主要用于治疗类风湿性关节炎、强直性脊柱炎、骨关节炎,也可用于治疗急性痛风和炎症发热。毒副作用较严重,可引起过敏反应和胃肠道反应,一般做成搽剂、栓剂等使用。

双氯芬酸钠 Diclofenac Sodium

化学名为 2-[(2,6-二氯苯基)氨基]-苯乙酸钠。

本品为白色或类白色结晶性粉末,无臭;熔点 283~285℃。易溶于乙醇,略溶于水,在三氯甲烷中不溶。水溶液 pH 为 7.68,呈弱碱性。

本品性质较稳定。因含氯原子加碳酸钠炽热炭化,滤液显氯化物的鉴别反应。

本品是第三代非甾体抗炎药,主要用于治疗类风湿性关节炎、神经炎、红斑狼疮,癌症和术后疼痛,以及各种原因引起的发热。其镇痛作用强于吲哚美辛和阿司匹林,解热作用强于吲哚美辛。口服吸收迅速,2h可达血药浓度峰值,排泄亦快,长期服用无积蓄作用,个体差异小,副作用小。

> **课堂拓展**
>
> **双氯芬酸钠的合成路线**
>
> 双氯芬酸钠的合成以苯胺与2,6-二氯苯酚缩合,再与氯乙酰氯进行缩合,经水解制得,此法合成成本较低。

(二) 芳基丙酸类

1. 药物的发展

4-异丁基苯乙酸是最早应用于临床的芳基丙酸类抗炎药物,但对肝脏有一定的毒性,在羧基α位引入甲基得到布洛芬(ibuprofen),抗炎作用增强,毒副作用降低,逐渐成为临床上常用的镇痛消炎药物。

4-异丁基苯乙酸　　　　　布洛芬

为了得到活性更好,作用时间更长的药物,对布洛芬进行结构改造,得到一系列活跃在临床上的药物,部分常用药物见表2-2。

表2-2　常用芳基丙酸类非甾体抗炎药物

药物名称	药物结构	作用特点
萘普生 naproxen		活性是阿司匹林的12倍,布洛芬的3~4倍
吲哚洛芬 indoprofen		抗炎作用强于吲哚美辛
吡洛芬 pirprofen		疗效优于吲哚美辛,不良反应比吲哚美辛和阿司匹林少

药物名称	药物结构	作用特点
氟比洛芬 flurbiprofen	(结构式)	引入第二个疏水性较大的苯基,使抗炎作用增强,是吲哚美辛的 5 倍
酮洛芬 ketoprofen	(结构式)	为高效解热药,其解热作用比吲哚美辛强 4 倍,比阿司匹林强 100 倍
舒洛芬 suprofen	(结构式)	镇痛作用和抗炎活性分别是阿司匹林的 200 倍和 2～14 倍

2. 典型药物

布洛芬　Ibuprofen

化学名为 α-甲基-4-(2-甲基丙基)苯乙酸,又名异丁苯丙酸。

本品为白色结晶性粉末,稍有特异臭,几乎无味;易溶于乙醇、氯仿、乙醚和丙酮,几乎不溶于水;熔点为 74.5～77.5℃。

本品含有羧基,显酸性,pK_a 为 5.2,可溶于氢氧化钠或碳酸钠溶液生成钠盐。

本品结构中含有一个手性中心(结构中标识 *),其药理作用主要来自 $S(+)$-异构体,但在体内,$R(-)$-异构体可以在一定条件下转化为 $S(+)$-异构体,故临床药用品为外消旋体。

本品与氯化亚砜作用后,与乙醇成酯,在碱性条件下加盐酸羟胺生成羟肟酸,然后在酸性条件下与三氯化铁试液作用可生成红色至暗红色的异羟肟酸铁。

本品口服后吸收很快,消炎、镇痛和解热作用均大于阿司匹林,胃肠道副作用小,临床上广泛用于类风湿性关节炎、骨关节炎、急性痛风等,并可缓解轻中度疼痛,以及老人和儿童的发热。

萘普生 Naproxen

化学名为（+）-(S)-α-甲基-6-甲氧基-2-萘乙酸。

本品为白色或类白色结晶性粉末，几乎不溶于水，溶于乙醇，略溶于乙醚。熔点为153～158℃。本品有羧基，显酸性，其饱和水溶液的pK_a为5.2。

本品遇光不稳定，易变色，需避光保存。

本品具有旋光性，药用品为S(+)-异构体。本品抑制前列腺素合成的活性是阿司匹林的12倍，布洛芬的3～4倍，但比吲哚美辛低，是它的1/300。

本品适用于治疗风湿性及类风湿性关节炎、强直性脊柱炎、痛风等疾病，可以缓解轻中度的疼痛。

四、1,2-苯并噻嗪类

吡罗昔康（piroxicam）最先应用于临床的1,2-苯并噻嗪类抗炎药，是可逆的环氧合酶抑制剂，耐受性好，不良反应少，半衰期长，每日服一次，24h有效，为临床上使用的长效抗风湿药。用噻唑代替吡罗昔康的2-吡啶取代基，得到舒多昔康（sudoxicam），抗炎镇痛作用效果好，是毒副作用小的长效药物。将舒多昔康的5位引入甲基，得到美洛昔康（meloxicam），是选择性作用COX-2的抑制剂，胃肠道和肾脏副作用少，镇痛效果与吡罗昔康相同，但对胃及十二指肠溃疡的诱发较吡罗昔康小，可用于长期治疗类风湿性关节炎。

吡罗昔康　　　舒多昔康　　　美洛昔康

五、其他类

（一）环氧合酶-2（COX-2）选择性抑制剂

近年来逐渐开发出具有强大抗炎作用且胃肠道不良反应较少的COX-2选择性抑制剂。20世纪90年代末，第一个上市的塞来昔布（celecoxib），其苯基与COX-2的疏水通道结合，具有良好的抗炎镇痛、保护胃黏膜、调节血小板凝聚作用，临床用于治疗类风湿性关节炎和骨关节炎引起的疼痛。帕瑞考昔（parecoxib）是注射用选择性COX-2抑制剂，半衰期短，适用于手术后疼痛的短期治疗，也可用于中度或重度术后急性疼痛的治疗。选择性COX-2抑制剂均可引起心血管系统血栓风险，使用前应综合评估患者身体情况。

塞来昔布　　　　　　　　　帕瑞考昔　　　　　　　　　尼美舒利

（二）新结构类型药物

尼美舒利（nimesulide）是新结构类型的非甾体抗炎药物，具有抗炎、镇痛、解热作用，本品耐受性良好，不良反应少，但儿童慎用。临床用于慢性关节炎（如骨关节炎等）的疼痛、手术和急性创伤后的疼痛、原发性痛经的症状治疗。

> **课堂拓展**
>
> 2010年11月26日一则关于"2010年儿童安全用药国际论坛"的报道称尼美舒利用于儿童退热时，对中枢神经及肝脏造成损伤的案例频频出现。一种名为尼美舒利的儿童退热药，被推上药品安全性疑虑的风口浪尖。此事被称为"尼美舒利事件"。2011年5月20日，国家食品药品监督管理部门发布通知，修改尼美舒利说明书，并禁止尼美舒利口服制剂用于12岁以下儿童。
>
> 素质培养：药物的正确使用。儿童作为一类特殊用药人群，用药隐患和风险比成人大得多。

本章小结

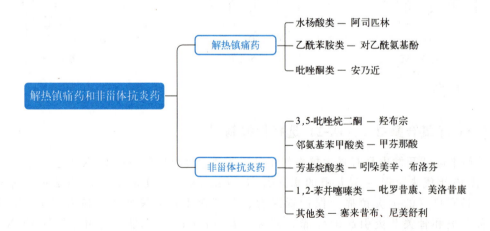

目标检测

一、单选题

1. 下列哪个是引起阿司匹林过敏反应的杂质（　　）？

A. 苯酚 B. 水杨酸酐 C. 醋酸苯酯
D. 乙酸水杨酸酐 E. 乙酰水杨酸苯酯

2. 下列关于对乙酰氨基酚的描述错误的是（　　）。

A. pH 6 时最稳定

B. 暴露在潮湿条件下，颜色会逐渐变深

C. 代谢产物之一是 4-羟基衍生物，有毒性反应，应服用 4-乙酰半胱氨酸对抗

D. 可以抑制血小板凝聚

E. 加 $FeCl_3$ 显紫色

3. 下列描述与吲哚美辛结构不符的是（　　）。

A. 结构中含有羧基 B. 结构中含有对氯苯甲酰基

C. 结构中含有甲氧基 D. 结构中含有咪唑杂环

E. 遇强酸和强碱时易水解，水解产物可氧化生成有色物质

4. 可以鉴别阿司匹林和对乙酰氨基酚的试剂是（　　）。

A. NaOH 溶液 B. HCl 溶液 C. $FeCl_3$ 溶液

D. H_2SO_4 溶液 E. $NaCO_3$ 溶液

5. 下列描述中与布洛芬相符的是（　　）。

A. 在酸性或碱性条件下均易水解

B. 结构中含有手性中心，临床上用其 R 异构体

C. 易溶于水，味微苦

D. 可溶于 NaOH 或 Na_2CO_3 水溶液中

E. 在空气中放置可被氧化，颜色可发生变化

6. 适合于儿童的解热镇痛药物是（　　）。

A. 阿司匹林 B. 安乃近 C. 苯胺

D. 非那西丁 E. 贝诺酯

7. 下列哪种化合物可与水杨酸反应，制备阿司匹林（　　）。

A. 乙醇 B. 乙酸酐 C. 乙醛 D. 丙酮 E. 乙酸

8. 下面哪个药物仅具有解热、镇痛作用，不具有消炎、抗风湿作用（　　）。

A. 芬布芬 B. 阿司匹林 C. 对乙酰氨基酚

D. 萘普生 E. 吡罗昔康

9. 非甾体抗炎药物的作用机制是（　　）。

A. β-内酰胺酶抑制剂

B. 花生四烯酸环氧化酶抑制剂

C. 二氢叶酸还原酶抑制剂

D. D-丙氨酸多肽转移酶抑制剂，阻止细胞壁形成

E. 磷酸二酯酶抑制剂

10. 芳基烷酸类药物在临床上的主要作用是（　　）。

A. 中枢兴奋 B. 抗癫痫 C. 降压

D. 消炎、镇痛、解热 E. 抗病毒

二、多选题

1. 下列药物中哪些是前药（　　）?

A. 贝诺酯 B. 酮洛芬 C. 布洛芬

D. 舒林酸 E. 双氯芬酸

2. 下列叙述中哪些与对乙酰氨基酚相符（　　）?

A. 作用机制是花生四烯酸环氧酶的抑制剂

B. 具有解热、镇痛作用

C. 与乙酰水杨酸成酯得到贝诺酯

D. 具有消炎抗风湿作用，常用于治疗风湿性关节炎

E. 为常用的抗结核药

3. 下列描述中与吲哚美辛的性质相符的是（　　）。

A. 可溶于氢氧化钠

B. 在强酸强碱条件下可引起水解，还可进一步氧化成有色物质

C. 用于炎症性疼痛作用显著，也可用于急性和炎症发热

D. 遇光可逐渐分解

E. 为芳基烷酸类非甾体抗炎药

4. 下列描述与布洛芬相符的是（　　）。

A. 为非甾体消炎镇痛药

B. 具有抗痛风作用

C. 其化学结构中含有一个手性碳原子，临床上使用其消旋体

D. 结构中含有异丁基

E. 为抗溃疡病药物

5. 贝诺酯是由下列哪几种药物拼合而成的（　　）?

A. 阿司匹林 B. 对乙酰氨基酚 C. 布洛芬

D. 非那西丁 E. 水杨酸

三、简答题

1. 阿司匹林具有哪些化学性质？其制剂为什么密封避光保存？

2. 如何用化学方法区别阿司匹林和对乙酰氨基酚？

第三章 心血管系统药物

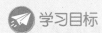学习目标

[知识目标]
1. 掌握心血管系统药物的分类。
2. 掌握典型药物氯贝丁酯、辛伐他汀、硝酸甘油、硝酸异山梨酯、硝苯地平、盐酸普鲁卡因胺、盐酸胺碘酮等的结构特点、主要理化性质及临床用途。
3. 理解各类心血管系统药物的作用机制,以及苯氧乙酸类降脂药的构效关系。
4. 了解各类药物的发展和现状。

[能力目标]
1. 能应用典型药物的理化性质解决该类药物的制剂、调配、贮存保管等问题。
2. 能应用各类药物的构效关系说明临床常用药物的作用特点和临床应用问题。
3. 能用实验鉴别心血管系统主要药物。
4. 能判断抗高血压、抗心绞痛药物的结构特点与化学稳定性和毒副作用之间的关系。

[素质目标]
培养学生辩证思维和科学合理用药的理念;培养科学严谨的工作作风。

心血管疾病是一类常见病、多发病,是指由于心脏及血管病变而引起的一系列疾病,主要包括高血压、高脂血症、心力衰竭、冠心病、脑血管病等,对健康危害极为严重,已成为世界人口死亡的重要因素之一。

心血管系统药物(cardiovascular drugs)主要作用于心脏或血管系统,改善心脏功能,调节心脏血液的总输出量或改变循环系统各部分的血液分配。心血管系统药物种类繁多,功能各异,根据药物的临床用途分为降血脂药、抗高血压药、抗心绞痛药、抗心律失常药。

第一节 降血脂药物

降血脂药物(hypolipidemic drugs)是降低血中甘油三酯或胆固醇,缓解动脉粥样硬化症状的药物,又称为抗动脉粥样硬化药。

血浆中的脂质主要有胆固醇、甘油三酯和磷脂,通常以脂蛋白形式存在。血浆中的脂蛋白有乳糜微粒(CM)、极低密度脂蛋白(VLDL)、低密度脂蛋白(LDL)及高密度脂蛋白(HDL)等4种,其中VLDL和LDL

降血脂药物

是造成动脉粥样硬化的主要原因。

血脂长期升高,与人体的脂质代谢紊乱有关,血脂及分解产物沉积在血管内膜,使血管变窄、弹性减小,导致阻塞血管,产生动脉粥样硬化和冠心病。降血脂药物可以通过减少体内胆固醇的吸收,防止和减少脂类的合成,调节脂蛋白的代谢来降低血脂。

临床上使用的降血脂药有苯氧乙酸类、烟酸类、羟甲戊二酰辅酶 A 还原酶抑制剂等。

一、苯氧乙酸类

胆固醇在体内的生物合成是以乙酸为起始原料的,因此,人们设想利用乙酸衍生物干扰胆固醇的生物合成。1962 年,发现苯氧乙酸类降血脂药,如氯贝丁酯(clofibrate)具有明显的降低甘油三酯的作用。对其结构进行改造,发现增加苯基数目,药物的降脂活性将增加,如非诺贝特(fenofibrate)具有显著的降胆固醇作用。后来又发现了许多效果更好的药物,如吉非罗齐(gemfibrozil)作用强于氯贝丁酯,它的结构表明苯环的对位取代和氯取代不是必需的。

氯贝丁酯

非诺贝特

吉非罗齐

氯贝丁酯　Clofibrate

化学名为 2-甲基-2-(4-氯苯氧基)丙酸乙酯,又名安妥明、冠心平。

本品为无色至黄色的澄清油状液体,有特殊臭味。几乎不溶于水,在乙醇、丙酮、三氯甲烷、乙醚或石油醚中易溶。

本品光照会使颜色加深,故需避光保存。水解后生成对氯苯氧异丁酸和乙醇,前者为白色结晶,可用来判断药物是否变质。

本品结构含有酯键,在碱性条件下与羟胺反应生成异羟肟酸钾,再经酸化后,加氯化铁水溶液生成异羟肟酸铁,显紫色,可用于鉴别反应。

本品的合成是对氯苯酚与丙酮、氯仿在碱性条件下先缩合、酸化,生成对氯苯氧异丁酸,再与乙醇酯化后即得。

$$\text{Cl}-\underset{}{\bigcirc}-\text{O}-\underset{\underset{\text{CH}_3}{|}}{\overset{\overset{\text{CH}_3}{|}}{\text{C}}}-\text{COOH} \xrightarrow[\triangle]{\text{C}_2\text{H}_5\text{OH, H}_2\text{SO}_4} \text{Cl}-\underset{}{\bigcirc}-\text{O}-\underset{\underset{\text{CH}_3}{|}}{\overset{\overset{\text{CH}_3}{|}}{\text{C}}}-\text{COOC}_2\text{H}_5$$

本品口服吸收良好,在体内转化为氯贝丁酸而产生作用,是前体药物,降甘油三酯作用较降胆固醇作用明显,主要用于高甘油三酯血症、高胆固醇血症和混合型高脂血症。

> **课堂讨论**
>
> 氯贝丁酯为什么常常制成胶囊剂,它可以制成片剂、水针剂等剂型吗?应该怎么保存?
>
> 提示:氯贝丁酯有特殊的臭味,对胃肠道有刺激性,一般制成胶囊服用。它不溶于水,而且易水解,所以不能制成水针剂。光照会使颜色加深,应避光保存。由于氯贝丁酯能使服药者胆结石的发病率明显增高,增加并发症的危险,因而临床使用逐渐减少。
>
> 素质培养:药物既可以发挥药效,但也有副作用。培养辩证思维和科学合理用药的理念。

二、烟酸类

烟酸(nicotinic acid)属于 B 族维生素。1955 年发现当其用量超过作为维生素作用的剂量时,可明显降低人体胆固醇的水平,后来又发现烟酸可有效地降低甘油三酯水平。

烟酸

烟酸类药物一方面是抑制脂肪组织的分解,使游离脂肪酸的来源减少,从而减少肝脏甘油三酯和 VLDL 的合成与释放;另一方面能直接抑制肝脏中 VLDL 和胆固醇的生物合成,故具有降血脂的作用。

烟酸具有扩张血管的作用,服用该类药物时会导致面色潮红、皮肤瘙痒等副作用,而且有较大的刺激性,通常制成酯的前药使用。

临床常用的有肌醇烟酸酯(inositol nicotinate)、烟酸戊四醇酯(niceritrol)和阿昔莫司(acipimox)等。肌醇烟酸酯可剂量依赖性地降低血清胆固醇,但对甘油三酯几乎无影响。阿昔莫司是一种新的人工合成的烟酸衍生物,降脂活性优于烟酸,并且可以升高 HDL,其适用范围与烟酸相似,但具有抗脂肪分解作用持续时间较长、无副作用、耐受性好等优点。

肌醇烟酸酯

烟酸戊四醇酯

阿昔莫司

三、羟甲戊二酰辅酶 A 还原酶抑制剂

羟甲戊二酰辅酶 A 还原酶（HMG-CoA 还原酶）是一种可以限制肝脏细胞合成胆固醇的酶。羟甲戊二酰辅酶 A 还原酶抑制剂又称为他汀类药物（statins），通过竞争性地抑制 HMG-CoA 还原酶的作用，能有效阻止内源性胆固醇的合成，显著地降低血中胆固醇的水平。

1987 年，第一个他汀类药物洛伐他汀（lovastatin）上市。改造洛伐他汀得到辛伐他汀（simvastatin），两者均为前药，结构中的内酯环需经肝脏代谢水解开环转化为 β-羟基酸的活化形式后发挥药效。辛伐他汀的结构较洛伐他汀多一个甲基，具有长效、强效的特点。

普伐他汀（pravastatin）分子中具有 β-羟基酸结构，作用比洛伐他汀、辛伐他汀发生得快。1993 年合成的氟伐他汀（fluvastatin），能明显地降低血清总胆固醇、LDL 和血清甘油三酯，口服后吸收迅速而完全。后来又合成了阿托伐他汀（atorvastatin），两者结构中都有 β-羟基酸结构，降脂效果好、毒性很低。

洛伐他汀　　　　　　普伐他汀　　　　　　阿托伐他汀

辛伐他汀　Simvastatin

化学名为 2,2-二甲基丁酸（4R,6R）-6-[2-[(1S,2S,6R,8S,8aR)-1,2,6,7,8,8a-六氢-8-羟基-2,6-二甲基-1-萘基]乙基]四氢-4-羟基-2H-吡喃-2-酮-8-酯。

本品为白色或类白色粉末或结晶性粉末，不溶于水，易溶于乙腈、乙醇和甲醇。

本品主要降低总胆固醇、低密度脂蛋白和极低密度脂蛋白，中等程度地提高高密度脂蛋白的水平，同时降低甘油三酯的血浆浓度。用于原发性高胆固醇血症、家族性高胆固醇血症及混合性高胆固醇血症，并可减少冠心病死亡的风险。

氟伐他汀钠　Fluvastatin Sodium

化学名为 7-[3-(4-氟苯基)-1-(1-甲基乙基)-1*H*-吲哚-2-基]-3,5-二羟基-6-庚烯酸钠。

本品为白色或黄色粉末，用吲哚环代替洛伐他汀分子中的双环，并将内酯环打开与钠成盐后即可获得氟伐他汀钠。

本品适用于治疗饮食治疗不能完全控制的原发性高胆固醇血症和原发性混合性血脂异常，生物利用度和药代动力学不受食物的影响，作用具有选择性，不良反应发生率低，是一种优良的降血脂药。

第二节　抗心绞痛药

心绞痛是冠状动脉粥样硬化性心脏病（冠心病）的症状之一，是冠状动脉粥样硬化后心脏供血不足或供血需求增加，心肌急剧的、暂时性缺血与缺氧所引起的发作性胸痛或胸部不适等临床综合征，抗心绞痛药（antianginal drugs）是缓解和治疗心绞痛的药物。抗心绞痛药物的作用机制是增加心肌供氧量或者降低心肌耗氧量。通过扩张冠脉，增加心肌氧的供给；通过扩张血管、减慢心率，减少心肌耗氧量。

临床上使用的抗心绞痛药物按照结构分类主要有硝酸酯和亚硝酸酯类、钙通道阻滞剂、β受体阻滞剂等。

一、硝酸酯和亚硝酸酯类

（一）药物的发展

硝酸酯及亚硝酸酯类是最早应用于临床的抗心绞痛药。1867年亚硝酸异戊酯（amyl nitrite）应用于临床，由于其作用时间短，副作用较大，现已少用。随后硝酸甘油（nitroglycerin）、丁四硝酯（erythrityl tetranitrate）、戊四硝酯（pentaerithrityl tetranitrate）、硝酸异山梨酯（lsosorbide dinitrate）和单硝酸异山梨酯（lsosorbide mononitrate）等药物应用于临床，适用于各型心绞痛。其中，硝酸异山梨酯为二硝酸酯，脂溶性大，易透过血脑屏障，有头痛的不良反应，而单硝酸异山梨酯是硝酸异山梨酯的主要生物活性代谢物，水溶性大，副作用低，口服普通片剂后在胃肠道吸收迅速完全，无肝脏首过效应。

亚硝酸异戊酯　　硝酸甘油　　丁四硝酯

戊四硝酯　　　　　硝酸异山梨酯　　　单硝酸异山梨酯

硝酸酯及亚硝酸酯类药物吸收快，起效迅速，抗心绞痛作用明显。硝酸酯类比亚硝酸酯类作用强。

（二）典型药物

硝酸甘油　Nitroglycerin

化学名为 1,2,3-丙三醇三硝酸酯，又叫耐绞宁。

本品为淡黄色、无臭、带甜味的油状液体，沸点为 145℃。溶于乙醇，混溶于丙酮、乙醚、冰醋酸、氯仿、苯酚，略溶于水。

本品在低温条件下可凝固成为固体，双棱形，熔点为 13.2℃；三斜晶形，熔点为 2.2℃。

本品性质不太稳定，具有挥发性，能吸收空气中的水分子结合成塑胶状；在 50～60℃ 开始分解，在遇热或撞击下发生爆炸，产生大量氮气和二氧化碳等气体，故一般配制成 10% 乙醇溶液，以便运输或贮存。本品应避光、密封、冷暗处保存。

$$4\begin{array}{c}CH_2ONO_2\\|\\CHONO_2\\|\\CH_2ONO_2\end{array} \longrightarrow 12CO_2\uparrow + 10H_2O + 6N_2\uparrow + O_2\uparrow$$

硝酸甘油的合成由丙三醇与硝酸酯化而得。该制备方法具有致命的危险性，硝酸甘油在室温下或由桌面高度掉落地面即可引爆。

$$\begin{array}{c}CH_2OH\\|\\CHOH\\|\\CH_2OH\end{array} + HNO_3 \xrightarrow[\Delta]{H^+} \begin{array}{c}CH_2ONO_2\\|\\CHONO_2\\|\\CH_2ONO_2\end{array}$$

本品在中性和弱酸性条件下相对稳定，在碱性条件下迅速水解，与氢氧化钾试液反应，生成甘油，再与硫酸氢钾作用，产生有恶臭味的丙烯醛气体。

硝酸甘油是目前临床应用最广泛、最有效的短效抗心绞痛药物，舌下含服后易被口腔黏膜快速吸收，给药后 1～2min 起效，作用持续 30min，生物利用度可达 80%，是预防和治疗心绞痛急性发作的首选药物，还可用于降低血压或治疗充血性心力衰竭。

硝酸异山梨酯　Isosorbide Dinitrate

化学名为 1,4∶3,6-二脱水-D-山梨醇二硝酸酯,又名消心痛。

本品为白色结晶性粉末,无臭。熔点 68~72℃。易溶于丙酮,略溶于乙醇,微溶于水。

本品在室温及干燥状态下较稳定,但在强热或撞击下会发生爆炸。

本品结构中含有硝酸酯,在酸、碱溶液中水解生成脱水山梨醇及亚硝酸。

本品经硫酸破坏后生成硝酸,加入硫酸亚铁后,在两液层界面处呈现棕色环。

本品可通过松弛血管平滑肌发挥药效作用,在体内的代谢产物 2-硝酸异山梨酯和 5-硝酸异山梨酯均有抗心绞痛的活性,因此作用时间长,是长效抗心绞痛药物,临床用于缓解和治疗心绞痛,也用于心力衰竭。

二、钙通道阻滞剂

钙通道阻滞剂(calcium channel blockers)又称为钙拮抗剂(calcium antagonists)。人体内的钙离子可以促进心肌细胞的收缩,使冠状动脉痉挛,阻力增大,耗氧增加,引起血压升高、心率加快。钙通道阻滞剂是一类能阻止或者减少钙离子流入细胞内,从而降低细胞内钙离子浓度的药物,通过抑制钙离子内流,使心肌和血管平滑肌收缩力减弱,心率减慢,同时血管松弛,血压下降,从而减少心肌耗氧量。因此钙通道阻滞剂除了可以用于治疗心绞痛之外,还可以用于治疗高血压和心律失常。

目前临床上常用的钙通道阻滞剂按照化学结构特征可分为二氢吡啶类、芳烷基胺类、苯并硫氮杂䓬类和二苯基哌嗪类。

(一) 二氢吡啶类

二氢吡啶类药物已开发了三代。第一代代表药物硝苯地平(nifedipine),其血管扩张作用最强,主要用于心绞痛和高血压的预防和缓解。第二代代表药物有尼群地平(nitrendipine)、尼莫地平(nimodipine)等。尼群地平可以选择性地作用于外周神经血管,降压持续时间长,可治疗高血压和冠心病。尼莫地平可以选择性地作用于脑血管,增加脑血流,治疗缺血性脑血管疾病,也可治疗偏头痛。第三代代表药物氨氯地平(amlodipine),可以舒张冠状动脉和外周血管,作用缓慢且持久,可用于预防和缓解中轻度原发性高血压和稳定型心绞痛。

尼群地平　　　　　　　尼莫地平　　　　　　　氨氯地平

硝苯地平　Nifedipine

化学名为 2,6-二甲基-4-(2-硝基苯基)-1,4-二氢-3,5-吡啶二甲酸二甲酯,又名心痛定。

本品为黄色结晶性粉末,无臭。易溶于丙酮、氯仿,略溶于乙醇,几乎不溶于水。

本品遇光极不稳定,分子内部发生光催化歧化反应,降解产生硝基苯吡啶衍生物和亚硝基苯吡啶衍生物,后者对人体非常有害,故在生产和贮存过程中应注意避光。

硝基苯吡啶　　　　　　亚硝基苯吡啶

本品具有强烈的血管扩张作用,特别适用于冠脉痉挛所致的心绞痛。临床用于预防和治疗冠心病,也适用于患有呼吸道阻塞性疾病的心绞痛患者,同时它舒张血管作用较强,降压作用迅速而确切,对心脑血管有保护作用,安全性高,广泛用于治疗高血压病。本品口服吸收良好,通常服药后 20~25min 起效,1~2h 达最大血药浓度,有效作用可持续 12h。

尼群地平　Nitrendipine

化学名为 2,6-二甲基-4-(3-硝基苯基)-1,4-二氢-3,5-吡啶二甲酸甲酯乙酯。

本品为黄色结晶或结晶性粉末,无臭。易溶于丙酮、氯仿,略溶于乙醇、甲醇,几乎不溶于水。在光照下不稳定,易生成硝基或亚硝基吡啶的衍生物,故需避光保存。

本品抑制血管平滑肌和心肌的跨膜钙离子内流,但以血管作用为主,故其血管选择性较强。临床主要用于高血压和冠心病的治疗,尤其是同时患有这两种疾病的患者;也可用于充血性心力衰竭的治疗。

(二) 芳烷基胺类

芳烷基胺类药物主要有维拉帕米(verapamil)、戈洛帕米(gallopamil)等。他们是在对罂粟碱进行结构改造中发现的,可用于治疗心绞痛、心律失常及高血压。本类药物都具有手性,维拉帕米具有明显的立体选择性,其 S-(−)异构体是室上性心动过速患者的首选药物,R-(+)异构体用于治疗心绞痛。戈洛帕米对心肌和平滑肌的活性强于维拉帕米。

维拉帕米　R=H

戈洛帕米　R=OCH$_3$

(三) 苯并硫氮杂䓬类

20世纪70年代初,在研究抗忧郁、安定和冠脉扩张的苯并硫氮杂䓬类衍生物时,发现了这一类高选择性的钙通道阻滞剂,其代表药物就是地尔硫䓬(diltiazem),可扩张冠状动脉及外周血管,使冠脉流量增加和血压下降,减轻心脏工作负荷及减少心肌耗氧量,解除冠脉痉挛,在临床上主要用于治疗冠心病中的各种心绞痛,也用于降低血压。

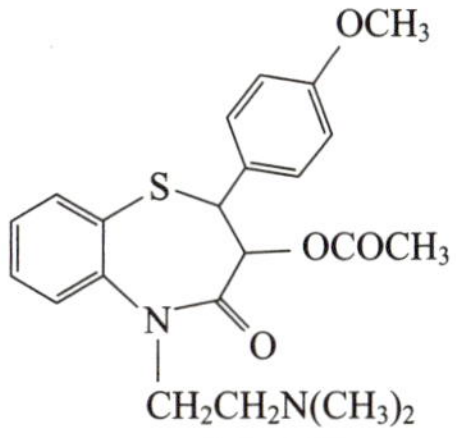

地尔硫䓬

(四) 二苯基哌嗪类

二苯基哌嗪类药物是对血管平滑肌钙通道有选择性抑制作用的钙通道阻滞剂,主要有桂利嗪(cinnarizine)、氟桂利嗪(flunarizine)、利多氟嗪(lidoflazine)等,能显著改善脑循环和冠状循环,减轻脑水肿,主要用于缺血性脑损伤和脑水肿。

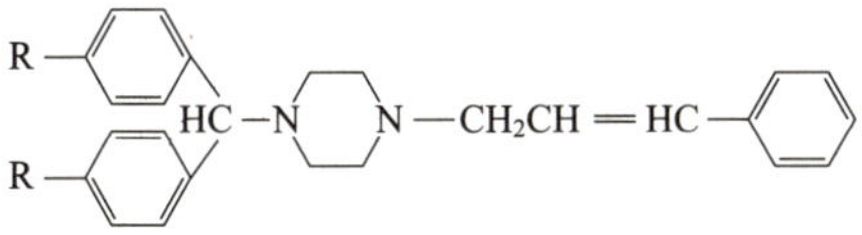

桂利嗪 R=H
氟桂利嗪 R=F

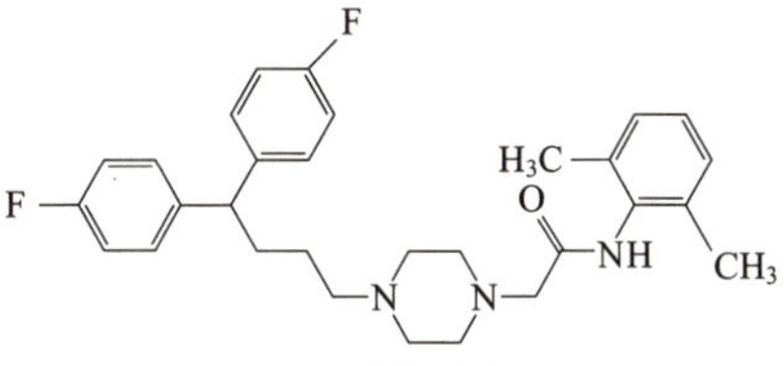

利多氟嗪

三、β受体阻滞剂

β受体阻滞剂通过降低交感神经的兴奋性,阻断过多的儿茶酚胺,使心率减慢,心肌收缩力弱,心输出量减少,从而降低心肌耗氧量,发挥抗心绞痛的作用。普萘洛尔(propranolol)可治疗心律失常、心绞痛、高血压。阿替洛尔(atennolol)可用于治疗心律失常、高血压、心绞痛及青光眼,是一个长效药。

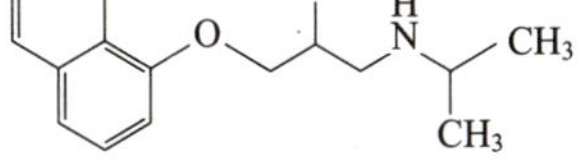

普萘洛尔

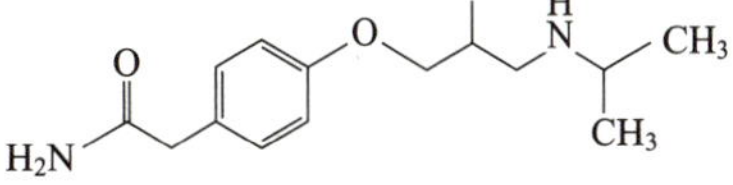

阿替洛尔

第三节 抗高血压药

抗高血压药（antihypertensive drugs）是调节血压，并使之降到正常范围的药物。

高血压是常见的心血管系统疾病，主要的临床特点是体循环动脉压升高，可表现为收缩压升高、舒张压升高或者两者均升高，进而引起头昏、头痛、心悸、失眠等症状，可增加脑卒中、动脉瘤、心力衰竭、心肌梗死和肾脏损害的危险性。

人的血压正常范围值是 120/80mmHg[❶]，成人血压超过 140/90mmHg，即为高血压。高血压分为原发性高血压和继发性高血压，这二者发病的原因不同。原发性高血压发病病因不明，占总高血压患者的95%以上；继发性高血压是继发于肾、内分泌和神经系统疾病的高血压，多为暂时的，在原发的疾病治疗好了以后，高血压就会慢慢消失。

抗高血压药按其作用机制可划分为五种：作用于自主神经系统的药物、影响肾素-血管紧张素-醛固酮系统的药物、血管平滑肌扩张药、钙通道阻滞剂（见本章第二节抗心绞痛药）、利尿药等五种。

一、作用于自主神经系统的药物

这类药物主要包括作用于中枢交感神经系统、外周交感及副交感神经系统的降压药物。药物作用的神经系统和作用部位不同，作用机制也不相同，包括中枢性降压药、去甲肾上腺素能神经末梢阻断药、肾上腺素受体阻断剂（α受体阻断剂、β受体阻断剂）、神经节阻断药。

（一）中枢性降压药

这类药物作用于中枢神经系统，大多具有高度脂溶性，能够通过血脑屏障，产生中等强度的降压作用，其主要代表药物有甲基多巴（methyldopa）和可乐定（clonidine）。

甲基多巴   可乐定

（二）去甲肾上腺素能神经末梢阻断药

这类药物能抑制肾上腺素、去甲肾上腺素、多巴胺和5-羟色胺等进入神经细胞内囊泡中贮存，导致神经递质迅速被单胺酶氧化破坏，从而使神经末梢递质耗竭，引起温和而持久的降压效果。主要药物有利血平（reserpine）和胍乙啶（guanethidine）。

胍乙啶

---

❶ 1mmHg=0.133kPa。

利血平 Reserpine

化学名为 18β-(3,4,5-三甲氧基苯甲酰氧基)-11,17a-二甲氧基-3β,20α-育亨烷-16β-甲酸甲酯,又名蛇根碱,是从印度植物萝芙木根中提取分离的生物碱。

本品为白色至淡黄褐色的结晶或结晶性粉末,无臭。易溶于三氯甲烷,微溶于丙酮,在水、甲醇、乙醇或乙醚中几乎不溶。有弱碱性,pK_b 为 6.6。

本品在光和热的影响下,可发生差向异构化(β-H 变成 α-H),生成无效的 3-异利血平。

本品在光和氧的作用下,极易氧化,生成具有黄绿色荧光的黄色物质 3,4-二去氢利血平,进一步氧化,生成具有蓝色荧光的物质 3,4,5,6-四去氢利血平,再进一步氧化,生成无荧光的褐色和黄色聚合物。氧化是导致利血平分解失效的主要原因,故应避光、密闭保存。

3,4-二去氢利血平

3,4,5,6-四去氢利血平

本品及其水溶液都比较稳定,最稳定的 pH 为 3.0。但在酸、碱条件下,结构中的两个酯基可发生水解,生成利血平酸而活性降低。

利血平酸

本品作用缓慢、温和而持久,还可以作用于下丘脑部位产生镇静作用,但无嗜睡和麻醉作用,可缓解高血压患者焦虑、紧张和头痛症状,临床用于早期轻中度高血压,尤其适用于伴有精神紧张的患者。对病情严重的患者,需要与肼屈嗪、双氢氯噻嗪等合用,以增加疗效。

(三) 肾上腺素受体阻断剂

肾上腺素受体阻断剂(adrenoceptor blocking drugs)能阻断肾上腺素受体,拮抗去甲肾上腺素能神经递质或肾上腺素受体激动药的作用。按对 α 和 β 肾上腺素受体选择性的不同可分为 α 受体阻断剂和 β 受体阻断剂。

1. α 受体阻断剂

本类药物干扰去甲肾上腺素与 $α_1$ 受体结合，降低外周血管阻力，使血压降低。常见的药物有特拉唑嗪（terazosin）、多沙唑嗪（doxazosin）等。这类药物在降压时一般不引起继发性心率加快，具有保护心血管的作用，且副作用小，可作为首选抗高血压药。

特拉唑嗪　　　　　　　多沙唑嗪

2. β 受体阻断剂

本类药物可竞争性地与 β 受体结合，产生对心脏的抑制作用，使心率减慢，减弱心肌收缩力，降低心肌耗氧量，从而使血压下降，还具有抗心律失常、抗心绞痛作用。常用的药物有普萘洛尔、阿替洛尔等。

（四）神经节阻断药

本类药物虽然起效快、作用强，但对交感神经和副交感神经都有作用，没有选择性，不良反应多而严重，现已少用。

二、影响肾素-血管紧张素-醛固酮系统的药物

肾素-血管紧张素-醛固酮系统（renin-angiotensin-aldosterone system，RAAS）是一种复杂的调节血流量、电解质和体液平衡以及动脉所需的高效系统。肾素是一种蛋白质水解酶，只作用于血管紧张素原，经肾素作用后，血管紧张素原裂解释放出血管紧张素Ⅰ（ang Ⅰ），血管紧张素Ⅰ没有活性，但是经过血管紧张素转换酶（angiotensin converting enzyme，ACE）酶解后，可以得到血管紧张素Ⅱ（ang Ⅱ）。血管紧张素Ⅱ是已知最强的升压活性物质，能强烈地收缩外周小动脉、促进肾上腺皮质激素合成和分泌醛固酮，引发进一步钠离子和水重吸收，增加了血容量，导致血压上升。

（一）血管紧张素转化酶抑制剂

血管紧张素转化酶抑制剂（angiotensin converting enzyme inhibitors，ACEI）能抑制血管紧张素转化酶的活性，阻止血管紧张素Ⅱ的形成，同时又能减少缓激肽的水解，使血管扩张而降低血压。目前临床应用的药物已有 20 多种，如卡托普利（captopril）、依那普利（enalapril）、赖诺普利（lisinopril）等，成为治疗高血压的一线药物。其主要用于治疗高血压和充血性心力衰竭，具有疗效好、作用持久的特点。但该类药物在妊娠后期可引起致命的畸胎，应属禁用。

依那普利　　　　　　　赖诺普利

卡托普利 Captopril

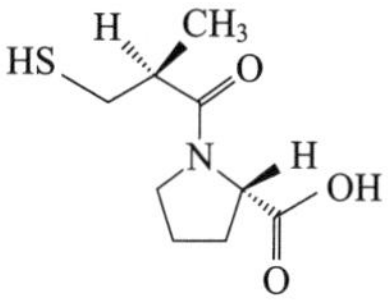

化学名为 1-[(2S)-2-甲基-3-巯基-丙酰基]-L-脯氨酸，又叫巯甲丙脯酸。

本品为白色或类白色结晶性粉末，有类似蒜的特臭。易溶于甲醇、乙醇、三氯甲烷，在水中溶解。

本品结构中含有羧基、巯基结构，显酸性。

由于巯基结构的存在，本品水溶液易被氧化，巯基双分子发生聚合生成二硫化合物。在贮存的时候，可以加入抗氧剂和螯合物延缓氧化。

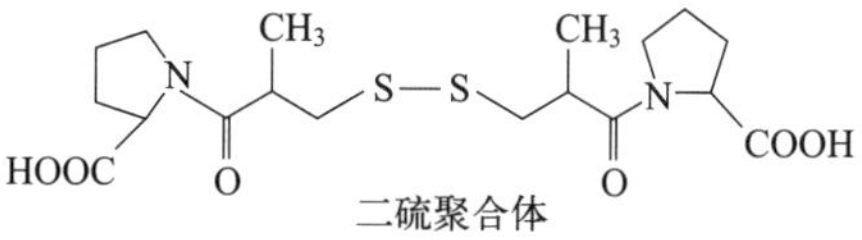

二硫聚合体

本品含有巯基，能使碘试液脱色，可与亚硝酸作用生成亚硝酰硫醇酯，显红色。

卡托普利的合成可通过硫代乙酸与甲基丙烯酸加成，氯代，在碱性条件下与脯氨酸缩合，再与二环己胺成盐，最后脱除乙酰基得到产物。

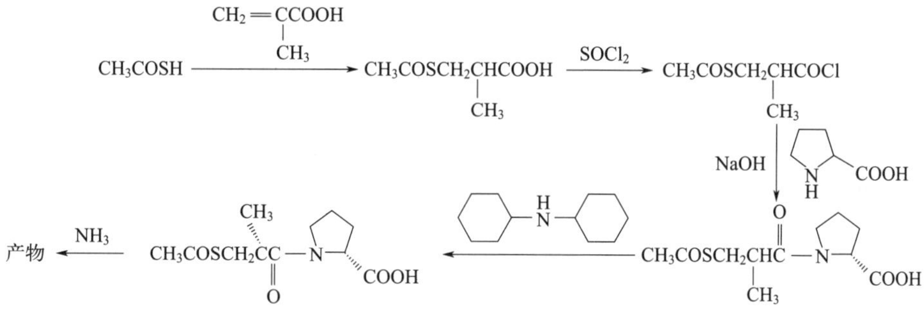

本品可用于治疗各种类型的高血压。

（二）血管紧张素Ⅱ受体拮抗剂

血管紧张素Ⅱ受体拮抗剂主要通过选择性阻断血管紧张素Ⅱ与血管紧张素Ⅱ受体的结合而发挥抗高血压作用，如替米沙坦（telmisartan）、氯沙坦（losartan）等。

替米沙坦是新型强效降压药，降压效果与依那普利等类似，降压过程则较平缓、持久、安全，而且不会出现 ACEI 制剂经常出现的干咳等副作用。

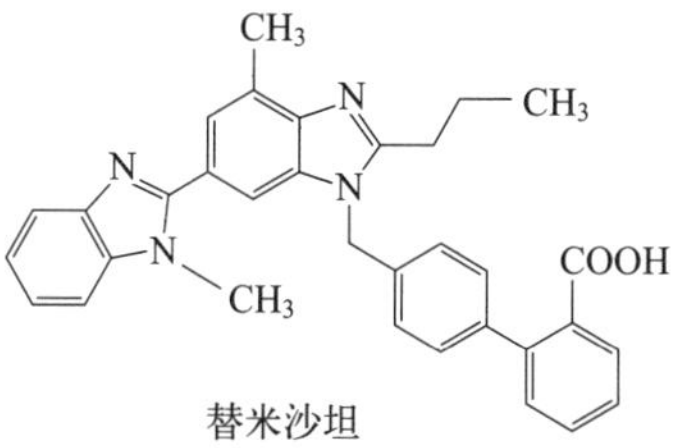

替米沙坦 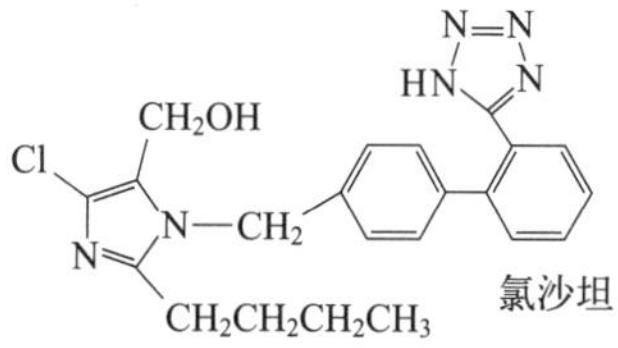　　　　　氯沙坦

三、血管平滑肌扩张药

这类药物直接作用于血管平滑肌，扩张血管，使血压下降。常用的药物有肼屈嗪（hydralazine）、双肼屈嗪（dihydralazine）、米诺地尔（minoxidil）。其中米诺地尔的降压作用强而持久。这类药物常与β受体阻滞剂合用，增强降压效果，减少副作用。

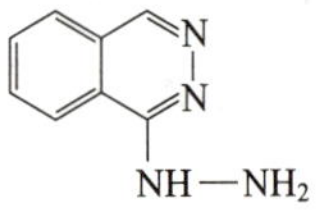

肼屈嗪 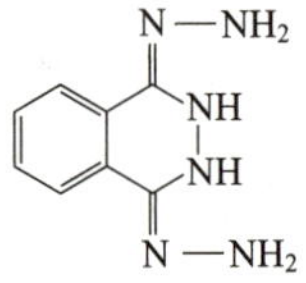　　　　　双肼屈嗪 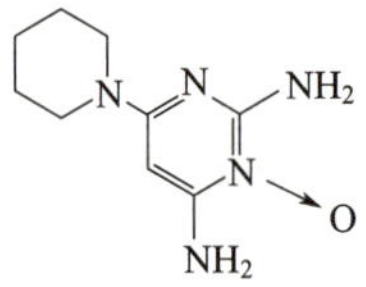　　　　　米诺地尔

四、利尿药

利尿药（diuretics）是一类促进体内电解质和水分排出而使尿量增加的药物，此类药物在临床上不仅治疗水肿和腹水，也可以治疗非水肿性疾病如高血压等，因为利尿药作用于肾脏，直接抑制肾小管对水、钠的重吸收，可以通过降低血容量来调节血压。按照效能分为高效、中效和低效利尿药。

（一）高效利尿药

代表药物有呋塞米（furosemide），用于治疗心脏性水肿、肾性水肿、肝硬化腹水、机能障碍或血管障碍引起的周围性水肿，利尿作用迅速、强大。

（二）中效利尿药

代表药物有氢氯噻嗪（hydrochlorothiazide）。服用方便、安全、价廉，临床上用于多种类型的水肿及高血压的治疗；还有抗利尿作用，可用于治疗尿崩症。

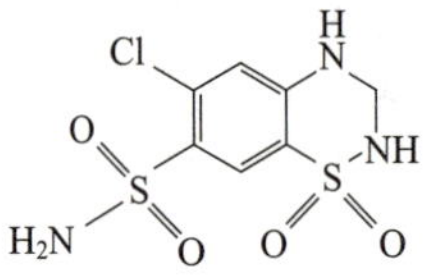

氢氯噻嗪 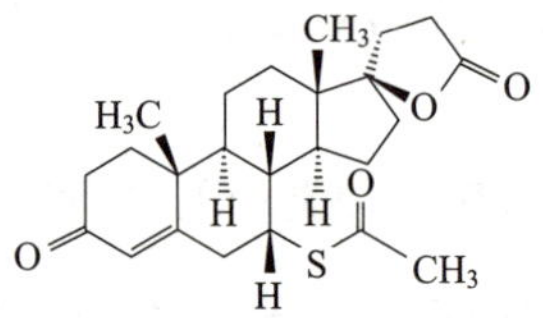　　　　　螺内酯

（三）低效利尿药

代表药物有螺内酯（spironolactone）。螺内酯利尿作用不强，但缓慢持久。一般用于醛固醇增多的顽固性水肿，属于保钾利尿药，常与氢氯噻嗪合用，增加疗效。

呋塞米　Furosemide

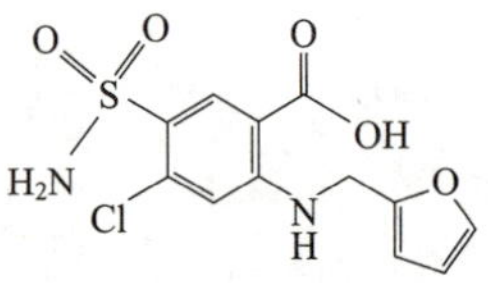

化学名为 2-[(2-呋喃甲基)氨基]-5-(氨磺酰基)-4-氯苯甲酸。又名速尿、利尿磺酸。

本品为白色或类白色的结晶性粉末，无臭。在丙酮中溶解，在乙醇中略溶，在水中不溶。

本品是一个多取代的苯甲酸类化合物，酸性较强，pK_a 为 3.9。

本品加氢氧化钠试液溶解后，加硫酸铜试液，即生成绿色沉淀。

本品的乙醇溶液，加对二甲氨基苯甲醛试液，即显绿色，渐变深红色。

本品是强效利尿药，但作用时间短，临床上用于治疗心源性水肿、肾性水肿、肺水肿、肝硬化腹水，具有温和降压作用。还可用于预防急性肾衰竭和药物中毒时加速药物排泄。由于水、电解质丢失明显等原因，故不宜常规使用。静脉给药可治疗肺水肿和脑水肿。

案例分析

有位患者系肝硬化腹水，需要静脉滴注呋塞米注射液，能用 25% 葡萄糖溶液稀释吗？

提示：不能。呋塞米注射液为钠盐，是碱性溶液，若用 25% 葡萄糖溶液稀释，则因 pH 改变析出呋塞米沉淀。

素质培养：培养学生树立科学合理使用药物的理念和科学严谨的工作作风。

第四节 抗心律失常药物

抗心律失常药物

抗心律失常药（antiarrhythmics）是一类用于治疗心脏节律紊乱的药物。

心律失常是心脏跳动时，心房心室冲动传导发生紊乱或传导障碍，使心脏跳动的频率和（或）节律异常，引起泵血功能障碍的心脏疾病。按临床表现分为心动过速型、心动过缓型和传导阻滞型。心动过缓型和传导阻滞型可使用阿托品或异丙肾上腺素进行治疗。本节主要介绍心动过速型的治疗药物。

临床上主要使用的抗心律失常药物有钠通道阻滞剂、钾通道阻滞剂（延长动作电位时程药物）、β受体阻滞剂、钙通道阻滞剂。

一、钠通道阻滞剂

钠通道分布于心肌细胞膜上，受到刺激后开放，Na^+ 快速内流，导致膜电位迅速升高，即去极化。钠通道阻滞剂主要是抑制 Na^+ 的内流，抑制心脏细胞动作电位振幅及超射幅度，减慢脉冲传导，延长有效不应期，对心律失常有良好的治疗作用。根据作用强度的差异，钠通道阻滞剂又分为Ⅰa、Ⅰb、Ⅰc三个亚类。

（一）Ⅰa类

Ⅰa类药物有适度的钠离子通道阻滞能力，同时还可以抑制钾离子通道，为广谱抗心律失常药。常用药物包括奎尼丁（quinidine）、普鲁卡因胺（procainamide）、丙吡胺（disopyramide）等。奎尼丁是最早发现并用于临床的，是金鸡纳树皮中的生物碱之一，主要用于防治室上性心动过速的反复发作。

奎尼丁　　　　　　　　丙吡胺

在研究局部麻醉药盐酸普鲁卡因的化学稳定性时发现，应用生物电子等排原理将酯结构改为酰胺而制得的普鲁卡因胺局麻作用弱，但是性质稳定，不易水解，而且有较好的抗心律失常作用。普鲁卡因胺的抗心律失常的作用与奎尼丁相似，但更为安全，可口服和注射给药。

盐酸普鲁卡因胺　Procainamide Hydrochloride

化学名为 N-[2-(二乙氨基)乙基]-4-氨基苯甲酰胺盐酸盐，又名盐酸奴佛卡因胺。

本品为白色至淡黄色结晶性粉末；无臭，有引湿性。易溶于水，溶于乙醇，微溶于氯仿。

本品在强酸性溶液中或长期放置在潮湿空气中可被水解，但其稳定性比普鲁卡因好，可制成片剂。

本品分子结构中有芳伯氨基，具有重氮化偶合反应。

本品分子中的芳酰胺与过氧化氢反应，生成异羟肟酸，再经三氯化铁作用生成异羟肟酸铁而显紫红色。

本品主要用于室性心律失常，如室性早搏、阵发性室性心动过速的治疗。常与奎尼丁交替使用。常见剂型有片剂和注射剂。

（二）Ｉb类

这类药物通过轻度而迅速地阻滞钠通道，缩短复极化，提高颤动阈值而发挥抗心律失常的作用，属于窄谱抗心律失常药，只能用于室性心律失常，常用药物包括利多卡因（lidocaine）、美西律（mexiletine）、妥卡尼（tocainide）等。利多卡因是局麻药，可用于各种室性心律失常；美西律以醚键代替了利多卡因的酰胺键，适用于各种原因引起的室性心律失常，特别是适用于急性心肌梗死和洋地黄引起的心律失常，稳定性更好。妥卡尼用于治疗室性早搏，口服有效。

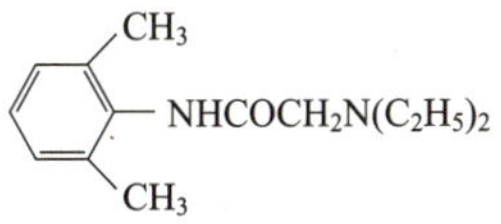

利多卡因 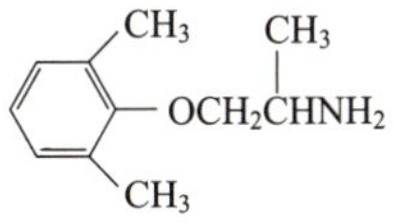　　　　　　　　美西律 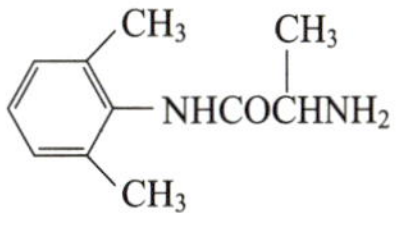　　　　　　　　妥卡尼

（三）Ic类

Ic类药物具有强大的钠通道抑制能力，对心肌的自律性和传导性有强抑制作用，能够明显延长有效不应期，对冲动形成、传导异常和早搏也有作用，属于广谱抗心律失常药。抗心律失常代表药物中，氟卡尼（flecainide）作用最强；普罗帕酮（propafenone）主要用于治疗室性和室上性心动过速、室性和室上性异位搏动，还有一定的β阻滞活性和钙拮抗活性，具有良好的疗效和耐受性；恩卡尼（encainide）适用于连续性的心动过速。后两者适用于危及生命的室性心动过速患者。

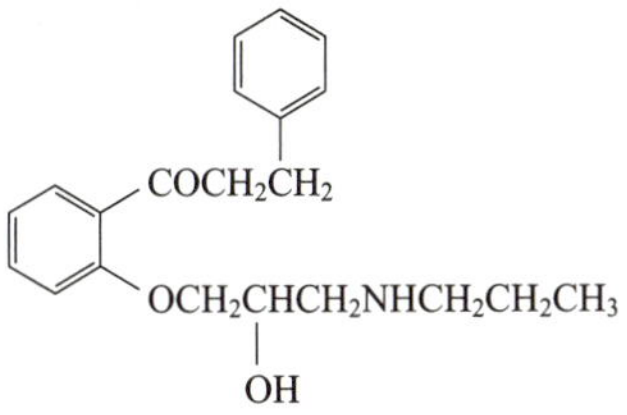

普罗帕酮 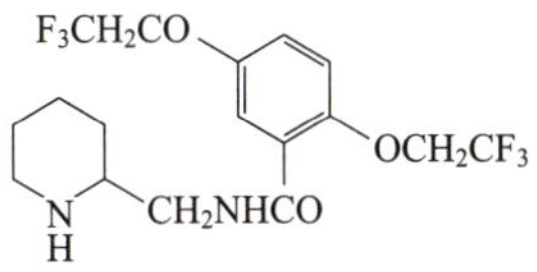　　　　　　　　氟卡尼 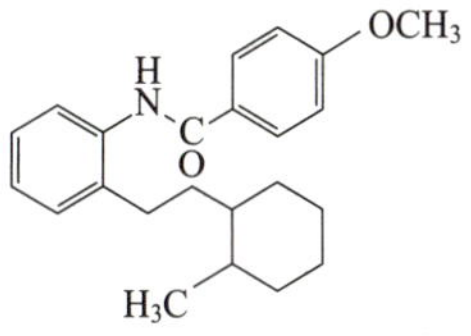　　　　　　　　恩卡尼

二、钾通道阻滞剂

钾通道阻滞剂（potassium channels blockers）又称为延长动作电位时程药，作用于心肌细胞的电压敏感性钾通道，使K^+外流速率减慢，选择性地延长动作电位时程，具有抗心律失常作用。常见的药物有胺碘酮（amiodarone）、索他洛尔（sotalol）和N-乙酰普鲁卡因胺（N-acetyl procainamide）。

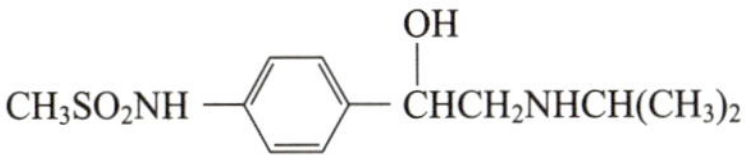

索他洛尔 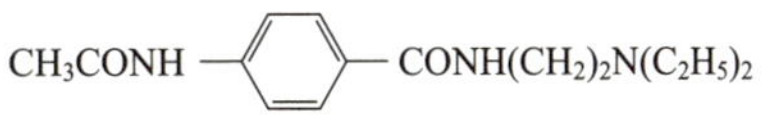　　　　　　　　N-乙酰普鲁卡因胺

盐酸胺碘酮　Amiodarone Hydrochloride

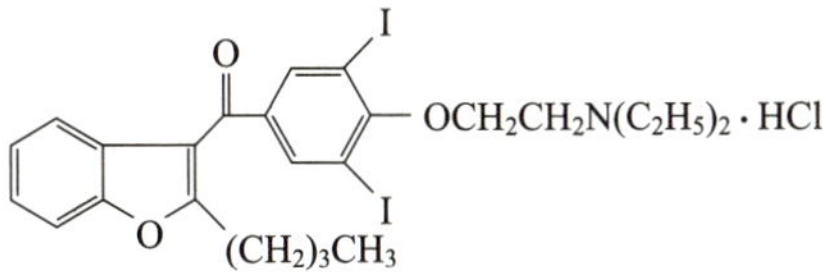

化学名为(2-丁基-3-苯并呋喃基)[4-[2-(二乙氨基)乙氧基]-3,5-二碘苯基]甲酮盐酸盐，

又名乙胺碘呋酮、胺碘达隆。

本品为白色至微黄色结晶性粉末，无臭。易溶于三氯甲烷，在乙醇中溶解，微溶于丙酮，几乎不溶于水。

本品分子中有羰基结构，与2,4-二硝基苯肼反应，生成黄色沉淀。

本品与硫酸共热，有紫色的碘蒸气产生。

本品是广谱的抗心律失常药物，能阻滞钠、钙及钾通道，还有一定的α受体和β受体拮抗作用，适用于成人或儿童各种原因引起的室上性和室性心律失常。长期口服能防止室性心动过速和心室颤动的复发，疗效持久。

三、钙通道阻滞剂

许多钙通道阻滞剂具有抗心律失常作用，主要是通过抑制钙的动作电位与减慢房室结的传导速度来发挥作用的。临床上常用的有维拉帕米、地尔硫䓬等药物。

四、β受体阻滞剂

β受体阻滞剂能使心率减慢，减弱心肌的收缩力，延缓心房和房室结的传导，临床上除了具有抗心绞痛的作用外，还是抗心律失常的重要药物，用于交感神经兴奋所致的各种心律失常。常用药物有普萘洛尔、阿替洛尔等。

本章小结

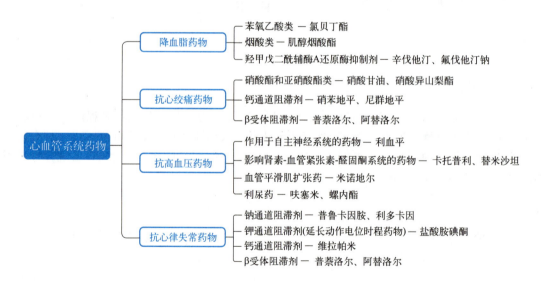

目标检测

一、单选题

1. 辛伐他汀主要用于治疗（　　）。
A. 高甘油三酯血症　　B. 高胆固醇血症　　C. 高磷血症
D. 心绞痛　　E. 心律失常

2. 氯贝丁酯又称（　　）。

A. 普鲁脂芬　　B. 苯酰降酯丙酯　　C. 安妥明　　D. 舒降酯　　E. 辛伐他汀

3. 下列叙述中哪条与氯贝丁酯不符（　　）？

A. 为无色或黄色油状液体　　　　B. 有特殊的臭味

C. 光照后颜色加深　　　　　　　D. 为倍半萜内酯衍生物

4. 非诺贝特为（　　）。

A. 降血脂药　　　　B. 抗心绞痛药　　　　C. 抗高血压药

D. 抗心律失常药　　E. 强心药

5. 下列关于硝酸异山梨酯的叙述错误的是（　　）。

A. 又名消心痛

B. 在光作用下可被氧化变色需遮光保存

C. 遇强热或撞击会发生爆炸

D. 在酸碱溶液中易水解

6. 下列关于卡托普利的叙述错误的是（　　）。

A. 又名巯甲丙脯酸　　　B. 有类似蒜的特臭　　　C. 具氧化性

D. 能与亚硝酸作用生成亚硝酰硫醇酯显红色

7. 下列关于利血平的叙述错误的是（　　）。

A. 又名蛇根碱　　　　　　　　　　B. 光和氧作用下被氧化

C. 在酸性条件下比在碱性条件下更易水解　　D. 在光、热的影响下发生差向异构化

E. 为抗高血压药

8. 下列关于盐酸胺碘酮的叙述错误的是（　　）。

A. 又名乙胺碘呋酮

B. 可与2,4-二硝基苯肼作用生成黄色沉淀

C. 与硫酸共热可分解产生氯气

D. 为抗心律失常药

9. 利血平的水溶液在碱催化下可使两个酯链断裂水解生成（　　）。

A. 3,4-二去氢利血平　　B. 3,4,5,6-四去氢利血平　　C. 利血平酸

D. 3-异利血平　　　　　E. 以上都不是

10. 硝苯地平的性质与下列哪条不符（　　）？

A. 为黄色结晶性粉末　　B. 几乎不溶于水　　C. 遇光不稳定

D. 与氢氧化钠溶液显橙红色　　E. 强热或撞击会发生爆炸

二、多选题

1. 下列哪些与氯贝丁酯相符（　　）？

A. 为无色或黄色的油状液体

B. 遇羟胺及氢氧化钾生成异羟肟酸钾，经酸化后再与三氯化铁作用生成异羟肟酸铁，呈紫色

C. 遇光色渐变深

D. 抑制胆固醇和甘油三酯的合成

2. 属于抗高血压药的是（　　）。

A. 卡托普利　　　　B. 利血平　　　　C. 硫酸胍乙啶

D. 盐酸可乐定　　　E. 盐酸胺碘酮

3. 硝酸异山梨酯与下列哪些叙述相符（　　）？

A. 又名心痛定　　　　　　　　　　B. 为钙通道阻滞药
C. 水解生成脱水山梨醇及亚硝酸　　D. 遇强热或撞击会爆炸

4. 利血平可被氧化生成的产物是（　　）。

A. 3,4-二去氢利血平　　　B. 3,4,5,6-四去氢利血　　C. 黄色聚合物

D. 利血平酸　　　　　　　E. 3-异利血平

5. 需遮光、密封保存的药物是（　　）。

A. 硝酸异山梨酯　　B. 硝苯地平　　C. 尼群地平　　D. 利血平

三、简答题

1. 简述抗高血压药物的分类，卡托普利是如何起到降压作用的？
2. 抗心绞痛药物的作用机制是什么？现有抗心绞痛药物主要有哪些类型？
3. 硝苯地平为何在生产、使用及贮存中应注意遮光？

第四章 抗生素

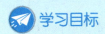 学习目标

[知识目标]
1. 掌握抗生素类药物的分类、结构特点及化学结构与稳定性和毒副作用之间的关系。
2. 掌握β-内酰胺类、大环内酯类、氨基糖苷类抗生素等药物的化学结构、理化性质。
3. 熟悉四环素类、氯霉素药物的作用机制。
4. 了解抗生素类药物的最新研究进展。

[能力目标]
1. 学会应用典型药物的理化性质解决该类药物的鉴别、贮存保管及临床应用问题。
2. 学会鉴别药物的基本操作。

[素质目标]
1. 培养学生理论联系实际、科学合理的逻辑思维能力。
2. 培养学生人类健康至上、药品质量第一的理念和职业道德。
3. 帮助学生建立合理用药理念。

抗生素是一类由微生物（包括真菌、细菌尤其放线菌）次级代谢，或高等动植物生长代谢产生的，能干扰其他细胞，尤其是病原体细胞的生长发育，具有生物活性的天然产物。抗生素种类繁多，性质复杂，活性多样。根据化学结构对抗生素进行分类，主要有β-内酰胺类抗生素、氨基糖苷类抗生素、大环内酯类抗生素、四环素类抗生素、氯霉素等。

第一节 β-内酰胺类抗生素

β-内酰胺类抗生素是分子结构中含有β-内酰胺环（β-endoacyl ring）的一类抗生素，具有杀菌活性强、毒性低、适应证广及临床疗效好等优点，是现有抗生素中使用最为广泛的一类，包括青霉素及其衍生物、头孢菌素、非典型β-内酰胺类和β-内酰胺酶抑制剂等。

一、青霉素及其衍生物

（一）青霉素的发现

1928年英国人弗莱明（A. Fleming）在葡萄球菌平板中发现，污染

青霉素的发现史

有青霉菌的周围没有葡萄球菌生长，认为这是由于青霉菌能够分泌一种能杀死或阻止葡萄球菌生长的物质所致，他把这种物质称为青霉素。1940 年，英国的病理学家佛罗理（H. W. Flory）和德国的生物化学家钱恩（E. B. Chain）成功从青霉菌培养液中提取出青霉素，并且被用来救治当时败血症的危重患者。因此，青霉素成了家喻户晓的“救命药物”。

（二）青霉素类抗生素的结构

根据β-内酰胺环连接其他杂环结构的不同，β-内酰胺类抗生素可分为青霉素类（penicillins）、头孢菌素类（cephalosporins）、非典型的β-内酰胺类（atypical β-lactams）和β-内酰胺酶抑制剂（β-lactamase inhibitor）。非典型β-内酰胺类抗生素主要有碳青霉烯类（carbapenems）和单环β-内酰胺类（monocyclic β-lactams），如下图所示。

X=— H或—OCH_3

青霉素类

X=— H或—OCH_3

头孢菌素类

碳青霉烯类

单环β-内酰胺类

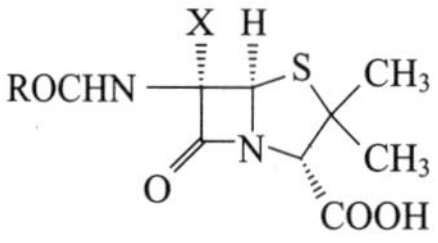

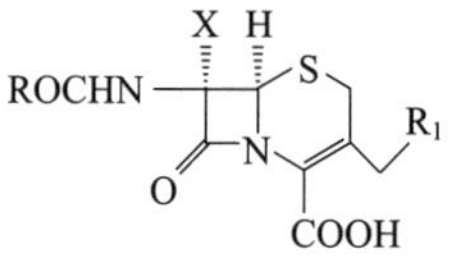

从上述结构可以看出，典型的β-内酰胺类抗生素，其β-内酰胺环通过氮原子和相邻的碳原子与第 2 个五元杂环稠合。其中，β-内酰胺环为平面结构，但两个稠合环不在一个平面上，稠合环上都有一个羧基，与碱成盐后可使化合物的水溶性增加。β-内酰胺环羰基α-碳都有一个酰胺基侧链，通过与不同的取代基（R）相连，改变了分子的抗菌谱、理化性质、抗菌强度及对β-内酰胺酶的作用方式，其构效关系如下所示。

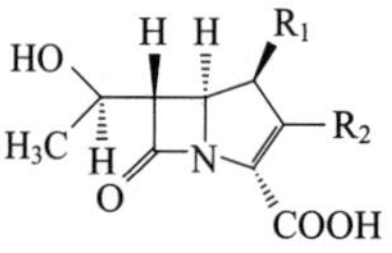

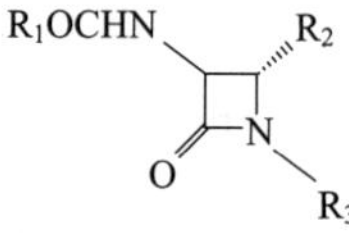

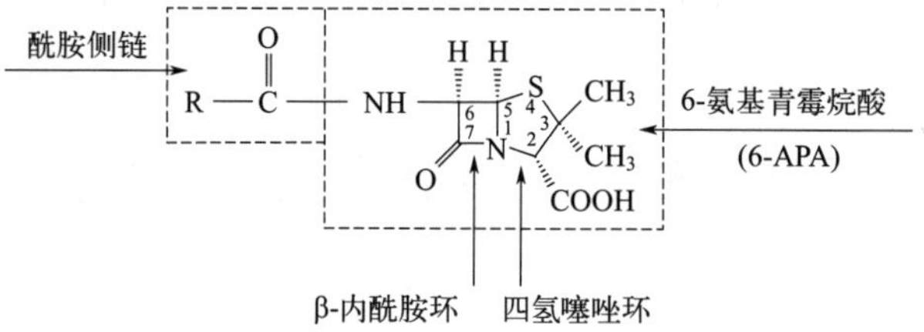

（三）青霉素和半合成青霉素类抗生素

青霉素是青霉属微生物产生的一类结构相似的抗生素。天然青霉素共有 7 种，包括青霉素 G、K、X、V、N、F 及双氢青霉素。其中，青霉素 G 含量最高，活性最强。天然青霉素主要作用于革兰氏阳性（G^+）杆菌、革兰氏阴性（G^-）球菌、螺旋体等细菌的繁殖期，对酸、酶（β-内酰胺酶）不稳定，抗菌谱窄。不良反应主要有过敏反应、局部刺激等。

为克服青霉素 G 抗菌谱窄、不耐酸、不能口服、易被酶破坏等缺点，在天然青霉素母核 6-APA 基础上，用化学合成法连接不同的侧链，从而制备获得多种半合成青霉素，使本类药品具有了广谱、耐酸、耐酶、抗铜绿假单胞菌及抗 G⁻ 菌等特点。主要有四类,如表 4-1 所示。

表 4-1 半合成青霉素分类、结构及作用特点

种类	名称	结构	作用特点
耐酸青霉素	青霉素 V penicillin V	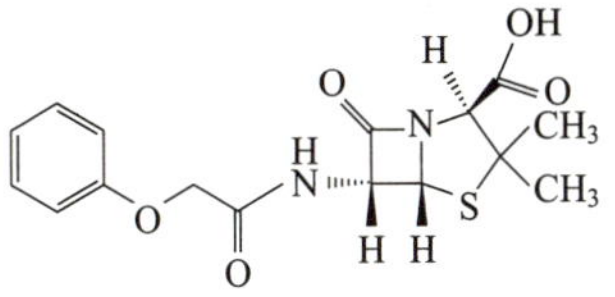 (结构式)	耐酸,不耐酶,活性不如青霉素 G 强
耐酶青霉素	双氯西林 dicloxacillin	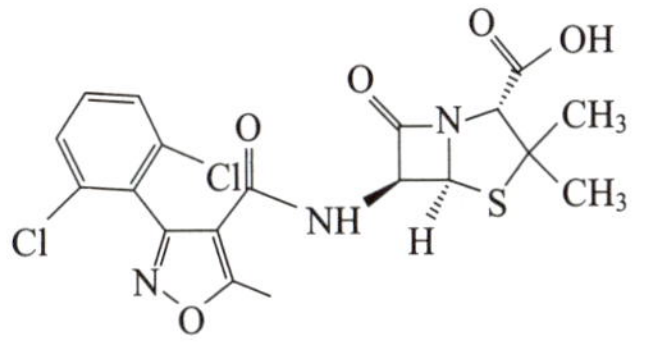 (结构式)	耐酶、耐酸,活性不如青霉素 G 强
广谱青霉素	阿莫西林 amoxicillin	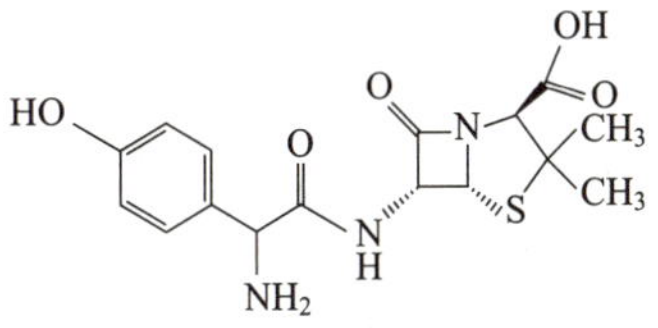 (结构式)	耐酸,活性与青霉素 G 相当
广谱青霉素	羧苄西林 carbenicillin	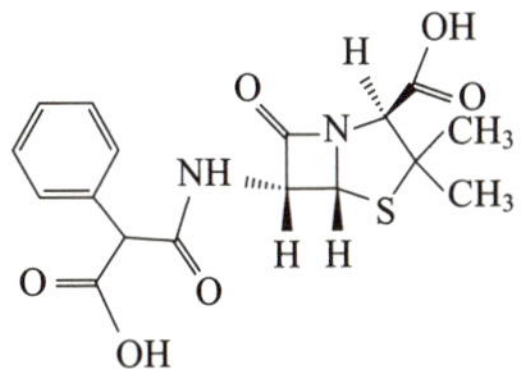 (结构式)	抗铜绿假单胞菌、革兰氏阴性菌强,不耐酶、不耐酸
抗革兰氏阴性菌青霉素	替莫西林 temocillin	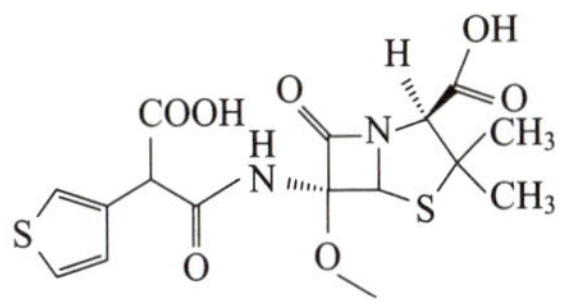 (结构式)	抗革兰氏阴性杆菌

(四)典型药物

青霉素 Benzylpenicillin

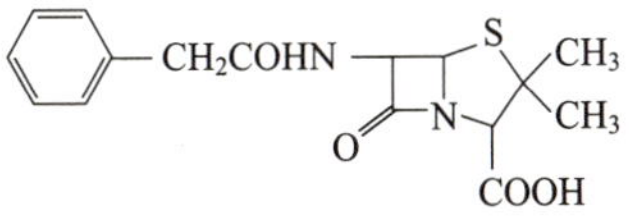

化学名(2S,5R,6R)-3,3-二甲基-6-(2-苯乙酰氨基)-7-氧代-4-硫杂-1-氮杂双环[3.2.0]庚烷-2-甲酸,又名苄青霉素。

本品为白色结晶性粉末,味微苦,微溶于水,乙醇中几乎不溶。为了增加水溶性,可将

第四章 抗生素

本品制成钠（钾）盐，其水溶液在 pH 为 6.0～6.8 时最稳定，遇酸、碱或氧化剂等迅速失效，水溶液在室温放置易失效。

青霉素类抗生素的母核是由 β-内酰胺环和五元的氢化噻唑环骈合而成，两个环不共面，β-内酰胺环的羰基与氮原子上的孤对电子不能形成共轭，易受到亲核或亲电性试剂进攻。在酸、碱或 β-内酰胺酶存在条件下，均易发生 β-内酰胺开环而失去抗菌活性。在碱性或 β-内酰胺酶条件下，β-内酰胺环即开环生成青霉酸，加热生成二氧化碳和青霉噻唑酸。在氯化汞存在下，生成青霉醛和 D-青霉胺（见以下反应式）。

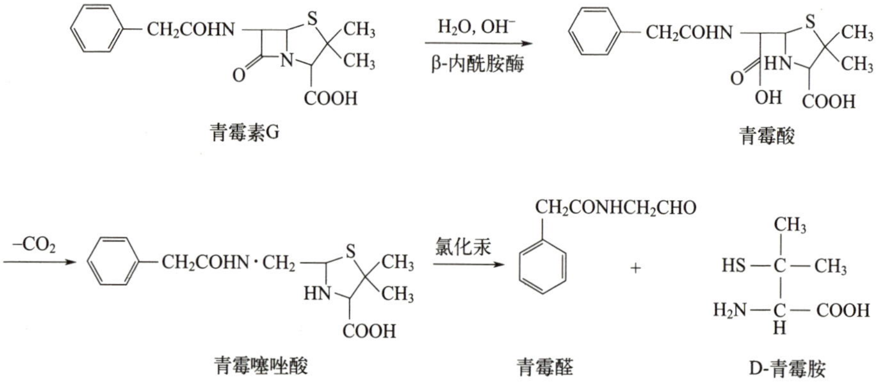

在碱性条件下，青霉素可与羟胺反应，经内酰胺环破裂生成 α-青霉噻唑羟胺酸。在酸性条件下，可与高铁离子生成酒红色配合物。

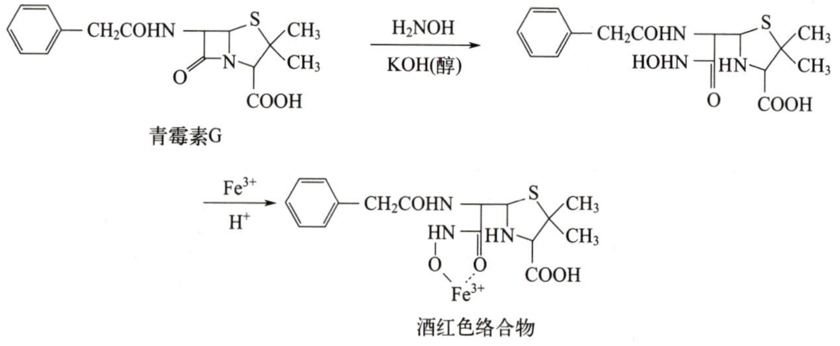

在酸性条件下，pH 为 2 时青霉素降解为青霉酸和青霉醛酸，青霉醛酸进一步降解为青霉醛；pH 为 4 时，青霉素先重排为青霉二酸，再进一步降解为青霉醛和 D-青霉胺。在青霉素酰化酶催化下，青霉素可水解为 6-APA 和苯乙酸。

二、头孢菌素类

（一）药物简介

头孢菌素类抗生素是由头孢菌属真菌产生的一类抗生素，与青霉素类药物在化学结构、理化特性、生物活性、作用机制和临床应用方面相似。用化学合成的方法在头孢菌素母核〔7-氨基头孢烷酸（7-ACA）〕基础上，连接不同侧链合成的半合成药物在抗菌谱、对 β-内酰胺酶稳定性、肾毒性以及是否能透过血脑屏障等方面有了改善，其分类及特点如表 4-2 所示。

表 4-2　半合成头孢菌素药物特点

分类	抗菌谱				酶稳定性	肾毒性	血脑屏障透过性
	革兰氏阳性菌	革兰氏阴性菌	铜绿假单胞菌	MRSA			
第一代	+++	+	−	−	+	++	不易透过
第二代	++	++	−	−	+	+	头孢呋辛
第三代	+	+++	++	−	++	±	头孢曲松 头孢他啶
第四代	++	+++	++	−	+++	±	头孢吡肟
第五代	+++	+++	−	+++	+++	−	

（二）药物的构效关系

以头孢菌素构效关系的研究结果为主要参考，结合头孢菌素现有药物的作用及耐药机制进行结构修饰，其构效关系如下图所示。

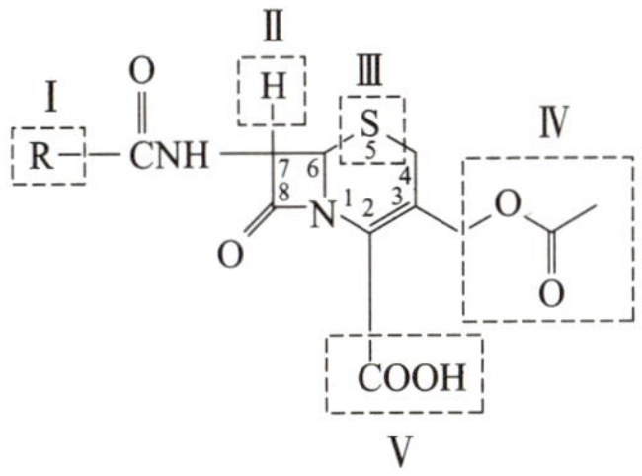

部位 I 为 7-酰胺基部分，为抗菌谱的决定性基团。
部位 II 为 7α 氢原子，对 β-内酰胺酶的稳定性有影响。
部位 III 为氢化噻嗪环上的 S 原子部分，对抗菌效力有影响。
部位 IV 为 7-ACA 的 3 位取代基部分，对抗菌效力和药代动力学的性质有影响。
部位 V 为 7-ACA 的 2 位取代基部分，是决定药物给药途径的主要基团。

（三）结构改造

以来源于头孢菌素 C 的 7-氨基头孢烷酸（7-ACA）和来源于青霉素扩环的 7-氨基去乙酰氧基头孢烷酸（7-ADCA）为原料，在其 7 位或 3 位上连接不同的取代基生成半合成头孢菌素，结构改造过程如下所示。

C7 位修饰：该位置直接引入青霉素的侧链，提高了头孢菌素的抑菌活性以及对 β-内酰胺酶的稳定性，但抗菌谱窄，对 G^+ 菌有效，典型代表药物是头孢氨苄（cefalexin）。引入亲酯性基团，如苯环、噻吩、含氮杂环等，同时在 3 位引入杂环，可扩大抗菌谱，增强抗菌活性，如头孢噻吩（cefalotin）。

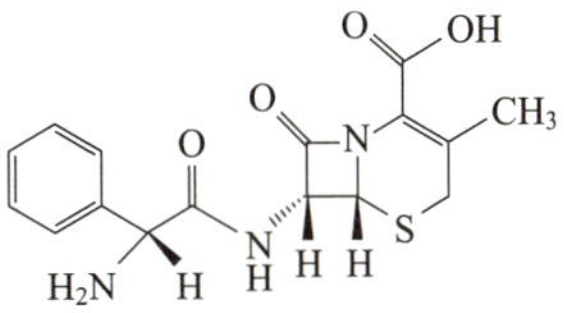

头孢氨苄 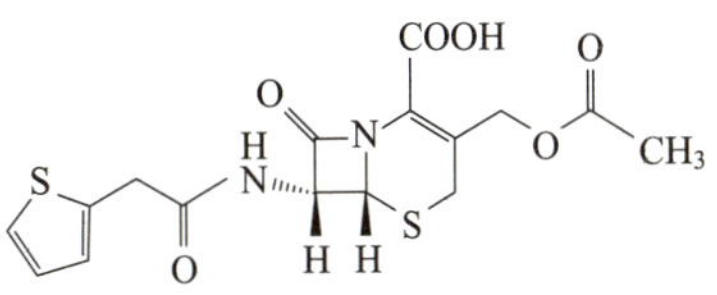　　　　　　　　　头孢噻吩

C2 位修饰：R1 所在的羧基是决定药物给药途径的主要基团，将其制成钠盐，可注射给药，临床主要用于中重度急性感染；利用前药原理将羧基制成酯，在体内释放出有活性的原药，代表药物为头孢呋辛酯（cefuroxime axetil）。

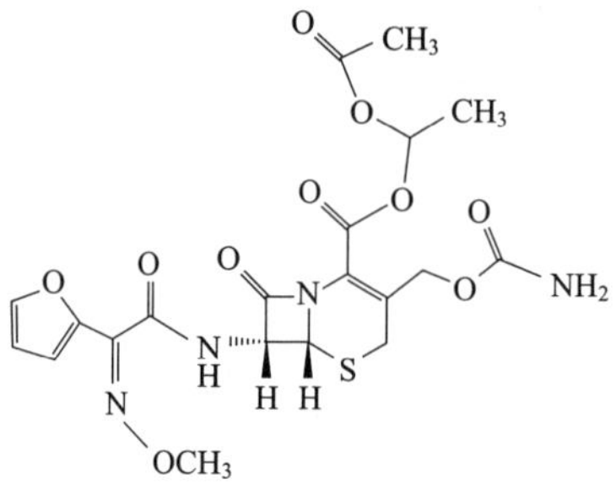

头孢呋辛酯

C3 位修饰：将该位置进行含硫、氮等杂原子取代基的改造，可提高化合物的抗菌活性。其中，C3 位含甲硫四氮唑（或者甲基）的品种有头孢匹胺（cefpiramide）等。其次，季氨基团的引入可提高头孢菌素的抗菌谱和抗菌活性，尤其抗铜绿假单胞菌和肠道细菌的活性，如头孢匹罗（cefpirome）等。最后，C3 位引入烯基、共轭烯基合成头孢克肟（cefixime）等。此外，头孢曲松（ceftriaxone）等的合成，可改善药物的动力学性质，使头孢菌素可穿透血脑屏障，而 C2、C3 位间的双键消除则失去抗菌活性。

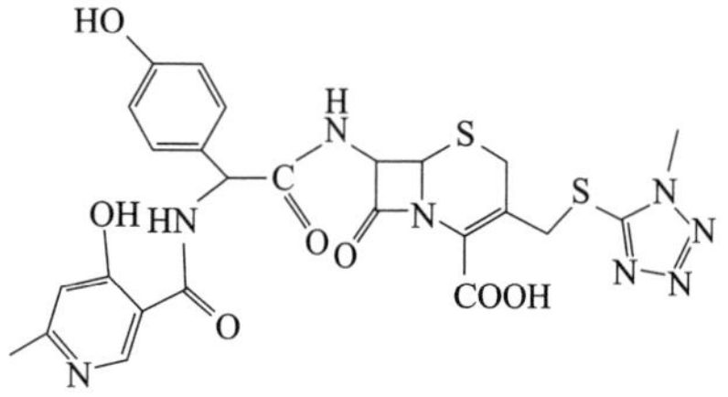

头孢匹胺 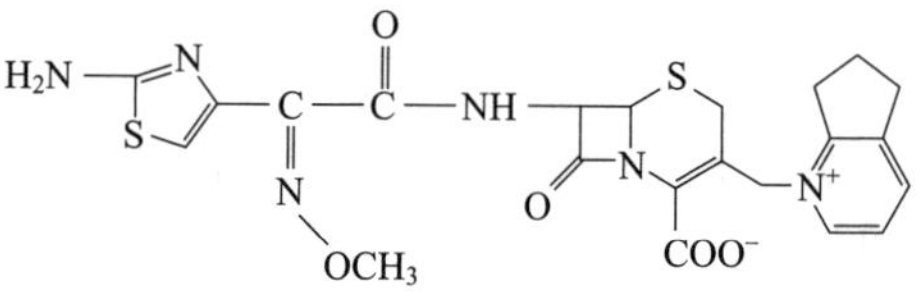　　　　　　头孢匹罗

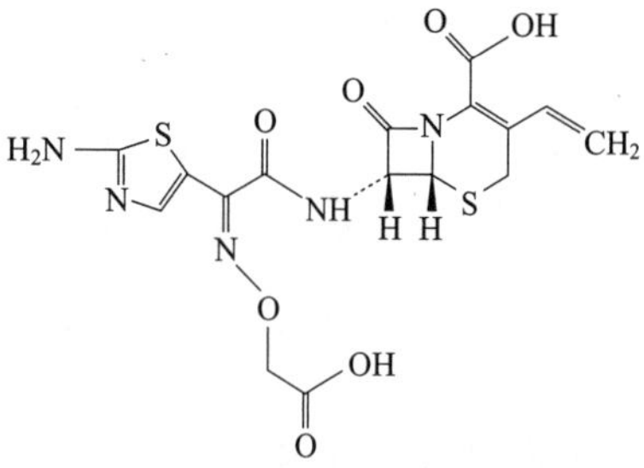

头孢克肟 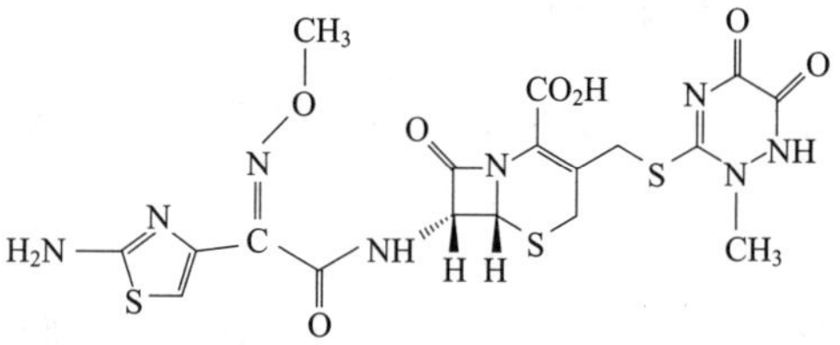　　　　　　头孢曲松

（四）典型药物

头孢氨苄　Cefalexin

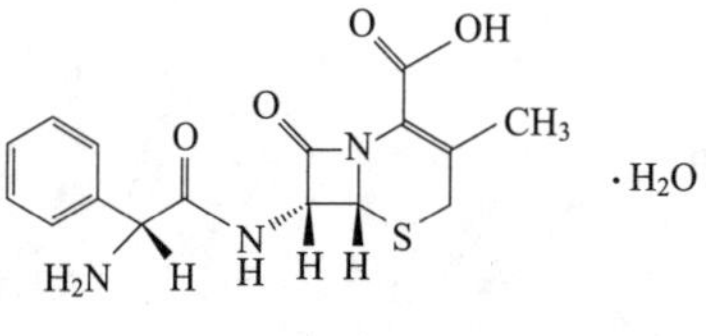

化学名为(6R,7R)-3-甲基-7-[(R)-2-氨基-2-苯乙酰氨基]-8-氧代-5-硫杂-1-氮杂双环[4.2.0]辛-2-烯-2-甲酸一水合物。

本品为白色至微黄色结晶性粉末；微臭。微溶于水中，不溶于乙醇或乙醚。水溶液的比旋光度为+149°～+158°。

本品干燥时稳定，遇热、强碱、强酸和紫外线均使本品分解。本品的水溶液在pH8.5以下较稳定，在pH9以上则迅速破坏分解。

本品具有α-氨基结构，遇茚三酮显紫色。本品含有—CONH—的结构，能发生双缩脲反应，遇碱性酒石酸铜显紫色。本品与含硝酸的硫酸溶液混合可被氧化而显黄色。本品在高温和高湿的条件下易生成高聚物，从而引起过敏反应。

三、β-内酰胺酶抑制剂

该类药物对耐药菌产生的β-内酰胺酶有很强的抑制作用，其本身也具有抗菌活性，可以与β-内酰胺类抗生素合用增强抗菌活性。迄今为止，临床使用的β-内酰胺酶抑制剂主要有舒巴坦钠（sulbactam sodium）和克拉维酸钾（clavulanate potassium）等。

舒巴坦钠　Sulbactam Sodium

化学名为(2S,5R)-3,3-二甲基-7-氧代-4-硫杂-1-氮杂双环[3.2.0]庚烷-2-羧酸钠-4,4-二氧化物，又称为青霉烷砜。

本品为白色或类白色结晶性粉末，微有特臭。本品在水中易溶，在甲醇中略溶，乙醇中极微溶解，在丙酮或乙酸乙酯中几乎不溶。比旋光度为+223°～+237°。本品显钠盐的鉴别反应。

本品为不可逆β-内酰胺酶抑制剂，对G^+、G^-菌都有抑制作用，与青霉素和头孢菌素类抗生素合用可显著提高抗菌活性。利用前药原理，可将舒巴坦与氨苄西林以亚甲基结合，生成舒他西林（sultamicillin），对酸稳定。

克拉维酸钾　Clavulanate Potassium

本品为(Z)-(2S,5R)-3-(2-羟亚乙基)-7-氧代-4-氧杂-1-氮杂双环[3.2.0]庚烷-2-羧酸钾。

本品为白色至微黄色结晶性粉末，微臭，极易引湿。在水中极易溶解，在甲醇中易溶，在乙醇中微溶，在乙醚中不溶。比旋光度为+55°～+60°。

克拉维酸又名棒酸，为不可逆的β-内酰胺酶抑制剂，可与β-内酰胺酶牢固结合后使酶失活，对G^+、G^-菌都有较强的抑制作用。单独使用无效，当与不耐酶的氨苄青霉素、羟氨苄青霉素等合用时具有协同抗菌活性。

四、非典型 β-内酰胺类

单环 β-内酰胺类抗生素又称单环菌素，该类抗生素虽然有 β-内酰胺环，但是没有青霉素类或者头孢菌素类抗生素的典型结构，故又称非典型 β-内酰胺类抗生素，主要药物有氨曲南和亚胺培南。特点是抗菌谱窄、抗菌活性差，但对酸、碱都稳定。

氨曲南（aztreonam）是第一个全合成的单环 β-内酰胺类抗生素，也是第一个用于临床的非典型单环 β-内酰胺类抗生素，具有耐酶、低毒、与青霉素无交叉过敏等优点。

氨曲南　　　　　　亚胺培南

亚胺培南（imipenem）是硫霉素的结构改造物，抗菌活性强于硫霉素，稳定性好，对 β-内酰胺酶也有较强的抑制作用。单独使用易降解失效，需与脱氢肽酶抑制剂西司他丁（cilastatin）等量配比成复方注射剂——泰能（tienam）合用。

> **课堂讨论**
>
> 有人说进口的青霉素比较纯，不要做皮试，你认为呢？
>
> 提示：引起青霉素过敏的过敏原有外源性和内源性两种。进口比较纯的青霉素能够最大限度地保证减少外源性过敏原，但是却不能降低内源性过敏原。所以仍需要皮试。
>
> 素质培养：帮助学生认识药物过敏现象的原因，要坚守药品质量第一的原则，利用课堂所学理论知识，联系生活实际，进行科学合理的判断。

第二节　大环内酯类抗生素

大环内酯类抗生素是由链霉菌产生的一类分子结构中含有 14～16 元大环内酯母核的弱碱性抗生素。常见的药物有红霉素（erythromycin）、罗红霉素（roxithromycin）、克拉霉素（clarithromycin）、阿奇霉素（azithromycin）等。该类抗生素对 G^+ 球菌和某些 G^- 杆菌、支原体等有较强的作用，同类药物之间有交叉耐药性，与其他类别抗生素无交叉耐药性。

一、十四元环抗生素

（一）红霉素

红霉素是从红色糖多孢链霉菌的发酵液中提取分离，红霉素 A 为主要

大环内酯类抗生素

的抗菌活性物质，其结构中含有一个十四元内酯环，其中偶数碳原子上共有 6 个甲基，C9 位有一个羰基，C3、C5、C6、C11、C12 位共有五个羟基，内酯环 C3 位通过氧原子与红霉糖连接，内酯环 C5 位通过氧原子与氨基去氧糖连接。

红霉素 Erythromycin

化学名为 3-[[2,6-二脱氧-3-C-甲基-3-O-甲基-α-L-吡喃糖基)氧]-13-乙基-6,11,12-三羟基-2,4,6,8,10,12-六甲基-5-[3,4,6-三脱-3-(二甲胺基)-β-D-吡喃木糖基]氧]-1-氧杂环十四烷酸-1,9-二酯。

本品为白色或类白色结晶或粉末，无臭、味苦，微有引湿性，易溶于甲醇、乙醇或丙酮，极微溶于水。在乙醇溶液（20mg/ml）中比旋光度为 $-71°\sim-78°$。

本品在干燥状态下稳定，中性 pH 水溶液中稳定，过酸、过碱或遇热，内酯环和糖苷键均可水解。

本品与硫酸作用显红棕色。在丙酮溶液中遇盐酸先显橙黄色，渐变为紫红色，再加氯仿震荡，氯仿层显蓝色。

（二）红霉素衍生物

由于红霉素抗菌谱窄、口服吸收差、胃肠道反应大，对酸极不稳定等特点，对其进行结构改造获得了一系列优化后的衍生物，如下所述。

C5 位改造：将红霉素 C5 位氨基糖苷的 2 位羟基与琥珀酸成酯，合成琥乙红霉素（erythromycin ethylsuccinate）。该衍生物苦味消失，耐酸，口服利用度提高。

琥乙红霉素　　　　　　克拉霉素

C6 位改造：将红霉素 C6 位羟基甲基化，阻止 6 位，9 位形成半缩醛，合成了克拉霉素（clarithromycin）。该衍生物抗菌活性提高，耐酸，口服后血药浓度持久，半衰期延长，毒性降低。

C8 位改造：将 C8 位氢用氟代替，降低了 C9 位羰基活性，阻止 8 位，9 位脱水后合成氟红霉素（flurithromycin），该衍生物对酸稳定，半衰期长，不良反应小。

氟红霉素　　　　　　　　　罗红霉素

C9 位改造：将红霉素 C9 位羰基转化为肟，并将侧链醚化，合成罗红霉素（roxithromycin）。该衍生物对酸稳定、口服吸收快，组织分布广，不良反应少。

> **课堂讨论**
>
> 　　改造红霉素结构中的 C6 羟基、C8 氢、C9 羰基，分别获得了克拉霉素、氟红霉素和罗红霉素，主要是阻断了在各种条件下药物降解反应的发生，提高了药物的生物利用度。
> 　　素质培养：通过学习药物结构的改造，理解衍生药物的研发原理，科学理性地建立以药物分子结构为核心的结构改造思考方式。

二、十五元环抗生素

阿奇霉素（azithromycin）是将红霉素 C9 位转化为肟后，经贝克曼重排后得到的扩环产物，再经还原、N-甲基化等反应制得，是氮杂内酯类抗生素的第一个药物。相对于红霉素来说，阿奇霉素对革兰阴性菌的抗菌活性有明显的改善，对 β-内酰胺酶产生菌有很强的抑制作用。

阿奇霉素　Azithromycin

化学名为(2R,3S,4R,5R,8R,10R,11R,12S,13S,14R)-13-[(2,6-二脱氧-3-C-甲基-3-O-甲基-α-L-核-己吡喃糖基)氧]-2-乙基-3,4,10-三羟基-3,5,6,8,10,12,14-七甲基-11-[[(3,4,6-三脱氧-3-(二甲氨基)-β-D-木-己吡喃糖基]氧]-1-氧杂-6-氮杂环十五烷-15-酮。

本品为白色或类白色结晶性粉末；无臭；微有引湿性。熔点为 155℃。比旋光度为 $-45°\sim-49°$（20mg/1ml 乙醇水溶液）。在甲醇、丙酮、无水乙醇或稀盐酸中易溶，在乙腈中溶解，在水中几乎不溶。

三、十六元环抗生素

麦迪霉素（midecamycin）由米加链霉菌产生，是由十六元环内酯与碳霉胺糖和碳霉糖缩合而成的碱性苷，主要包括麦迪霉素 A_1、A_2、A_3、A_4，其中 A_1 为主要抗菌成分。

麦迪霉素 Midecamycin

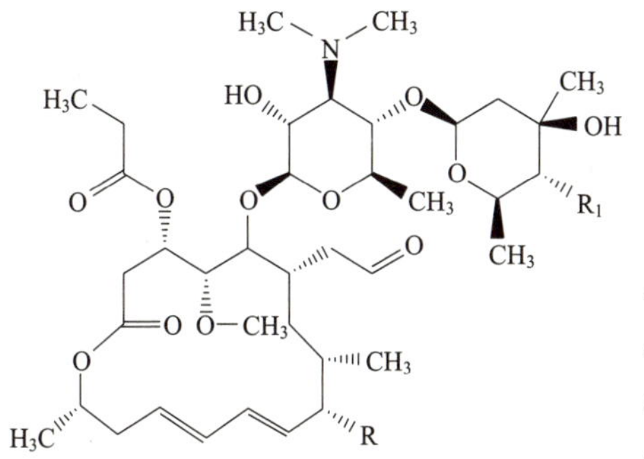

	R	R_1
A_1	—OH	—COC_2H_5
A_2	—OH	—COC_3H_7
A_3	=O	—COC_2H_5
A_4	=O	—COC_2H_5

本品为白色结晶性粉末；无臭，味苦；微溶于水，溶于乙醇、甲醇、氯仿和丙酮。本品性质稳定，其酒石酸盐可配制成静滴注射剂。

第三节　四环素类抗生素

天然四环素是由放线菌产生的一类具有氢化并四苯结构的抗生素（见下图），包括土霉素（oxytetracycline）、金霉素（chlortetracycline），特点是易产生耐药性，在体内维持时间短，影响牙齿、骨骼的生长，易发生二重感染，有肝肾毒性，且疗效不理想，现临床多用半合成四环素类药物替代。半合成四环素主要有多西环素（doxycycline）、米诺环素（minocycline）等，具有可口服、广谱抗菌、性质稳定等特点。

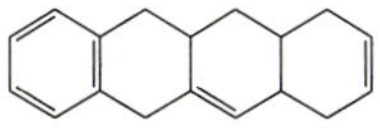

氢化并四苯

一、化学通性

① 该类抗生素均为黄色结晶性粉末，味苦，水中溶解度小。

② 四环素类抗生素的分子结构中 C3、C10、C12 位含有酚羟基或烯醇式羟基，显示弱酸性；C4 位含有二甲氨基，显示弱碱性，属于酸碱两性化合物。

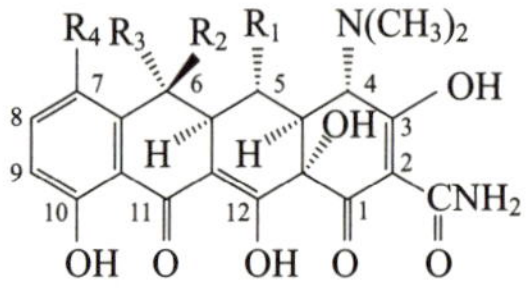

③ 干燥状态下，该类抗生素都比较稳定，见光易变色，在弱酸性溶液中也较稳定，但是在酸、碱溶液中均不稳定。

④ 酸性条件下即 pH＜2 时，C6 羟基与相邻碳上的氢原子发生反式消除反应，生成橙黄色脱水物，活性降低。

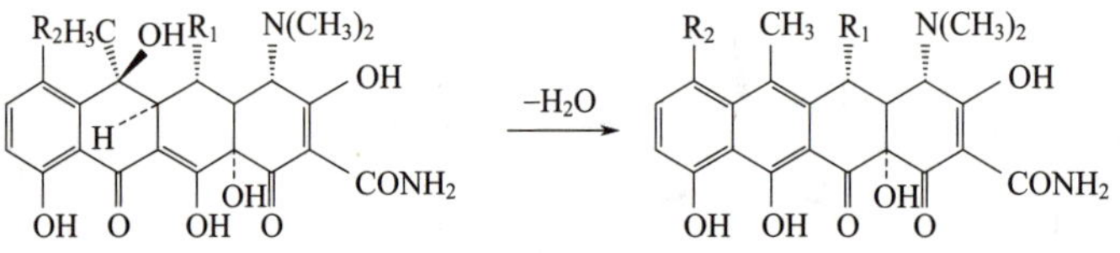

橙黄色脱水物

pH2～6 条件下，C4 位二甲氨基发生可逆的差向异构化，活性消失。阴离子如磷酸根和醋酸根离子，可加速该反应进行。

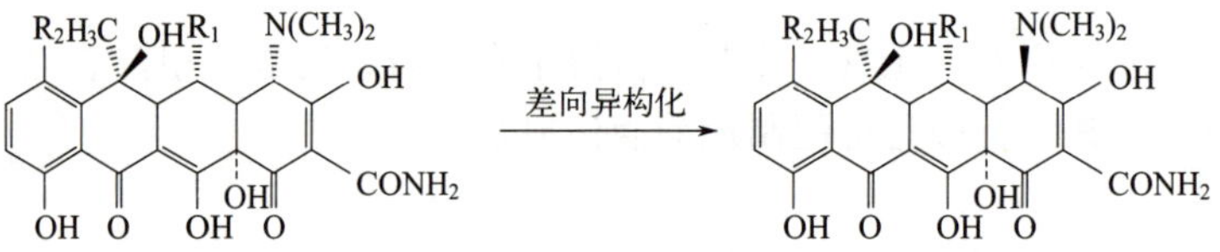

差向异构体

碱性条件下，当 pH＞7.5 时，C6 位羟基在羟基负离子作用下形成氧负离子，攻击 C11，电子转移，C 环断裂，生成具有内酯结构的异构体。

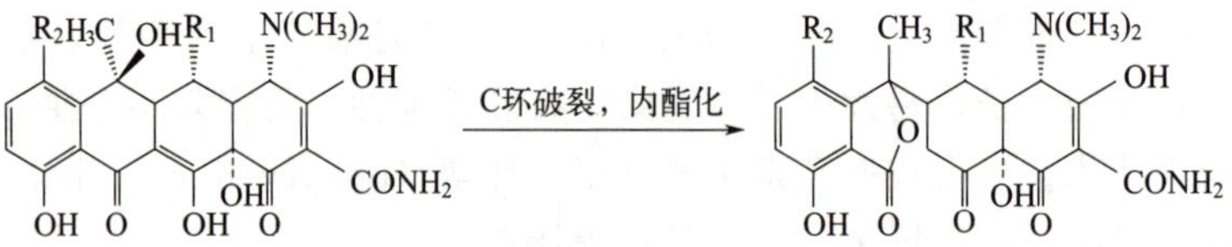

内酯化异构体

分子结构中 C10 位酚羟基和 C12 位烯醇式羟基可与多种金属离子形成络合物，可与钙离子形成黄色络合物，沉积于骨骼和牙齿上，被称为四环素牙，抑制骨骼生长。

二、天然四环素类抗生素

四环素 Tetracycline

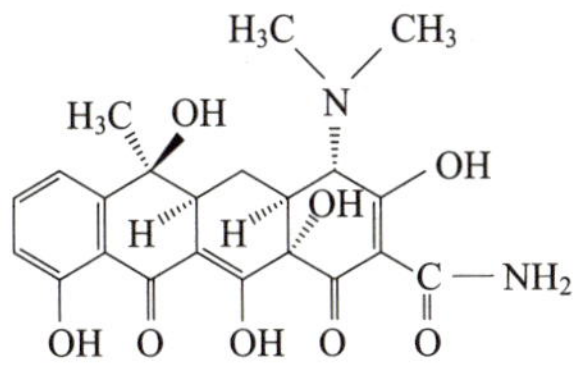

化学名为(4S,4aS,5aS,6S,12aS)-6-甲基-4-(二甲氨基)-3,6,10,12,12a-五羟基-1,11-二氧代-1,4,4a,5,5a,6,11,12a-八氢-2-并四苯甲酰胺。

本品与硫酸作用呈深紫色（土霉素与硫酸作用呈朱红色，金霉素与硫酸作用呈橄榄色，脱氧土霉素与硫酸作用呈黄色）。

三、半合成四环素类抗生素

（一）药物的发展

四环素类抗生素化学结构为氢化并四苯衍生物，由 A、B、C、D 四个环组成母核，仅在 5、6、7 位上有不同的取代基。根据四环素药物的构效关系，C1~C4 位和 C10~C12 位基团是抗菌活性必需结构，对其他部位进行结构改造，如下所述。

C6 位改造：去除该位置的羟基生成了多西环素（doxycycline）、美他环素（metacycline）等，在原有抗菌活性基础上，提高了药物的脂溶性，改善了吸收，增加了稳定性。

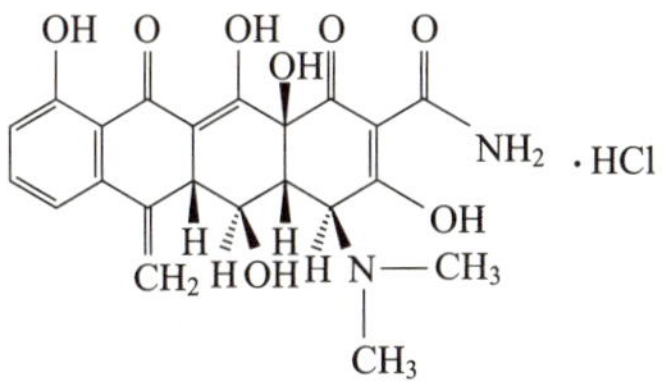

盐酸美他环素

C7 位改造：去除 C6 甲基和羟基，再在 C7 位引入二甲氨基后，合成米诺环素（minocycline），抗菌活性增强。

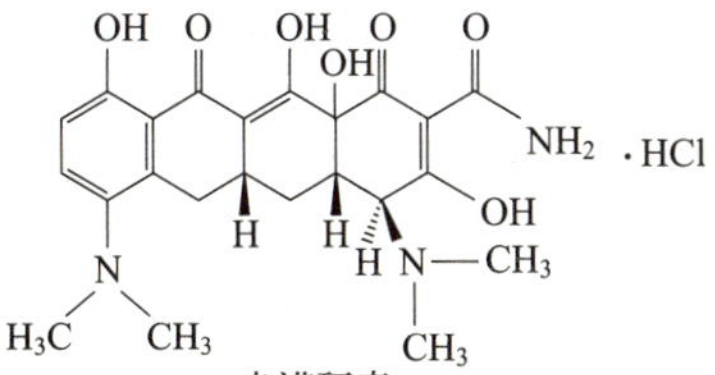

米诺环素

（二）典型药物

盐酸多西环素 Doxycycline Hyclate

化学名为 6-甲基-4-(二甲氨基)-3,5,10,12,12α,-五羟基-1,11-二氧代-1,4,4α,5,5α,6,11,12α-八氢-2-并四苯甲酰胺盐酸盐半乙醇半水合物。本品为淡黄色或黄色结晶性粉末；无臭、味苦；易溶于水或甲醇，微溶于乙醇或丙酮，几乎不溶于氯仿。在10mg/mL盐酸甲醇溶液中，比旋光度为-105°～-120°。微有引湿性，室温下稳定，遇光变色。减压干燥到100℃失去结晶水和结晶醇。遇酸碱易发生水解反应。

本品少许，加入适量硫酸即可显黄色。中性条件下能与多种金属离子形成不溶性螯合物，与钙离子、铝离子形成黄色螯合物，与铁离子形成红色螯合物。

第四节 氨基糖苷类抗生素

1944年科学家从链霉菌发酵液中分离出第一个氨基糖苷类抗生素，命名为链霉素。这类抗生素都是由碱性多元环己醇和氨基糖缩合而成，表现出相似的理化性质；该类抗生素结构中有苷键，易发生水解反应；该类抗生素脂溶性较低，口服给药难以吸收，临床需注射给药；结构中含有碱性基团，极性较大，可形成结晶性的硫酸盐或盐酸盐；除链霉素结构中含有的醛基易被氧化外，本类药物固体性质稳定。

一、天然氨基糖苷类抗生素

（一）硫酸卡那霉素

卡那霉素由放线菌次级代谢产生，卡那霉素A是主要成分。临床上常用其硫酸盐，适用于敏感肠杆菌科细菌引起的严重感染，常需与其他抗菌药物联合应用。

硫酸卡那霉素 Kanamycin Sulfate

化学名为 O-3-氨基-3-脱氧-α-D-葡吡喃糖基-(1→6)-O-[6-氨基-6-脱氧-α-D-葡吡喃糖基-(1→4)]-2-脱氧-D-链霉胺硫酸盐。

本品为白色或类白色粉末；无臭；有引湿性。本品在水中易溶，在乙醇、丙酮或乙醚中几乎不溶。比旋光度为+102°至+110°。

（二）硫酸庆大霉素

庆大霉素由放线菌科单孢子属菌种发酵产生，含 C_1、C_{1a}、C_2 等多组分（如下结构图所示）。临床上主要用于铜绿假单胞菌和某些耐药 G^- 菌引起的尿路感染、脑膜炎、烧伤感染和败血症，常与哌拉西林等半合成青霉素或头孢菌素类联合治疗严重 G^- 菌感染。

硫酸庆大霉素　Gentamicin Sulfate

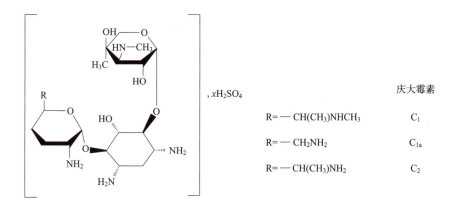

本品为白色或类白色粉末；无臭；有引湿性。比旋光度为+107°～+121°。本品在水中易溶，在乙醇、丙酮、三氯甲烷或乙醚中不溶。

本品含有多个氨基，显碱性，临床上用其硫酸盐。

其水溶液加 0.1% 茚三酮的饱和正丁醇溶液与吡啶，水浴加热 5min，即显蓝紫色，显示硫酸盐的鉴别反应。

二、半合成氨基糖苷类抗生素

天然氨基糖苷类抗生素易产生耐药性，毒副作用大。对其结构中的羟基或氨基进行改造可生成抗菌活性强、抗耐药菌、毒副作用小的半合成抗生素。

（一）药物的发展

在卡那霉素 A 分子的链霉胺部分引入氨基羟丁酰侧链，可生成阿米卡星（amikacin），又称丁胺卡那霉素，特点是对细菌产生的钝化酶稳定，是该类抗生素中抗菌谱最广的抗生素。通过去除卡那霉素 B 分子上的羟基合成的衍生物为地贝卡星（dibekacin），优点是对病原菌产生的钝化酶稳定。在天然产物西索米星基础上，将 22 位脱氧链霉胺的 12 位氨进行化学修饰，引入乙基生成奈替米星（netilmicin），特点是耐酶性较强，对氨基苷乙酰转移酶稳定。

地贝卡星　　　　奈替米星

(二) 典型药物

硫酸阿米卡星　Amikacin Sulfate

化学名为 O-3-氨基-3-脱氧-α-D-葡吡喃糖基-(1→4)-O-[6-氨基-6-脱氧-α-D-葡吡喃糖基-(1→6)]-N^3-(4-氨基-2-羟基-1-氧代丁基)-2-脱氧-L-链霉胺硫酸盐。

本品为白色或类白色粉末或结晶性粉末，几乎无臭。极易溶于水，在甲醇、丙酮或乙醚中几乎不溶。在水溶液（20mg/1ml）中比旋光度为+76°～+84°。

本品与蒽酮的硫酸溶液反应显蓝紫色。在碱性条件下，与硝酸钴试液作用可产生紫蓝色絮状沉淀；与茚三酮显颜色反应。

第五节　氯霉素

氯霉素由委内瑞拉链霉菌次级代谢产生，因化学结构中含有氯原子而得名，为速效抑菌剂，现多为人工合成。

氯霉素　Chloramphenicol

氯霉素

化学名为 D-苏式-(—)-N-[α-(羟基甲基)-β-羟基-对硝基苯乙基]-2,2-二氯乙酰胺。

氯霉素结构中含有两个手性碳原子，四个旋光异构体，其中仅 D-(—)-苏阿糖型有抗菌活性，为临床使用构型。

1R, 2R(−)	1S, 2S(+)	1S, 2R(+)	1S, 2S(−)
D-(−)-苏阿糖型	L-(+)-苏阿糖型	D-(+)-赤鲜糖型	L-(−)-赤鲜糖型

本品为白色或微带黄绿色的针状、长片状结晶或结晶性粉末，味苦，微溶于水，易溶于甲醇、乙醇、丙酮或丙二醇，不溶于苯、石油醚及植物油。在无水乙醇溶液（50mg/ml）中比旋光度为+18.5°～+21.5°。

在干燥状态下可保持抗菌活性 5 年以上。比较耐热，在水溶液中煮沸 5h 依然有活性。在中性或弱酸性（pH＝4.5～7.5）水溶液中较稳定，但在强酸（pH＜2）、强碱（pH＞9）中均水解失效。

本品在醇制氢氧化钾试液中加热，使氯霉素化学结构中不解离性氯转变为无氯化物，呈氯离子反应。

分子结构中的硝基经氯化钙和锌粉可还原为羟胺衍生物，在醋酸钠的存在下，可与苯甲酰氯反应生成酰化物，后者在弱酸溶液中与高价铁离子生成紫红色络合物。

课堂讨论

氯霉素有哪些不良反应？临床仍在使用其治疗哪些疾病？

提示：氯霉素不良反应参考药理学等教材相关内容。虽然氯霉素应用毒性较大，但是可用于患有斑疹伤寒、Q 热、恙虫病等的 8 岁以下禁用四环素的儿童患者、孕妇等药物过敏者。对复杂细菌所致的脑膜炎、脑脓肿在其他药物疗效不佳时可选用，还可局部用药来治疗敏感菌所致的眼部感染。

素质培养：临床药物要合理使用，以有利于疾病的治疗、获得健康为目的，而非单纯强调药物的毒性。

本章小结

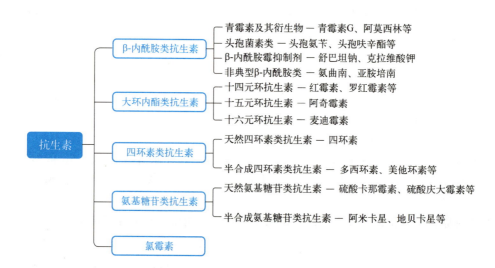

目标检测

一、单选题

1. 青霉素的抗菌机制为（　　）。
   A. 抗叶酸代谢　　　　　　B. 抑制菌体蛋白质合成　　　C. 影响核酸
   D. 干扰菌体细胞壁黏肽的合成　　E. 影响细菌胞质通透性

2. 下列哪一种药物的化学结构属于单环β-内酰胺类抗生素（　　）？
   A. 苯唑西林　　　B. 舒巴坦　　　C. 氨曲南　　　D. 克拉维酸钾

3. 半合成青霉素的原料是（　　）。
   A. 6-ACA　　　B. 7-APA　　　C. 6-APA　　　D. 7-ACA

4. 细菌对青霉素产生耐药性的原因是细菌产生一种酶使（　　）。
   A. 噻唑环开环　　B. β-内酰胺环开环　　C. 酰胺侧链水解　　D. 噻唑环氧化

5. 下列哪一种药物属于14元大环内酯类抗生素（　　）？
   A. 红霉素　　　B. 阿奇霉素　　　C. 麦迪霉素　　　D. 螺旋霉素

6. 氯霉素有两个手性碳原子，四个光学异构体，有临床应用为（　　）。
   A. D-(－)苏阿糖型　　　　　　B. L-(＋)苏阿糖型
   C. D-(＋)赤藓糖型　　　　　　D. L-(－)赤藓糖型

7. 耐酸青霉素的结构特点是（　　）。
   A. 6位酰胺侧链引入强吸电子基团　　B. 6位酰胺侧链引入供电子基团
   C. 5位引入大的空间位阻　　　　　　D. 6位引入大的供电基团

8. 能引起永久性耳聋的抗生素药物是（　　）。
A. 四环素类抗生素　　　　　　　　B. 氨基糖苷类抗生素
C. β-内酰胺类抗生素　　　　　　　D. 红霉素类抗生素
9. 克拉霉素属于（　　）。
A. 氨基糖苷类　　　B. 大环内酯类　　　C. 四环素类
D. β-内酰胺类抗生素　　E. 氯霉素类
10. 能引起骨髓造血系统损伤，产生再生障碍性贫血的药物是（　　）。
A. 阿奇霉素　　B. 氯霉素　　C. 阿米卡星　　D. 氨苄西林　　E. 阿莫西林

二、多选题

1. 下列哪些药物具有酸碱两性（　　）？
A. 四环素　　B. 磺胺嘧啶　　C. 青霉素　　D. 头孢氨苄　　E. 异烟肼
2. 天然青霉素的缺点是（　　）。
A. 不能口服　　B. 易发生过敏反应　　C. β-内酰胺环易开环水解变质
D. 易产生耐药性　　E. 毒性小
3. 含酰胺结构的抗生素药物有（　　）。
A. 头孢菌素类　　B. 青霉素类　　C. 大环内酯类　　D. 氯霉素类　　E. 氨基苷类
4. 下列药物中哪些属于氨基糖苷类抗生素（　　）？
A. 链霉素　　B. 庆大霉素　　C. 卡那霉素　　D. 螺旋霉素　　E. 阿米卡星
5. 舒巴坦对哪些药物有增效作用（　　）？
A. 红霉素　　B. 氨苄西林　　C. 盐酸多西环素　　D. 头孢哌酮　　E. 哌拉西林

三、简答题

1. 简述β-内酰胺类抗生素的分类及结构特点。
2. 举例说明如何对红霉素进行结构改造以使其增加水溶性和对酸的稳定性。

第五章 合成抗菌药、抗真菌药和抗病毒药

学习目标

[知识目标]
1. 掌握第三代喹诺酮类药物、磺胺类药物的结构特点和理化性质。
2. 掌握诺氟沙星、磺胺嘧啶、异烟肼、对氨基水杨酸钠的化学结构、理化性质及临床用途。
3. 熟悉喹诺酮类、磺胺类药物的作用机制和构效关系，熟悉抗病毒药的分类。
4. 熟悉盐酸环丙沙星、氧氟沙星、磺胺甲噁唑、甲氧苄啶、利福平、硝酸益康唑、氟康唑、阿昔洛韦的结构特点、理化性质及临床用途。
5. 了解喹诺酮类药物、抗病毒药的发展；了解磺胺类药物的发展、作用机制及磺胺增效剂的作用机制。

[能力目标]
1. 能应用典型药物的结构特点和理化性质，解决其调剂、制剂、分析检验、贮存保管及临床应用等问题。
2. 学会药物鉴别的基本操作。

[素质目标]
1. 启发学生通过认识抗菌药物的两重性，学会运用对立统一的哲学观点看待事物。
2. 培养学生良好的卫生习惯、行为习惯以及工作习惯，具备良好的自我管理能力。
3. 培养学生合理用药的理念，坚决抵制抗菌药物的滥用。

合成抗感染药是指经化学合成制得、用于治疗微生物感染的药物，包括合成抗菌药、抗真菌药、抗病毒药、抗寄生虫药等。本章主要介绍喹诺酮类抗菌药、磺胺类抗菌药、抗结核药、抗真菌药和抗病毒药。

第一节 喹诺酮类抗菌药

喹诺酮类抗菌药是 20 世纪 60 年代发展起来的一类合成抗菌药，具有抗菌谱广、药代动力学特性好、作用机制独特等特点，其疗效可与第三代、第四代头孢菌素媲美，是临床常用的抗各种细菌感染性疾病的药物。

一、喹诺酮类抗菌药的发展史

喹诺酮类药物是在研究抗疟药氯喹时发现的，通过对氯喹的结构改造，得到 7-氯-1-乙

基-4-氧代-喹啉-3-羧酸具有抗菌作用，从此开启了喹诺酮类药物的研究。

1962年~1969年，先后发现了萘啶酸（nalidixic acid）和吡咯酸（piromidic acid），对部分革兰氏阴性菌有较强的抗菌活性，对革兰氏阳性菌和铜绿假单胞菌几乎无活性，且易产生耐药性，作用时间短，口服吸收差，现已少用。它们被认为是第一代喹诺酮类药物。

1970年~1977年，通过对第一代喹诺酮类药物结构改造，开发出了第二代喹诺酮类抗菌药吡哌酸（pipemidic acid）和西诺沙星（cinoxacin）。其结构特点是在7位引入了哌嗪环，对革兰氏阴性菌作用较第一代喹诺酮类强，对革兰氏阳性菌和铜绿假单胞菌也有作用，具有良好的组织渗透性，体内代谢稳定，临床上主要用于泌尿道感染。

萘啶酸　　吡咯酸　　吡哌酸　　西诺沙星

1978年~1996年，以诺氟沙星的发现为起点，开发出了第三代喹诺酮类药物，其结构特点是在第二代喹诺酮类结构基础上，母核6位引入氟，故又称氟喹诺酮类。其抗菌谱进一步扩大，对革兰氏阳性菌、阴性菌均有较强作用，对铜绿假单胞菌作用强于庆大霉素，对支原体、衣原体、军团菌以及分枝杆菌也有效，耐药性低，毒副作用小，具有良好的组织渗透性，在各组织和体液中均有良好的分布，是目前最常用的合成抗菌药。常用药物有诺氟沙星（norfloxacin）、环丙沙星（ciprofloxacin）、氧氟沙星（ofloxacin）、氟罗沙星（fleroxacin）、依诺沙星（enoxacin）、培氟沙星（pefloxacin）、替马沙星（temafloxacin）、司帕沙星（sparfloxacin）等。

诺氟沙星　　环丙沙星　　氧氟沙星

氟罗沙星　　依诺沙星　　培氟沙星

替马沙星　　司帕沙星

1997年至今开发的该类药物被称为第四代喹诺酮类药物，代表药有莫西沙星（moxifloxacin)、巴洛沙星（balofloxacin）、加替沙星（gatifloxacin）、帕珠沙星（pazufloxacin）等。这类药物除保持第三代喹诺酮类药物抗菌谱广等优点外，抗菌强度是第三代的3～30倍，还增强了抗革兰氏阳性菌、厌氧菌、军团菌、支原体和衣原体的活性，临床应用更广泛。

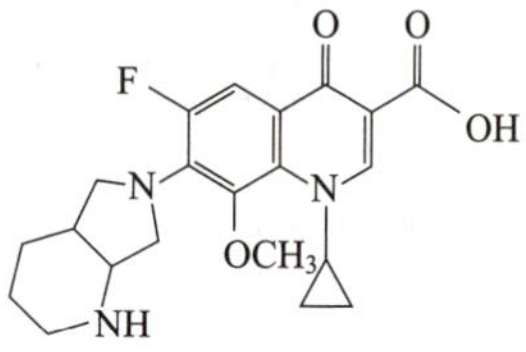

莫西沙星 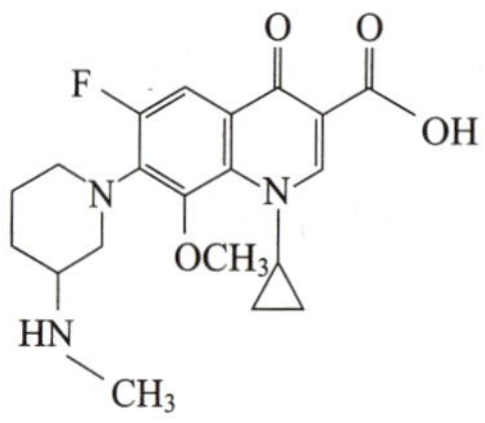　　　　巴洛沙星 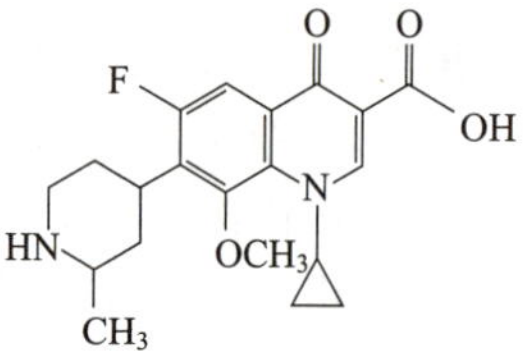　　　　加替沙星 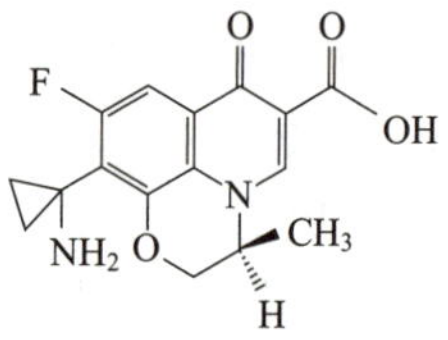　　　　帕珠沙星

二、喹诺酮类抗菌药的作用机制

喹诺酮类抗菌药通过抑制细菌 DNA 螺旋酶和拓扑异构酶Ⅳ而起到抗菌作用。DNA 螺旋酶使 DNA 保持高度卷紧状态，而拓扑异构酶Ⅳ对染色体的分裂起关键作用。喹诺酮类药物通过抑制上述两种酶，使细菌处于超螺旋状态，从而防止细菌的复制。

三、喹诺酮类抗菌药的构效关系

喹诺酮类抗菌药的结构通式如下图。

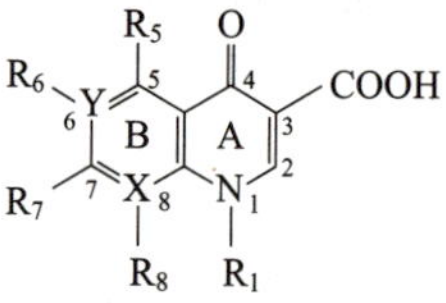

喹诺酮类抗菌药的结构通式

（一）结构与活性的关系

① 吡啶酮酸环（A 环）是抗菌作用必需的基本结构，其中 3 位羧基和 4 位羰基是抗菌活性不可缺少的部分。B 环可做较大改变，可以是苯环、吡啶环、嘧啶环等。

② 1 位取代基对抗菌活性影响较大。若为脂肪烃基时，以乙基或与乙基体积相似的乙烯基和氟乙基抗菌活性最好；若为脂环烃基时，以环丙基抗菌活性最好。

③ 2 位取代基可使药物抗菌活性减弱或消失。

④ 5 位取代基中，以氨基抗菌活性最好，其他基团取代时活性减弱。

⑤ 6 位引入氟原子可显著增强抗菌活性，是由于 6 位氟的引入可使药物与细菌 DNA 螺旋酶的亲和力增加，对细菌细胞壁的穿透力也显著增强。

⑥ 7 位引入取代基可明显增强抗菌活性，尤其是五元或六元杂环取代使抗菌活性明显增强，其中以哌嗪环活性最好。

⑦ 8 位引入氟、甲氧基、氯、硝基、氨基可使活性增加，其中以氟取代活性最佳，但光毒性也会增加。若 1 位与 8 位间成环，产生的光学异构体的活性有明显差异，如氧氟沙星的 S-异构体（左旋体）的抗菌活性为其消旋体的 2 倍。

(二) 结构与毒性的关系

① 喹诺酮类药物结构中的 3 位羧基、4 位羰基，极易和金属离子如钙、镁、铁、锌等配位结合，不仅降低了药物的抗菌活性，也使体内的金属离子流失，尤其对妇女、老人和儿童能引起缺铁性贫血、缺钙、缺锌等副作用。

② 光毒性。8 位以氟取代活性最佳，但光毒性也会增加，若为甲基、甲氧基和乙基取代，光毒性降低。

③ 1 位引入环丙基、7 位引入四氢吡咯，可抑制细胞色素 P450 系统，临床使用过程中应注意药物相互作用。

④ 少数药物有中枢渗透性，如 7 位哌嗪的引入，可增加对 γ-氨基丁酸（GABA）受体的亲和力，因而产生中枢副作用。

另外，该类药物还可引起胃肠道反应、结晶尿、肝损害、心脏毒性等，这些反应均与药物的化学结构相关。

四、典型药物

诺氟沙星 Norfloxacin

化学名为 1-乙基-6-氟-1,4-二氢-4-氧代-7-(1-哌嗪基)-3-喹啉羧酸。又名氟哌酸。

本品为类白色至淡黄色结晶性粉末；无臭；有引湿性。在 N,N-二甲基甲酰胺中略溶，在水或乙醇中极微溶解。

本品结构中含有羧基和含氮杂环，呈酸碱两性，易溶于醋酸、盐酸或氢氧化钠溶液中。

本品分子中的叔胺基团可与丙二酸和醋酐在 80～90℃ 反应，显棕红色。结构中含有氟原子，具有机氟化物的反应。

本品在室温干燥条件下相对稳定，但在光照下可分解生成 7-哌嗪开环产物，使其颜色变深，故本品应遮光、密封，在干燥处保存。

本品为广谱抗菌药，对革兰氏阳性菌和革兰氏阴性菌均有较好的抑制作用，其对革兰氏阴性菌的作用强于庆大霉素等氨基糖苷类抗生素。口服部分吸收后，在血液、脑组织和骨组织浓度较低，但在尿、肠道中的药物浓度高。临床主要用于治疗敏感菌引起的肠道感染和尿路感染。

左氧氟沙星 Levofloxacin

化学名为（-）-(S)-3-甲基-9-氟-2,3-二氢-10-(4-甲基-1-哌嗪基)-7-氧代-7H-吡啶并[1,2,3-de]-1,4-苯并噁嗪-6-羧酸半水合物。

本品为类白色至淡黄色结晶性粉末，无臭。在水中微溶，在乙醇中极微溶解，在乙醚中不溶；在冰醋酸中易溶，在0.1mol/L盐酸溶液中略溶。

本品为氧氟沙星的左旋体，为广谱抗菌药，其抗菌活性是氧氟沙星的2倍。适用于敏感菌引起的泌尿生殖系统感染、呼吸道感染、胃肠道感染、伤寒、骨和关节感染、皮肤软组织感染等。本品的安全性较好，光毒性等不良反应是现已上市的喹诺酮类药物中最轻的，临床实用价值大。

第二节 磺胺类药物及抗菌增效剂

磺胺类药物是一类具有对氨基苯磺酰胺结构的合成抗菌药。本类药物抗菌谱广，对多种球菌及某些杆菌都有抑制作用，可用于治疗上呼吸道、泌尿道、肠道、流行性脑脊髓膜炎等细菌性感染疾病。本类药物为化学合成的治疗全身细菌性感染的第一类有效的药物，开创了化学治疗的新纪元，使具有高死亡率的细菌性感染疾病得到有效控制。磺胺类药物作用机制的阐明，奠定了抗代谢学说的基础，开辟了一条寻找新药的途径，对药物化学的发展起到了重要的作用。

一、磺胺类药物

（一）药物发现与发展

对氨基苯磺酰胺（又称磺胺）在1908年被合成，但当时作为合成偶氮染料的中间体用于工业生产中。直到1932年，Domagk发现百浪多息（prontosil）可使鼠、兔免受链球菌和葡萄球菌感染，并报告了第一例用百浪多息治疗由葡萄球菌感染引起的败血症。后来研究发现，百浪多息在体外无效，只有在体内显效，后从服用该药的患者尿液中分离得到对乙酰氨基苯磺酰胺，由于乙酰化是体内代谢的常见反应，因此推断百浪多息在体内代谢成磺胺而产生抗菌作用。后经研究证实，磺胺在体内、外均有抗菌作用。此后，磺胺类药物的研究快速发展，到1946年共合成了5500余种磺胺类化合物，有20余种用于临床。1962年问世的磺胺甲噁唑为长效磺胺类药物，半衰期为11h，抗菌作用较强。近年来，由于其他合成抗菌药以及多种抗生素的应用，加之磺胺类药物只能抑制细菌繁殖不能杀灭细菌，使该类药物的临床应用受到了很大限制。目前临床仍在使用的药物主要有：磺胺嘧啶（sulfadiazine）、磺胺甲噁唑（sulfamethoxazole）、磺胺异噁唑（sulfafurazole）、磺胺醋酰钠（sulfacetamide sodium）等。

磺胺甲噁唑　　　　　磺胺异噁唑　　　　　磺胺醋酰钠

磺胺类药物均为磺胺衍生物，通用名一般是磺胺加上 N1 上的杂环取代基名称，称作磺胺某某，如磺胺嘧啶、磺胺醋酰等。化学名称则是以对氨基苯磺酰胺为母体，再注明取代基的位置及名称，如磺胺嘧啶的化学名为 N-2-嘧啶基-4-氨基苯磺酰胺。

> **课堂拓展**
>
> **磺胺类药物具有重要的历史意义**
>
> 1. 开创了细菌感染性疾病化学治疗的新纪元；
> 2. 启示从体内代谢产物中寻找新药；
> 3. 开辟了一条从代谢拮抗来寻找新药的途径，如抗肿瘤药、抗病毒药等；
> 4. 启发从研究药物的副作用来发现新药，如利尿药、降糖药。
>
> 素质培养：磺胺类药物的发展过程，让学生认识到事物的发展规律；磺胺类药物的副作用发展成新药，启发学生运用"对立统一"的哲学观点看待事物，激发创新思维。

（二）理化通性

磺胺类药物有着相同的对氨基苯磺酰胺母核，故该类药物具有以下共同的性质。

1. 酸碱两性

磺胺类药物一般显酸碱两性（磺胺脒除外），芳伯氨基显弱碱性，磺酰氨基显弱酸性，可溶于酸或碱（氢氧化钠和碳酸钠）。但其酸性小于碳酸的酸性（磺胺类药物的 pK_a 一般为 7～8，碳酸 pK_a 为 6.37），所以其钠盐注射液不宜与其他酸性注射液配伍使用。

2. 芳伯氨基的性质

磺胺类药物一般含有游离的芳伯氨基，可发生重氮化-偶合反应，用于鉴别。另由于芳伯氨基具有还原性，会导致磺胺类药物易被氧化变色，故本类药物应遮光、密封保存。

$$H_2N-\text{Ar}-SO_2NHR \xrightarrow[HCl]{NaNO_2} Cl^-N\equiv N^+-\text{Ar}-SO_2NHR + NaCl + H_2O$$

$$\xrightarrow{NaOH} \text{（萘酚偶合产物）} + NaCl + H_2O$$

3. 可与金属离子成盐

本类药物分子结构中磺酰氨基上的氢原子比较活泼，可被金属离子（如银、铜、钴等）取代，生成不同颜色的金属盐。如与硫酸铜作用生成不同颜色的铜盐沉淀，可利用此性质进行该类药物的鉴别反应。

$$H_2N-\text{C}_6H_4-SO_2NHR \xrightarrow{NaOH} H_2N-\text{C}_6H_4-SO_2N(Na)-R \xrightarrow{CuSO_4} (H_2N-\text{C}_6H_4-SO_2NR)_2Cu\downarrow$$

4. 灼烧熔融变色

不同的磺胺类药物，以直火加热可熔融，呈现不同的颜色，产生不同的分解产物。如磺胺显紫蓝色，磺胺嘧啶显红棕色，磺胺醋酰显棕色。

（三）作用机制

对氨基苯甲酸（p-aminobenzoic acid，简称PABA）是叶酸的组成部分，叶酸又是微生物生长所必需的物质，也是构成体内叶酸辅酶的基本原料。磺胺类药物分子与PABA分子的形状、大小及电荷分布十分近似，能与PABA产生竞争性拮抗作用，可以取代PABA与二氢叶酸合成酶结合，抑制二氢叶酸合成酶的活性，使细菌不能合成二氢叶酸，导致细菌生长受阻，而产生抑菌作用。

PABA（0.23nm，0.67nm）　　磺胺类药物（0.24nm，0.69nm）

课堂拓展

代谢拮抗

磺胺类药物的作用机制以Wood-Fields的代谢拮抗学说被公认，并且被实验所证实。在药物研发中，根据此原理设计与生物体内基本代谢物的结构有某种相似程度的化合物，使与基本代谢物竞争或干扰基本代谢物的被利用，或掺入生物大分子的合成之中形成伪生物大分子，导致致死合成，从而影响细胞的生长。抗代谢药物的设计多采用生物电子等排原理。代谢拮抗概念已广泛应用于抗菌、抗病毒及抗癌等药物的设计中。

（四）构效关系

$R_1-NH-\text{C}_6H_4-SO_2NH-R_2$（4位、1位）

磺胺类药物结构通式

磺胺类药物构效关系如下。

① 对氨基苯磺酰胺为必需结构，即苯环上两取代基彼此处在对位，在邻位或间位均无抑菌作用。

② 苯环若被其他芳环取代或在苯环上引入其他基团，抑菌作用降低或丧失。

③ 磺酰胺基上 N1 单取代化合物使抑菌作用增强，以杂环取代作用较强；而 N,N-双取代物则活性丧失。

④ 芳香第一胺为抑菌作用必要基团，若 N4 上有取代基则必须在体内易被酶分解或还原为游离的氨基才有效。

（五）典型药物

磺胺嘧啶 Sulfadiazine

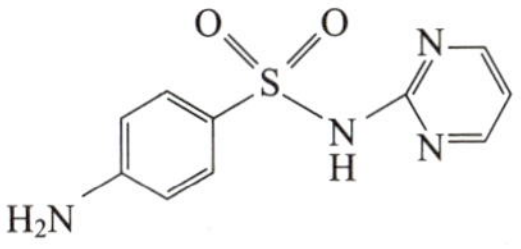

化学名为 N-2-嘧啶基-4-氨基苯磺酰胺，简称 SD。

本品为白色或类白色的结晶或粉末；无臭；遇光色渐变暗。本品在乙醇或丙酮中微溶，在水中几乎不溶；在氢氧化钠试液或氨试液中易溶，在稀盐酸中溶解。

本品具有磺胺类药物的理化通性。

本品抗菌作用和疗效均好，优点为血中有效浓度高，血清蛋白结合率低，药物易透过血脑屏障，为预防和治疗流行性脑炎的首选药物。

本品的银盐即磺胺嘧啶银，具有抗菌和收敛作用，临床用于预防和治疗轻度烧烫伤继发创面感染。

磺胺甲噁唑 Sulfamethoxazole

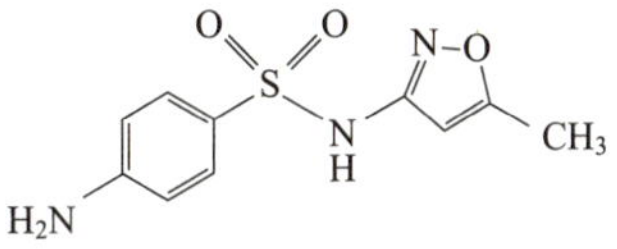

化学名为 N-（5-甲基-3-异噁唑基）-4-氨基苯磺酰胺。又名新诺明，简称 SMZ。

本品为白色结晶性粉末；无臭。在水中几乎不溶；在稀盐酸、氢氧化钠试液或氨试液中易溶。

本品主要用于尿路感染、外伤及呼吸道感染等的治疗。常与甲氧苄啶合用（复方新诺明），以增强其抗菌作用，为目前应用较广的磺胺类药物。

> **课堂讨论**
>
> 为避免磺胺类药物对泌尿系统损害，应采取哪些措施？

二、抗菌增效剂

抗菌增效剂是指与抗菌药物配伍使用后能显著增强其抗菌活性的药物。临床常用的抗菌增效剂主要有以下几种。

甲氧苄啶（trimethoprim，缩写 TMP）为广谱抗菌增效剂。其作用机制是通过可逆性地抑制二氢叶酸还原酶，影响细菌 DNA、RNA 及蛋白质的合成。与磺胺类药物联合使用，可使细菌叶酸代谢受到双重阻断，产生协同抗菌作用，抗菌药效可增强数倍乃至数十倍，甚至有杀菌作用，故 TMP 又称为磺胺增效剂。

克拉维酸（clavulanic acid）（亦称棒酸）本身抗菌活性很弱，但具有抑制 β-内酰胺酶的作用，可显著增强 β-内酰胺类抗生素的作用。

丙磺舒（probenecid）可增加尿酸的排出，从而抑制青霉素类、头孢菌素类及对氨基水杨酸等有机酸类抗菌药从哺乳动物肾脏的排泄，使其血药浓度增加，抗菌作用增强。如与青霉素合用可降低青霉素的排泄速度，提高其在血中的浓度而增强青霉素的抗菌作用。

克拉维酸　　丙磺舒

甲氧苄啶　Trimethoprim

化学名为 5-[(3,4,5-三甲氧基苯基)甲基]-2,4-嘧啶二胺。又名甲氧苄氨嘧啶。

本品为白色或类白色结晶性粉末；无臭。在乙醇或丙酮中微溶，在水中几乎不溶；在冰醋酸中易溶。

本品具芳香第一胺结构，在空气中易发生自动氧化，故应遮光、密封保存。

本品结构中具含氮杂环，其稀硫酸溶液可与碘试液反应，生成棕褐色沉淀。

本品常与磺胺甲噁唑合用，用于呼吸道感染、尿路感染、肠道感染、脑膜炎和败血症等疾病的治疗。

第三节　抗结核药

结核病是由结核分枝杆菌引起的一种常见的慢性传染性疾病，可累及全身各个器官和组织，如肺、脑、骨、皮肤和眼等，其中以肺结核最为常见。结核分枝杆菌是一种具有特殊细胞壁的耐酸杆菌，对酸、碱和某些消毒剂等具有高度的稳定性，因此抗结核药物用药周期长，且易产生耐药，临床上常采用联合用药。

抗结核药物按其来源可分为抗生素类抗结核药和合成抗结核药。

一、抗生素类抗结核药物

抗生素类抗结核药主要有硫酸链霉素（streptomycin sulfate）、卡那霉素（kanamycin）、利福平（rifampicin）等。硫酸链霉素临床用于治疗各种结核病，尤其对结核性脑膜炎和急性浸润型肺结核有很好的疗效，缺点是容易产生耐药性，详细内容见本书第四章抗生素。

利福平　Rifampicin

化学名为 3-[[(4-甲基-1-哌嗪基)亚氨基]甲基]利福霉素。

本品为鲜红色或暗红色的结晶性粉末，无臭。在甲醇中溶解，在水中几乎不溶。

本品分子中含 1,4-萘二酚结构，在碱性条件下易氧化成醌型化合物。其醛缩氨基哌嗪在强酸中易在 C=N 处分解，成为醛基化合物和氨基哌嗪化合物。

本品是由利福霉素 B 结构改造而得到的半合成广谱抗菌药，对多种病原微生物均有抗菌活性。临床常与其他抗结核药物联用治疗各种结核病。

本品在肠道中被迅速吸收，但食物可干扰吸收，应空腹服用。其体内代谢产物具有色素基团，因而尿液、粪便、唾液、泪液、痰液及汗液常呈橘红色。

二、合成抗结核药

合成抗结核药物主要包括对氨基水杨酸钠（sodium aminosalicylate）、异烟肼（isoniazid）及其衍生物异烟腙（ftivazide）、盐酸乙胺丁醇（ethambutol hydrochloride）以及新型抗结核药贝达喹啉（bedaquiline）等。

异烟肼 Isoniazid

化学名为 4-吡啶甲酰肼，别名雷米封（Rimifon）。

本品为无色结晶，白色或类白色的结晶性粉末；无臭；遇光渐变质。在水中易溶，在乙醇中微溶，在乙醚中极微溶解。

本品含有酰肼结构，其水溶液易水解生成异烟酸和游离肼，后者使毒性增大。

本品在碱性溶液中，在有氧气或金属离子存在时，可分解产生异烟酸盐、异烟酰胺及二异烟酰双肼等。

本品含有肼基，具较强的还原性，可与多种氧化性试剂发生氧化-还原反应。如与氨制硝酸银试液作用，即被氧化生成异烟酸，并生成氮气与金属银，产生银镜。

$$+ 4AgNO_3 + H_2O \longrightarrow \text{异烟酸} + 4Ag\downarrow + N_2\uparrow + 4HNO_3$$

本品可与铜离子、铁离子、锌离子等多种金属离子发生配位反应，形成有色配合物，使溶液变色，故配制本品溶液时，应避免与金属器皿接触。

本品可与醛缩合生成黄色的腙类化合物，可用于鉴别。

本品可用于治疗各种结核病，高效、低毒。由于单独使用易产生耐药性，常与其他抗结核药物合用，既有协同作用，又可减少结核杆菌的耐药性。

> **课堂讨论**
>
> 异烟肼在放置过程中其注射液常析出"小白点"，有时会发生变色现象，所以《中国药典》规定异烟肼的注射剂要制成粉针剂，原因是什么？如果制备其制剂还应采取哪些增强稳定性的措施？

对氨基水杨酸钠 Sodium Aminosalicylate

$\cdot 2H_2O$

化学名为 4-氨基-2-羟基苯甲酸钠盐二水合物,别名 PAS-Na。

本品的原料药及钠盐水溶液露置日光下或遇热,其颜色变深,可显淡黄、黄或红棕色。

本品分子结构中含有酚羟基和芳伯氨基,可利用其颜色反应进行鉴别。

本品为二氢叶酸合成酶抑制剂,可用于治疗各种结核病,对肠、骨结核及渗出性肺结核有较好疗效,但易产生耐药性。

第四节 抗真菌药

真菌感染可分为浅表真菌感染(主要侵犯皮肤、黏膜、毛发、指甲、皮下组织,如脚癣、股癣、花斑癣等)及深部真菌感染(侵犯内脏器官、泌尿系统、脑和骨骼等引起炎症、坏死或脓疡)。其中浅表真菌感染为一种传染性较强的常见病和多发病,占真菌感染患者的 90%,一般不会引起严重后果。深部真菌感染发病率低,但危害性大,常导致死亡。目前,临床使用的抗真菌药物可分为抗生素类抗真菌药、唑类抗真菌药和其他抗真菌药。

一、抗生素类抗真菌药

抗生素类抗真菌药分为多烯和非多烯两类。

多烯类主要对深部真菌感染有效,因结构中含有共轭多烯基团,性质不稳定,遇光、热及空气中的氧可迅速被破坏。主要药物有制霉菌素(nystatin)、两性霉素 B(amphotericin B)等。

非多烯类抗真菌药主要用于浅表真菌感染,虽可口服,但由于其生物利用度差和毒副作用大,不宜长期服用,一般外用较多。主要有灰黄霉素(griseofulvin)、西卡宁(siccanin)等。

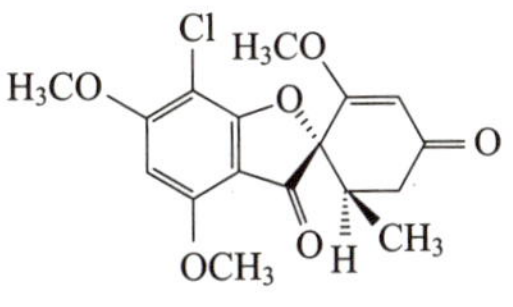

灰黄霉素 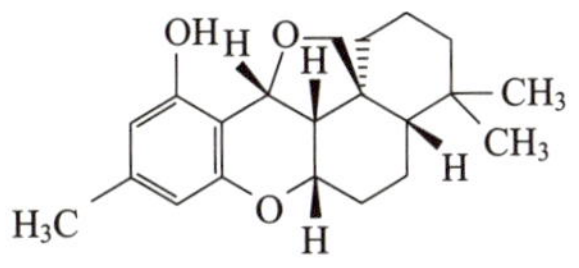　　　　西卡宁

两性霉素 B　Amphotericin B

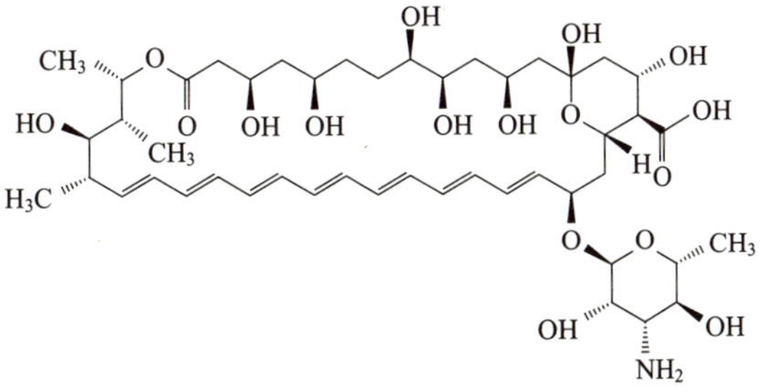

本品为黄色至橙黄色粉末,无臭或几乎无臭;有引湿性。

本品结构中含有氨基和羧基,呈酸碱两性。

本品遇光、热、强酸和强碱均不稳定，在日光下易破坏失效，故保存时需遮光、严封、冷藏。

本品主要用于深部真菌感染，可以静脉注射，其不良反应有发热、寒战、血压过低和严重的肾毒性。虽然不良反应较多，但它仍是治疗全身性、有致命危险的真菌感染的首选药物。

二、唑类抗真菌药

唑类抗真菌药是 20 世纪 60 年代后期发展起来的一类合成抗真菌药，该类药物既有外用药物，也有可供口服和注射的药物，对浅表和深部感染均能达到治疗效果，是目前临床最为常用的一类抗真菌药物。

根据五元唑环的含氮数目，该类药物分为咪唑类和三氮唑类。咪唑类主要有克霉唑（clotrimazole）、益康唑（econazole）、咪康唑（miconazole）、酮康唑（ketoconazole）等。

克霉唑是第一个上市的抗真菌药，随后益康唑和咪康唑问世，这些药物在体外有较高的活性，但口服生物利用度低，静脉给药不良反应多，且在体内很快失活，故只能用于浅表真菌感染的治疗。

酮康唑口服生物利用度好，但不良反应较大，主要是肝毒性，已禁止口服使用，主要是外用治疗浅表真菌感染。

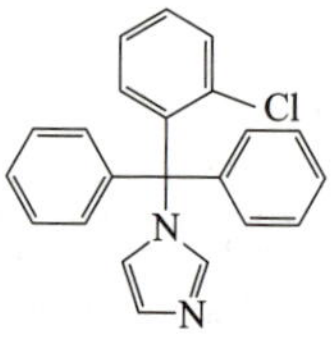

克霉唑 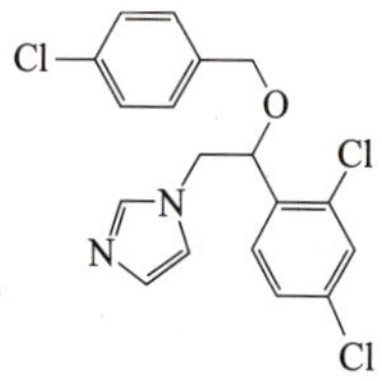　　　　益康唑 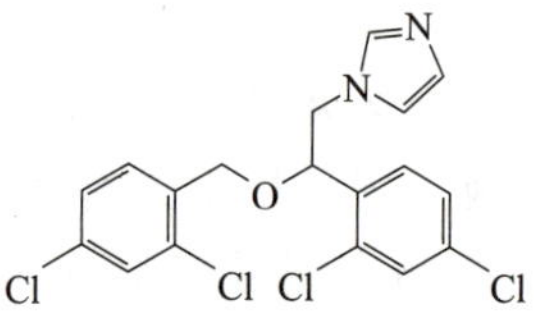　　　　咪康唑 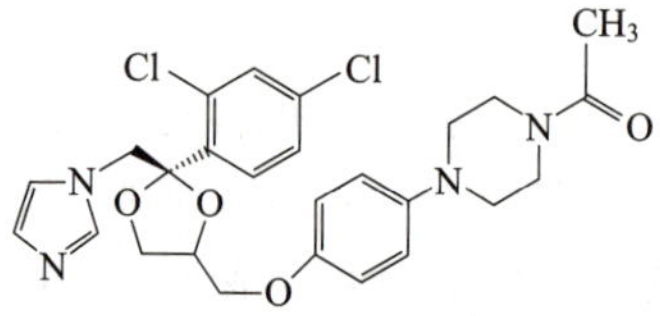　　　　酮康唑

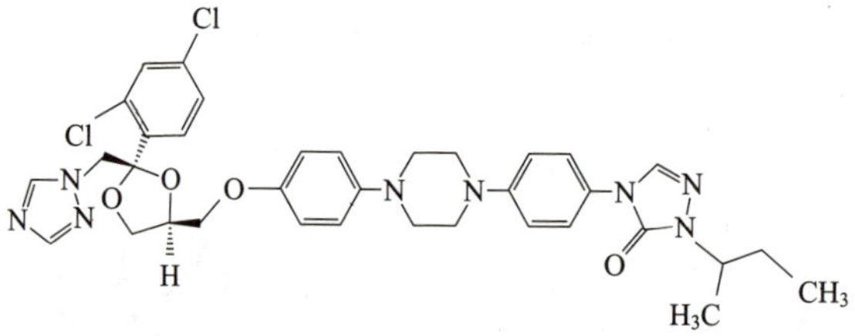

伊曲康唑

对咪唑类药物进行结构改造，以三氮唑环取代咪唑环得到三氮唑，主要有氟康唑（fluconazole）、伊曲康唑（itraconazole）等。该类药物抗真菌谱广，抗真菌活性好、生物利用度高，肝、肾毒性小。伊曲康唑临床上用于外阴阴道念珠菌病及皮肤真菌病，如股癣、足癣、体癣和手癣等。

氟康唑　Fluconazole

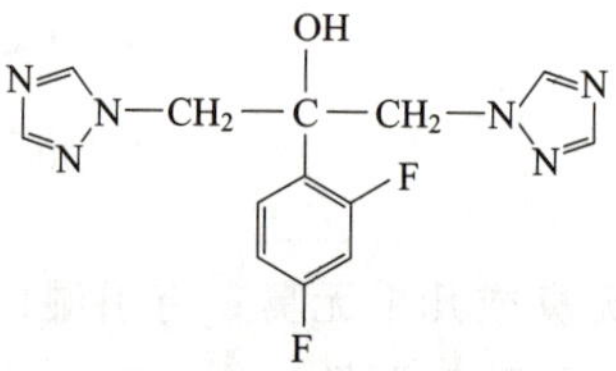

化学名为 α-(2,4-二氟苯基)-α-(1H-1,2,4-三唑-1-基甲基)-1H-1,2,4-三唑-1-基乙醇。

本品为白色或类白色结晶或结晶性粉末；无臭或微带特异臭。在甲醇中易溶，在乙醇中溶解，在二氯甲烷、水或醋酸中微溶，在乙醚中不溶。

本品显有机氟的鉴别反应。

本品对新型隐球菌、白色念珠菌及其他念珠菌、黄曲菌、烟曲菌等都有抗菌作用。既可治疗浅表性真菌感染，如各种皮肤癣症，又可治疗深部真菌感染。

本品空腹给药，吸收后可分布到全身所有器官，口服生物利用度可以达到 90% 以上。该药在体内很少被代谢，大量在尿液中以原型排泄，因而可有效治疗肾脏及尿路真菌感染。

三、其他抗真菌药

1981 年发现了具有烯丙胺结构的化合物萘替芬（naftifine），具有较高的抗真菌活性，随后又发现了抗真菌作用更强、毒性更低的特比萘芬（terbinafine）和布替萘芬（butenafine），其抗菌谱更广，抗真菌作用更强，口服及外用均可。用于治疗脚、股、体癣，指甲真菌感染，有更高的杀真菌治愈率和短期内较低的复发率。

阿莫罗芬（amorolfine）为二甲吗啉类广谱抗真菌药，可用于治疗白癣病、皮肤的念珠菌病、白癜风、甲癣等真菌感染。该药涂抹指甲后易扩散，且抗真菌作用时间长。

萘替芬　　　　　　　特比萘芬

布替萘芬　　　　　　阿莫罗芬

第五节　抗病毒药

病毒是一种很小（直径为 $0.02\sim 0.4\mu m$）的病原微生物，但能感染所有的生物细胞。病毒结构简单，只是由一蛋白质外壳包裹核酸（DNA 或 RNA）构成，没有细胞器和完整的酶系统，必须寄生在宿主细胞内，依靠宿主细胞的代谢系统进行增殖。病毒一旦进入宿主细胞立即开始循环式感染或停留在宿主细胞内，待被某种发病因子激活，就可以在人体内产生细胞毒性或引起各种疾病。

病毒按所含核酸的类型分为 RNA 病毒和 DNA 病毒。据不完全统计，在人类的流行性传染病中，病毒性疾病高达 60%～65%，病毒性感染疾病

病毒入侵细胞

已经是严重危害人民生命健康的传染病。常见的有流行性感冒、流行性脑炎、病毒性肝炎、麻疹、水痘、流行性腮腺炎、脊髓灰质炎、狂犬病、SARS、禽流感、新型冠状病毒肺炎（Corona Virus Disease 2019，COVID-19）等，某些病毒感染的致死率或致残率很高，并发症严重，如20世纪80年代发现的人类免疫缺陷病毒（HIV）所致的艾滋病是危害性极大、病死率很高的传染病。

抗病毒药主要是通过影响病毒复制周期的某个环节而实现抗病毒作用的。理想的抗病毒药应能有效地干扰病毒的复制，又不影响机体细胞的代谢，遗憾的是至今还没有一种抗病毒药物能达到此目的，这也是抗病毒药发展较抗菌药、抗寄生虫药等缓慢的主要原因。大多数抗病毒药在达到治疗剂量时也会对人体产生毒性，尚没有一种药物能够完全治愈病毒性感染疾病，目前较为安全有效的防治病毒性疾病的方法是预防感染和疫苗接种。但随着对分子生物学、病毒基因组序列和病毒与宿主细胞相互作用的深入研究，抗病毒药也有了新的发展。

抗病毒药依据其化学结构又可分为核苷类和非核苷类。

一、核苷类

核苷类抗病毒药是基于代谢拮抗原理而设计的，主要有嘧啶核苷类化合物和嘌呤核苷类化合物。主要药物有齐多夫定（zidovudine）、拉米夫定（lamivudine）、司坦夫定（stavudine）、阿昔洛韦（aciclovir）、伐昔洛韦（valacyclovir）、更昔洛韦（ganciclovir）、泛昔洛韦（famciclovir）、阿德福韦（adefovir）等。

齐多夫定　　　　拉米夫定　　　　司他夫定　　　　阿昔洛韦

伐昔洛韦　　　　　　　　更昔洛韦

泛昔洛韦　　　　　阿德福韦

齐多夫定，又名叠氮胸苷（azidothymidine，AZT），为脱氧胸腺嘧啶核苷的类似物，有叠氮基取代，它对艾滋病病毒和引起T细胞白血病的DNA病毒有抑制作用，具抗逆转录酶作用,是被批准的第一个用于艾滋病及其相关症状治疗的药物。

拉米夫定是双脱氧硫代胞苷化合物,对乙型肝炎病毒(HBV)以及HIV-1病毒有较强的抑制作用。本品主要作用于逆转录酶,抗病毒作用强而持久,口服吸收良好,生物利用度较高,临床主要用于治疗HIV感染、慢性乙型肝炎。

司他夫定为脱氧胸腺嘧啶核苷的脱水产物,对酸稳定,口服吸收良好,常与其他抗病毒药物联合使用,用于治疗Ⅰ型HIV感染。

更昔洛韦为开环脱氧鸟苷衍生物,其对巨细胞病毒(CMV)的作用强于阿昔洛韦,但毒性较大,临床主要用于治疗巨细胞病毒引起的严重感染。

阿德福韦是腺嘌呤的开环核苷衍生物,对嗜肝病毒和逆转录病毒具有明显的抑制作用,对拉米夫定耐药的病毒变异株有较好的抑制作用,且两者之间不产生交叉耐药,临床上主要用于治疗慢性乙型肝炎。

阿昔洛韦 Aciclovir

化学名为9-(2-羟乙氧甲基)鸟嘌呤,又名无环鸟苷。

本品为开环核苷类抗病毒药物,系广谱抗病毒药物,毒性低,几乎无全身毒性。现已作为抗疱疹病毒首选药物,广泛用于治疗疱疹性角膜炎、生殖器疱疹、全身性带状疱疹及疱疹性脑炎及治疗病毒性乙型肝炎。

本品除局部给药外,还可口服及静脉注射,但口服生物利用度较低(约15%)。为克服本品水溶性差、口服吸收少的缺点,将本品与L-缬氨酸制成酯类前药伐昔洛韦,胃肠道吸收好,在体内经肠壁或肝脏代谢生成阿昔洛韦继而转化为三磷酸酯而产生作用,克服了阿昔洛韦生物利用度低的缺点。临床用于治疗急性局部带状疱疹。

二、非核苷类

非核苷类抗病毒药主要有金刚烷胺(amantadine)、利巴韦林(ribavirin)、膦甲酸钠(foscarnet sodium)、奥司他韦(oseltamivir)等。

金刚烷胺　　利巴韦林　　膦甲酸钠　　奥司他韦

金刚烷胺可抑制病毒颗粒传入宿主细胞,也可抑制病毒早期复制和阻断病毒的脱壳及核酸对宿主细胞的侵入。对防治各种A型流感病毒有效,尤其对亚洲A_2型流感病毒特别有效。

利巴韦林又名三氮唑核苷、病毒唑。该药进入被病毒感染的细胞后经磷酸化，能抑制病毒聚合酶和 mRNA，破坏病毒 RNA 和蛋白质合成，使病毒复制与传播受限。本品为广谱抗病毒药，对多种病毒如呼吸道合胞病毒、流感病毒、单纯疱疹病毒、带状疱疹病毒等有抑制作用。临床用于治疗呼吸道合胞病毒感染引起的病毒性肺炎与支气管炎、皮肤疱疹病毒感染等。

膦甲酸钠是结构最简单的抗病毒药物。它作用于病毒的 DNA 聚合酶，抑制疱疹病毒的复制；也可以作用于逆转录酶，抑制逆转录病毒和 HIV 病毒。临床可用于敏感病毒所致的皮肤感染、黏膜感染，也可用于治疗艾滋病综合征。

奥司他韦是流感病毒神经氨酸酶（neuraminidase，NA）抑制剂。NA 是存在于流感病毒 A 和 B 表面的糖蛋白，是病毒复制过程的关键酶，可促进新生的流感病毒从宿主细胞的唾液酸残基释放，并加速流感病毒传染其他的宿主细胞。奥司他韦通过抑制 NA，能有效地阻断流感病毒的复制过程，对流感的预防和治疗发挥重要的作用。临床用于预防和治疗 A、B 型流感病毒导致的流行性感冒。

本章小结

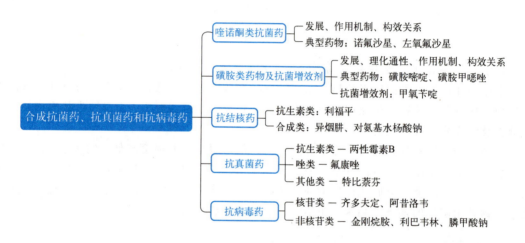

目标检测

一、单选题

1. 含有哌嗪环的抗菌药是（　　）。

A. 阿昔洛韦　　B. 氟康唑　　C. 利巴韦林　　D. 左氧氟沙星　　E. 磺胺嘧啶

2. 喹诺酮类抗菌药构效关系叙述正确的是（　　）。

A. 吡啶酮酸的 B 环是抗菌的必要基团　　B. 6 位引入氢原子可使活性大增

C. 2 位有取代时活性较好　　D. 7 位引入哌嗪基活性增加

E. 8 位引入氟活性好，毒副作用也不增加

3. 下列药物为抗菌增效剂的是（　　）。

A. 氧氟沙星　　B. 环丙沙星　　C. 磺胺嘧啶

D. 甲氧苄啶　　E. 齐多夫定

4. 异烟肼遇光易被氧化变色，是由于其结构中存在（　　）。

A. 异噁嗪环　　B. 吩噻嗪环　　C. 酚羟基　　D. 酰肼基　　E. 吡啶环

5. 左氧氟沙星具有下列哪种性质（　　）?
   A. 酸性　　　B. 碱性　　　C. 酸碱两性　　　D. 中性　　　E. 氧化性
6. 下列抗真菌药物中，含有三氮唑结构的药物是（　　）。
   A. 氟康唑　　B. 克霉唑　　C. 益康唑　　　D. 酮康唑　　E. 咪康唑
7. 复方新诺明的成分药是（　　）。
   A. 磺胺嘧啶＋磺胺甲噁唑　　　　　B. 磺胺嘧啶＋丙磺舒
   C. 磺胺甲噁唑＋阿昔洛韦　　　　　D. 磺胺甲噁唑＋甲氧苄啶
   E. 磺胺甲噁唑＋克拉维酸
8. 氟喹诺酮类抗菌药物母核结构中，产生药效的必需结构特点是（　　）。
   A. 3位有羧基，2位有羰基　　　　B. 1位有甲基取代，2位有羧基
   C. 4位有氟原子　　　　　　　　　D. 3位有羧基，4位有羰基
   E. 7位有哌嗪基

二、多选题

1. 磺胺类药物所具有的结构特点包括（　　）。
   A. 芳伯氨基　　B. 磺酰胺基　　C. 苯环　　D. 溴原子　　E. 酰肼基
2. 具有抗真菌活性的药物有（　　）。
   A. 氟康唑　　B. 诺氟沙星　　C. 克霉唑　　D. 益康唑　　E. 奥司他韦
3. 下列属于抗病毒的药物有（　　）。
   A. 金刚烷胺　　B. 阿昔洛韦　　C. 利巴韦林　　D. 齐多夫定　　E. 膦甲酸钠
4. 下列属于抗真菌的药物有（　　）。
   A. 伊曲康唑　　B. 氟康唑　　C. 酮康唑　　D. 两性霉素B　　E. 特比萘芬
5. 抗病毒药物依据其化学结构可分为（　　）。
   A. 核苷类　　　　　B. 非核苷类　　　　C. 干扰病毒核酸复制的药物
   D. 抑制蛋白酶的药物　　E. 病毒神经氨酸酶抑制剂
6. 属于抗生素类抗结核的药物有（　　）。
   A. 链霉素　　　　　B. 利福平　　　　　C. 异烟肼
   D. 对氨基水杨酸钠　　E. 盐酸乙胺丁醇

三、简答题

1. 配制磺胺类药物钠盐注射液的注射用水能否在煮沸、放冷数天后，再用来溶解其钠盐原料配制注射液？
2. 如何用化学方法区别诺氟沙星与磺胺嘧啶？
3. 根据氟喹诺酮类抗菌药的结构特点和构效关系，说明使用该类药物时应注意哪些问题。

第六章 镇静催眠药、抗癫痫药和抗精神失常药

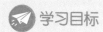 学习目标

[知识目标]
1. 掌握镇静催眠药、抗癫痫药、抗精神失常药的分类及常用药物；掌握苯二氮䓬类、巴比妥类药物的结构特点、理化性质。
2. 掌握典型药物地西泮、苯巴比妥、苯妥英钠、盐酸氯丙嗪的名称、化学结构、理化性质及临床应用。
3. 熟悉抗癫痫药、抗精神失常药及抗抑郁药的分类及常用药物；熟悉抗精神病药的结构类型及常用药物的结构特点、作用特点及临床用途。
4. 了解苯二氮䓬类药物的发展、癫痫的发病机制、吩噻嗪类抗精神病药的构效关系。

[能力目标]
1. 能应用典型药物的结构特点和理化性质，解决其调剂、制剂、分析检验、贮存保管及临床应用等问题。
2. 学会药物鉴别的基本操作。

[素质目标]
1. 培养学生在药学事业中"以患者为本"的理念。
2. 培养学生对精神药品须依法调剂、合理用药的理念。

中枢神经系统药物能够透过血脑屏障，对中枢神经活动起到抑制或兴奋的作用，达到治疗相关疾病的目的。按药物作用或治疗的疾病分类，可分为镇静催眠药、抗癫痫药、抗精神病药、抗抑郁药等。

第一节 镇静催眠药

镇静药（sedatives）使人处于安静或思睡状态，催眠药（hypnotics）可促进和维持近似生理睡眠。两者并无明显界限，常因剂量不同而产生不同的效果。一般在较小剂量时起镇静作用，中等剂量时起催眠作用，大剂量则产生麻醉、抗惊厥作用，统称为镇静催眠药。该类药物对中枢神经系统有广泛的抑制作用，除镇静催眠外，还可以用于抗焦虑、抗癫痫等。镇静催眠

药按化学结构可分为苯并二氮䓬类、巴比妥类、非苯二氮䓬类 GABA$_A$ 受体激动剂等。

镇静催眠药大多属于精神药品，须特殊管理，并依法调剂、合理用药，切勿滥用。

一、苯并二氮䓬类

苯并二氮䓬类镇静催眠药是 20 世纪 60 年代发展起来的，为第二代镇静催眠药，其基本结构为苯环与七元亚胺内酰胺环骈合而成的 1,4-苯并二氮䓬。该类药物选择性高、安全范围大、对呼吸抑制小、大剂量不引起麻醉，长期应用虽可引起耐受性与依赖性，但发生率相对较低，目前临床上几乎取代了第一代的巴比妥类，成为镇静催眠、抗焦虑的首选药。

苯并二氮䓬类药物结构通式

（一）发展概况

首个用于临床的苯并二氮䓬类药物是氯氮䓬（chlordiazepoxide），但味道极苦，且二氮䓬环上的氮氧化和胩基的结构不是活性所必需的，经结构简化得地西泮（diazepam）。地西泮的活性比氯氮䓬更强（3～10 倍），毒性更低，而且合成方法更简单。为提高药效、降低毒副作用，在地西泮的基础上进行结构改造，得到了一系列苯二氮䓬类药物。如氯硝西泮（clonazepam）的抗惊厥作用比地西泮强 5 倍，作用迅速，用于治疗各种癫痫；奥沙西泮（oxazepam）是地西泮的活性代谢产物，药理作用较地西泮弱，但副作用较小，用于焦虑障碍、伴有焦虑的失眠；劳拉西泮（lorazepam）的抗焦虑作用较地西泮强，用于严重焦虑症、焦虑状态以及惊恐焦虑的急性期控制。在苯并二氮䓬环的 1，2 位并上五元含氮杂环，如咪唑和三氮唑环，得到后缀为唑仑（-azolam）的一系列作用较强的苯并二氮䓬类药物，如艾司唑仑（estazolam）镇静催眠作用比硝西泮强 2.4～4 倍，用于各种类型的失眠；阿普唑仑（alprazolam）抗焦虑作用比地西泮强 10 倍，主要用于治疗焦虑症；三唑仑（triazolam）为短效镇静催眠药，口服吸收快，用于治疗各种类型的失眠。

氯氮䓬　　地西泮　　氯硝西泮　　奥沙西泮

劳拉西泮　　艾司唑仑　　阿普唑仑　　三唑仑

（二）理化性质

1. 弱碱性

本类药物含有1,4-苯并二氮䓬环，多数药物显弱碱性，可溶于盐酸等强酸。

2. 水解性

本类药物具有1,2-酰胺键及4,5-烯胺键，易发生水解开环，生成二苯甲酮衍生物及相应的氨基酸。但水解开环方式随pH值而变化，在酸性条件下，1,2位及4,5位均开环；在碱性条件下，1,2位开环，而4,5位重新环合。因此，1,2位并合三氮唑环的药物，对水解的稳定性增加。

（三）构效关系

① 七元亚胺内酰胺环为活性必需结构。

② 在7位引入吸电子原子或基团，活性增强。强弱一般次序为 $NO_2 > CF_3 > Br > Cl$。

③ 5位苯基取代专属性很强，若以其他基团代替则活性降低；在苯基2位引入吸电子基团，可明显增强活性。

④ 1,2位骈入杂环，可增加药物代谢稳定性和与受体的亲和力，使生物活性明显提高。

⑤ 3位引入羟基，活性较弱，但副作用小，半衰期短。

（四）作用机制

苯二氮䓬类药物为苯二氮䓬受体（$GABA_A$受体的一部分）激动剂。当苯二氮䓬类药物占据苯二氮䓬受体时，可促进γ-氨基丁酸（GABA）与$GABA_A$受体结合，使Cl^-通道开放频率增加，Cl^-内流增多，使神经细胞超极化，从而产生镇静、催眠、抗焦虑、抗惊厥和中枢性肌松等中枢抑制效应。

（五）体内代谢

地西泮的体内代谢主要在肝脏进行，主要代谢途径为1位去甲基和3位羟基化，代谢产物仍有活性。替马西泮（temazepam）和奥沙西泮（oxazepam）均为地西泮的活性代谢物，且副作用小，半衰期较短，适宜老年人和肝肾功能不良者使用，已广泛用于临床。

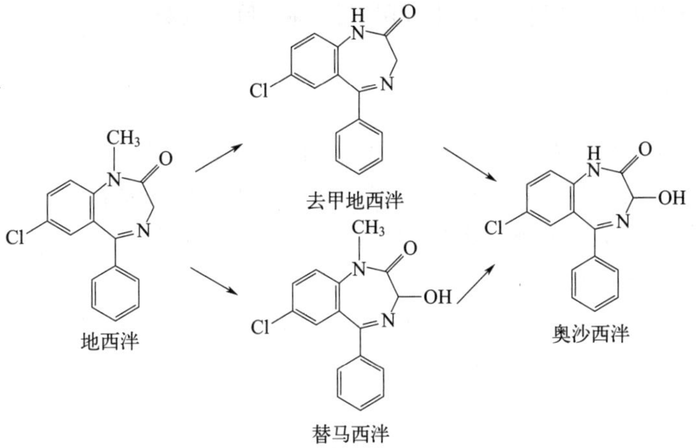

地西泮的体内代谢过程中，去甲地西泮、替马西泮、奥沙西泮为代谢产物。

（六）典型药物

地西泮 Diazepam

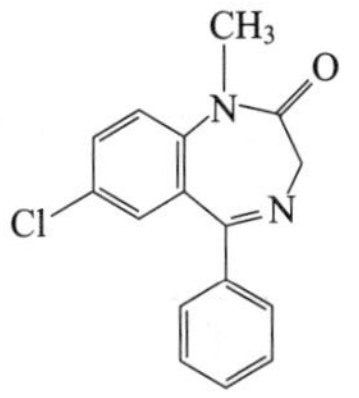

化学名为 1-甲基-5-苯基-7-氯-1,3-二氢-2H-1,4-苯并二氮杂䓬-2-酮。又名安定。

本品为白色或类白色的结晶性粉末；无臭。在丙酮或三氯甲烷中易溶，在乙醇中溶解，在水中几乎不溶。

本品溶于稀盐酸，加碘化铋钾试液，生成橘红色沉淀，放置后颜色变深。

本品溶于硫酸，在紫外光灯（365nm）下检视，显黄绿色荧光。

地西泮结构中具有 1,2 酰胺键及 4,5 烯胺键，在酸性或碱性溶液中易水解开环，生成 2-甲基-5-氯-二苯甲酮和甘氨酸。口服该药后，在胃酸作用下，1,2 位及 4,5 位均开环，当开环化合物进入弱碱性的肠道后，4,5 位重新环合。因此，4,5 位间的开环是可逆的，不影响药物的生物利用度。

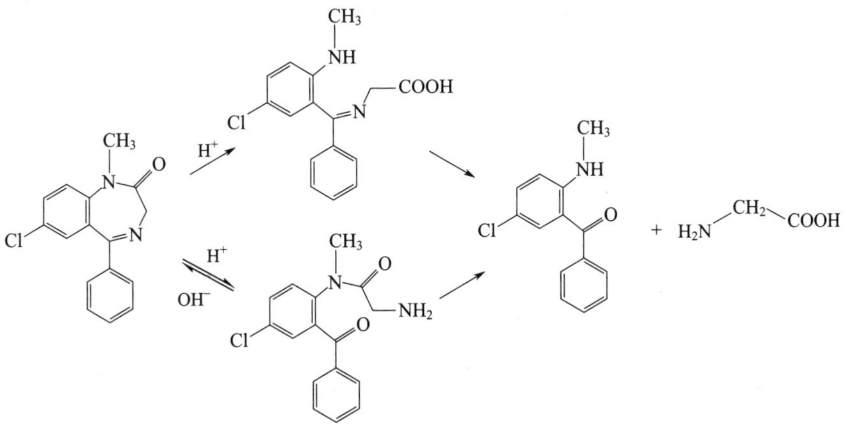

第六章 镇静催眠药、抗癫痫药和抗精神失常药

本品主要用于焦虑、镇静催眠,还可用于抗癫痫和抗惊厥。

二、巴比妥类药物

巴比妥类药物

巴比妥类药物为巴比妥酸(又称丙二酰脲)的衍生物,是应用较早的镇静催眠药,但由于该类药物长期应用可产生成瘾性以及呼吸抑制等不良反应,临床上已逐渐被苯二氮䓬类药物所取代。目前巴比妥类药物主要用于抗惊厥、抗癫痫、麻醉及麻醉前给药。

巴比妥酸本身无镇静催眠活性,只有当其 C5 位上的两个氢均被取代基取代时,才有活性,因此,巴比妥类药物的基本结构如下图。

(一)药物的分类

由于 C5 位取代基的不同,使得巴比妥类药物起效快慢和作用时间不同,通常按作用时间可将其分为长时效、中时效、短时效和超短时效四种类型(如表 6-1)。

表 6-1 常用的巴比妥类镇静催眠药

类型	药物名称	化学结构	主要用途
长时效 (4~12h)	苯巴比妥 phenobarbital		治疗焦虑、失眠(睡眠时间短早醒患者)、癫痫及运动障碍。是治疗癫痫大发作及局限性发作的重要药物
中时效 (2~8h)	异戊巴比妥 amobarbital		镇静、催眠、抗惊厥(小儿高热惊厥、破伤风惊厥、子痫、癫痫持续状态)和麻醉前给药
短时效 (1~4h)	司可巴比妥 secobarbital		镇静催眠、抗惊厥
超短时效 (0.5~1h)	硫喷妥钠 thiopental sodium		静脉麻醉
	海索比妥 hexobarbital		静脉麻醉

（二）药物的构效关系

巴比妥类药物镇静催眠作用的强弱和快慢取决于药物的解离常数 pK_a 和脂水分配系数，作用时间长短则与 C5 位取代基在体内的代谢过程有关。

1. 解离常数对药效的影响

药物通常以分子形式透过生物膜，在膜内介质中解离成离子后发挥药理作用，故要求药物有一定的解离度。药物的解离度取决于解离常数 pK_a 和介质的 pH。一般地，pK_a 值越大，起效快、作用强。常用巴比妥类药物的 pK_a 和未解离率见表 6-2。

表 6-2　常用巴比妥类药物的 pK_a 和未解离率

名称	巴比妥酸	5-苯巴比妥酸	苯巴比妥	异戊巴比妥	戊巴比妥	海索巴比妥
pK_a	4.12	3.75	7.40	7.9	8.0	8.4
未解离率/%	0.05	0.02	50	75.97	79.92	90.91

2. 脂水分配系数对药效的影响

药物需要有一定的脂溶性来通过脂质的生物膜，而药物在血液和体液中的转运，又要求药物有一定的水溶性，因此，药物必须有适当的脂水分配系数。巴比妥类药物的结构特点使该类药物具有适当的脂水分配系数：①C5 位上的两个氢原子必须全被取代才产生镇静催眠作用，且取代基的碳原子总数在 4～8 之间时，作用良好，少于或多于时效力均降低；而碳原子总数多于 8 个时，甚至有致惊厥作用。②C2 位上以 S 代替 O，脂溶性大大增加，起效快，作用时间短，如硫喷妥钠。③N 原子上引入甲基，可降低酸性，增加脂溶性，起效快，如海索比妥。

3. 药物在体内代谢的难易程度对药物作用时间的影响

巴比妥类药物的代谢反应主要是 5 位取代基的氧化，所以 C5 位取代基的代谢稳定性决定着该类药物的作用时间的长短：①C5 位取代基为不饱和烃基、环烯烃基或带支链烷烃基等，作用快而强，维持时间短，如司可巴比妥。②C5 位取代基为芳烃或直链饱和烷烃，多为长效催眠药，如苯巴比妥。

（三）药物的理化性质

1. 弱酸性

本类药物为丙二酰脲的衍生物，可发生酮式与烯醇式的互变异构，形成烯醇型呈现弱酸性。可与碱金属的碳酸盐或氢氧化物形成水溶性的强碱弱酸盐，供配制注射剂使用。但由于其酸性小于碳酸的酸性，因此巴比妥类药物的钠盐不能露置于空气中贮存，其钠盐注射液不能与其他酸性注射液配伍使用。

2. 水解性

巴比妥类药物由于结构中含有双内酰亚胺结构（内酰脲）而具水解性。其钠盐水溶液不稳定，在室温条件下即可水解开环，碱性条件下更易水解。因此，巴比妥类药物的钠盐注射剂须制成粉针剂，临用现配。该类药物钠盐的水解反应过程如下。

3. 与金属离子成盐反应

巴比妥类药物可与银、铜、汞、钴等金属离子反应，可用于该类药物的鉴别和含量测定。

（1）与硝酸银作用　在碳酸钠溶液中与硝酸银试液反应先生成可溶性一银盐，再与过量的硝酸银试液反应生成不溶于水的二银盐的白色沉淀，该沉淀溶于氨试液。

（2）与铜-吡啶试液作用　与吡啶-硫酸铜试液作用生成紫色或蓝紫色配位化合物的溶液或沉淀，含硫巴比妥反应后显绿色。

> **课堂讨论**
>
> 1. 是否可将苯巴比妥钠溶解到长时间放置的纯化水中？
> 2. 若将苯巴比妥钠制成注射剂，需制成哪种剂型？影响其稳定性的主要因素是什么？提高其稳定性的方法有哪些？

（四）典型药物

苯巴比妥　Phenobarbital

化学名为5-乙基-5-苯基-2,4,6(1H,3H,5H)-嘧啶三酮。又名鲁米那。

本品为白色有光泽的结晶性粉末；无臭；饱和水溶液显酸性反应。在乙醇或乙醚中溶解，在三氯甲烷中略溶，在水中极微溶解；在氢氧化钠或碳酸钠溶液中溶解。

本品固体在干燥空气中较稳定，其钠盐水溶液室温放置即可易水解，生成2-苯基丁酰脲沉淀而失效。

本品分子结构中含有苯环,可与硫酸、亚硝酸钠反应,即显橙黄色,随即转橙红色;与甲醛-硫酸试液反应,接界面显玫瑰红色。可用于区别不含苯基的巴比妥类药物。

本品具有镇静、催眠、抗惊厥作用。目前临床主要用于治疗癫痫大发作和局限性发作。

三、非苯二氮䓬类 GABA$_A$ 受体激动剂

20 世纪 90 年代,一些新型镇静催眠药相继问世,这些药物都可选择性地作用于苯二氮䓬受体,普遍具有耐受性和身体依赖性小、安全性高的特点。

(一) 咪唑并吡啶类

唑吡坦(zolpidem)是第一个上市的咪唑并吡啶类镇静催眠药,它选择性地与苯二氮䓬ω_1受体亚型结合。主要用于治疗偶发性、暂时性和慢性失眠症,在正常治疗周期内,极少产生耐受性和身体依赖性。目前已成为欧美国家的主要镇静催眠药,常用酒石酸盐。

(二) 吡咯酮类

佐匹克隆(zopiclone)为吡咯酮类药物,与唑吡坦作用类似,也是苯二氮䓬ω_1受体亚型选择性激动剂,无成瘾性和耐受性,有"第三代催眠药"之称。该药物左旋异构体无镇静催眠作用,右旋体活性好,为速效、短效镇静催眠药。

(三) 吡唑并嘧啶类

扎来普隆(zaleplon)的药理作用特点与唑吡坦非常相似,为苯二氮䓬ω_1受体完全激动剂,副作用较小,没有精神依赖性。具有与苯二氮䓬类药物类似的镇静、抗焦虑、抗惊厥和抗癫痫作用,还可用作肌肉、骨骼肌松弛剂。

唑吡坦　　　　佐匹克隆　　　　扎来普隆

第二节　抗癫痫药

癫痫是一类慢性、反复性、突然发作性、短暂脑功能失调综合征。发病机制复杂,一般认为是脑神经突发性异常高频率放电并向四周扩散而引起的脑功能异常。由于异常放电神经元所在部位(病灶)和扩散范围不同,临床表现亦不同,据此分为:大发作、小发作、精神运动性发作、局限发作和持续状态等类型。抗癫痫药主要用于防止和控制癫痫的发作。抗癫痫药按化学结构可分为酰脲类、苯并二氮䓬类(详见第一节镇静催眠药)、二苯并氮杂䓬类、脂肪羧酸类和其他类。

抗癫痫药物

> **抗癫痫药的应用**
>
> 1. 合理选药。根据癫痫发作类型选择适当的药物，如大发作常选用苯妥英钠、苯巴比妥；小发作首选乙琥胺；精神运动性发作宜选卡马西平；肌阵挛性发作首选丙戊酸钠；癫痫持续状态首选地西泮等。
>
> 2. 规范用药。小剂量开始，逐渐调整至控制发作为限；单一用药，无效时才考虑合用，一般不超过3种；有规律服药；不宜随便换药，确需更换时应防止诱发发作；坚持长期治疗；坚持逐渐减量、停药原则；用药时注意不良反应；患者应生活规律化、健康化；孕妇服药有潜在致畸可能，应注意。
>
> 素质培养：以患者为中心，学好专业知识，提高执业能力，指导临床合理用药。

一、酰脲类

（一）药物概述

酰脲类抗癫痫药包括巴比妥类（详见第一节镇静催眠药）、乙内酰脲类及其同型物。对巴比妥类药物进行结构改造，将其环丙二酰脲结构去掉一个羰基后即为五元的乙内酰脲类药物，由此发现了苯妥英（phenytoin），是癫痫大发作的首选药物。将苯巴比妥的2位酮基改为次甲基得到扑米酮（primidone），对癫痫大发作和精神运动型发作都有较好的效果，扑米酮在体内经肝脏代谢生成苯巴比妥而发挥药效，因此扑米酮是苯巴比妥的前药。

将乙内酰脲化学结构中的—NH—以电子等排体—O—和—CH$_2$—替换，分别得到噁唑烷酮类（如三甲双酮，因该类药物对造血系统有较大毒性，现已少用）和丁二酰亚胺类〔如苯琥胺（phensuximide）、甲琥胺（methsuximide）和乙琥胺（ethosuximide）常用于小发作，对大发作效果不佳，其中乙琥胺是失神性小发作的首选药物〕。

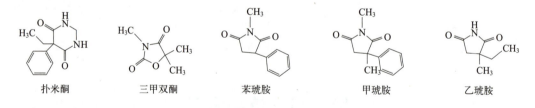

扑米酮　　　　三甲双酮　　　　苯琥胺　　　　甲琥胺　　　　乙琥胺

（二）典型药物

苯妥英钠　Phenytoin Sodium

化学名为5,5-二苯基乙内酰脲钠盐，又名大伦丁钠。

本品为白色粉末；无臭；微有引湿性。在水中易溶，在乙醇中溶解，在三氯甲烷或乙醚中几乎不溶。

苯妥英的结构与巴比妥类似，可因互变异构而显酸性，但其酸性弱于碳酸，故苯妥英钠水溶液显碱性，在空气中渐渐吸收二氧化碳，析出苯妥英，使溶液发生浑浊。

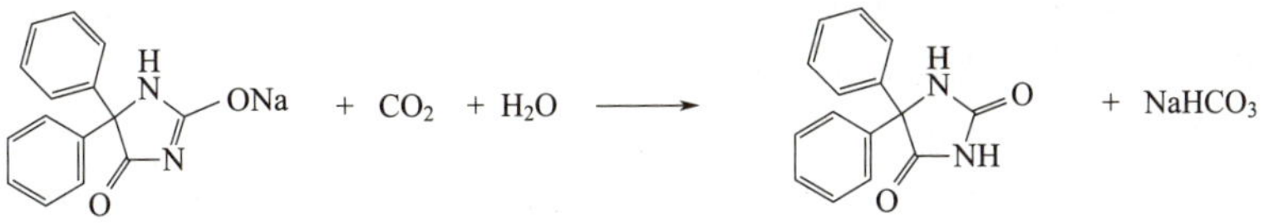

本品分子结构中具有乙内酰脲结构，易发生水解反应，与碱加热可分解成二苯基脲基乙酸，最后生成二苯基氨基乙酸，并释放出氨。

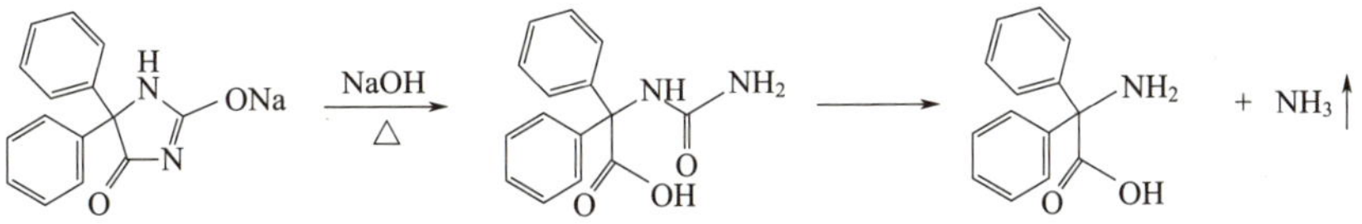

本品水溶液与二氯化汞试液反应，即生成白色沉淀；在氨试液中不溶。巴比妥类药物生成的白色汞盐沉淀溶于氨试液中，可以此区别。

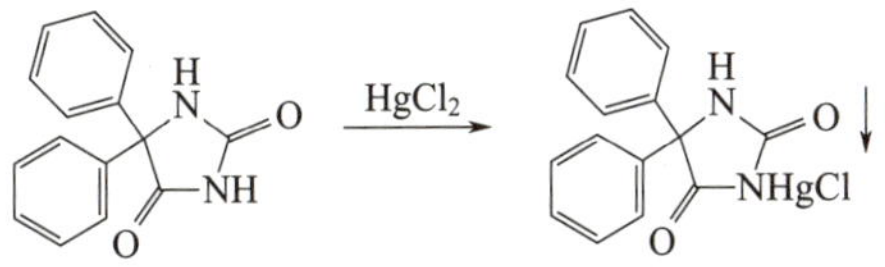

本品与吡啶-硫酸铜试液反应显蓝色（巴比妥类药物显紫色或蓝紫色）。

本品主要被肝微粒体酶代谢，主要代谢产物为无活性的5-（4-羟基苯基）-5-苯乙内酰脲，与葡糖醛酸结合排出体外。约20%以原形由尿排出，在碱性尿液中排泄较快。本品具有饱和代谢动力学的特点，如果用量过大或短时内反复用药，可使代谢酶饱和，代谢速度显著减慢而产生毒性。

本品为治疗癫痫大发作和局限性发作的首选药，对小发作无效。也可用于治疗三叉神经痛及洋地黄中毒所致的室性及室上性心律失常。

二、二苯并氮杂䓬类

二苯并氮杂䓬类第一个用于临床的是卡马西平（carbamazepine），主要用于治疗其他药物难以控制的成年人精神运动性癫痫发作和大发作。奥卡西平（oxcarbazepine）是卡马西平的10-酮基衍生物，是一种前体药物，在体内代谢为有活性的10-羟基代谢物，药理作用和临床疗效与卡马西平相似，具有很强的抗癫痫活性，且耐受性较好。

卡马西平 Carbamazepine

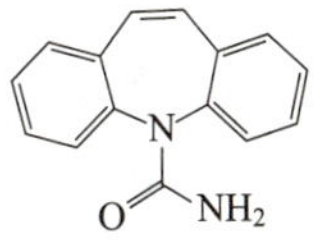

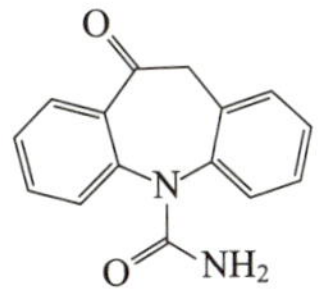

奥卡西平

化学名为 5H-二苯并[b,f]氮杂䓬-5-甲酰胺，又名酰胺咪嗪。

本品为白色或类白色的结晶性粉末；几乎无臭。在三氯甲烷中易溶，在乙醇中略溶，在水或乙醚中几乎不溶。

本品在干燥状态及室温下较稳定。片剂在潮湿的环境中可生成二水合物，使片剂表面硬化，导致溶解和吸收变差，药效降为原来的 1/3。本品长时间光照可由白色变为橙色，部分分解为二聚体和 10,11-环氧化物，故应避光保存。

本品与硝酸共热，显橙红色。

本品主要用于治疗癫痫精神运动性发作和大发作、复杂部分性发作或其他全身性发作，也可用于治疗三叉神经痛及舌咽神经痛。

三、脂肪羧酸类及其他类

（一）脂肪羧酸类

丙戊酸钠（sodium valproate）是第一个用于临床的脂肪羧酸类抗癫痫药，主要用于单纯或复杂失神发作、肌阵挛发作、大发作的单药或合并用药治疗，对各型小发作效果更好。丙戊酰胺（valpromide）是丙戊酸的酰胺衍生物，对多种类型癫痫均有较好疗效。

丙戊酸钠　　丙戊酰胺

（二）γ-氨基丁酸（GABA）衍生物

GABA 是哺乳动物中枢神经系统的抑制性递质，与 GABA 受体作用可降低脑部兴奋性。普洛加胺（progabide）（又名卤加比）是一种拟 GABA 药，可直接激动 GABA 受体。其他类似物还有加巴喷丁（gabapentin）、氨己烯酸（vigabatrin）等。

普洛加胺　　加巴喷丁　　氨己烯酸

第三节　抗精神失常药

精神失常是由各种原因引起的大脑功能活动紊乱，导致认识、情感、意志和行为等精神活动产生不同程度障碍的一类疾病。根据主要适应证，抗精神失常药可分为抗精神病药、抗抑郁药、抗焦虑药和抗躁狂药。本节主要介绍抗精神病药和抗抑郁药。

一、抗精神病药

抗精神病药选择性抑制神经活动,可在不影响意识清醒的条件下,有效控制兴奋、躁动、幻觉和妄想等精神病症状。抗精神病药又称为强安定药,主要用于精神分裂症,长期应用一般无成瘾性。早期的抗精神病药是DA受体阻断剂,但多可发生锥体外系副反应,亦称为经典的抗精神病药。近年来,一些新型的抗精神病药陆续上市,作用机制与经典的抗精神病药不同,较少发生锥体外系副反应,亦称为非经典的抗精神病药。

抗精神病药根据化学结构分为吩噻嗪类、硫杂蒽类(噻吨类)、丁酰苯类、二苯并二氮䓬类、苯甲酰胺类、苯并异噁唑类等。

(一) 吩噻嗪类

20世纪50年代,临床观察到抗组胺药异丙嗪有较强的中枢抑制作用,对其结构进行改造得到了具有强安定作用的抗精神病药氯丙嗪,后又发展出一系列吩噻嗪类抗精神病药。

1. 吩噻嗪类药物的构效关系

吩噻嗪类药物基本结构如下图。

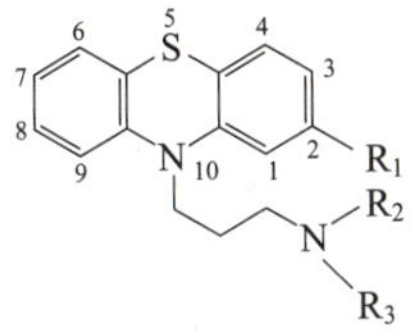

吩噻嗪类药物的构效关系如下。

① 吩噻嗪环2位氯原子是活性必要基团,可用其他吸电子基团取代,活性顺序为$CF_3 > Cl > COCH_3$,如三氟丙嗪的抗精神病活性是氯丙嗪的4倍。

② 吩噻嗪环10位为3个直链碳原子与碱性基团相连,即为吩噻嗪类的基本结构。侧链末端的碱性基团常为叔胺,以哌嗪环的衍生物效果较好。如奋乃静抗精神病活性是氯丙嗪的10倍,氟奋乃静的活性是氯丙嗪的几十倍。

③ 运用前药原理,将侧链伯醇与长链脂肪酸成酯。可延缓体内代谢,成为供肌内注射的长效药物。特别适用于服药不合作且需要长期治疗的患者,如氟奋乃静的庚酸酯可每隔2~3周注射一次,氟奋乃静的癸酸酯肌内注射42~72h起作用,一次注射可有效控制精神分裂症状达4~6周。

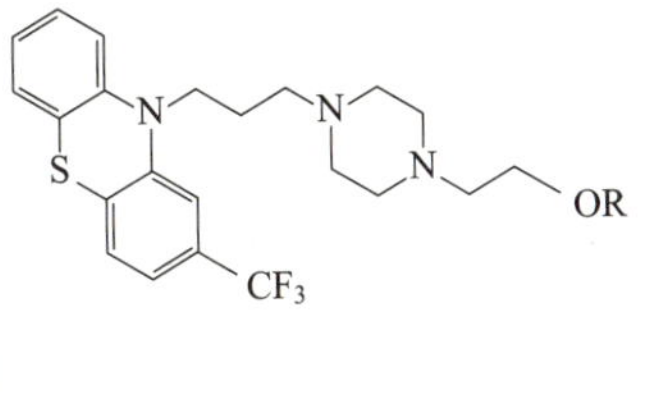

	R
氟奋乃静庚酸酯	—COC_6H_{13}
氟奋乃静癸酸酯	—COC_9H_{19}

2. 典型药物

盐酸氯丙嗪 Chlorpromazine Hydrochloride

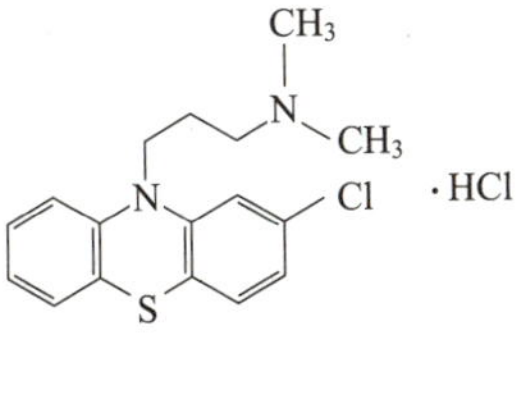

化学名为 N,N-二甲基-2-氯-10H-吩噻嗪-10-丙胺盐酸盐,又名冬眠灵。

本品为白色或乳白色结晶性粉末;有微臭,有引湿性;遇光渐变色;水溶液显酸性反应。在水、乙醇或三氯甲烷中易溶,在乙醚或苯中不溶。

本品水溶液显酸性反应,遇碱可析出游离氯丙嗪沉淀,故本品忌与碱性药物配伍使用。

本品结构中含有吩噻嗪环,易被氧化渐变为红色,遇氧化剂则被迅速氧化破坏;遇光分解生成自由基,自由基与体内一些蛋白质作用发生过敏反应,口服或注射给药后,部分患者在日光强烈照射下会发生严重的光化毒过敏反应,皮肤出现红疹,这是吩噻嗪类药物的毒副作用之一。

本品注射液在日光作用下引起的氧化变质反应可使注射液的 pH 值降低,为提高注射液稳定性,常加入对氢醌、连二亚硫酸钠、亚硫酸氢钠或维生素 C 等抗氧剂,安瓿中通氮气等惰性气体,遮光密封保存,均可阻止其变色。

本品水溶液加硝酸后可能形成自由基或醌式结构而显红色,渐变淡黄色,可用于鉴别。本品与三氯化铁试液作用,显稳定的红色。

本品临床用于治疗精神分裂症和躁狂症,亦用于镇吐(对刺激前庭引起的呕吐无效)、强化麻醉及人工冬眠等。

课堂讨论

1. 吩噻嗪类药物的注射液,若与巴比妥类药物的钠盐注射液配伍使用会出现什么现象?如何避免?
2. 制备还原性药物的注射液时,应注意哪些问题?
3. 请分析患者使用氯丙嗪后的注意事项。

(二) 硫杂蒽类 (噻吨类)

根据电子等排体原理,用碳原子替换吩噻嗪环 10 位氮原子,并通过双键与碱性侧链相连得到噻吨类。该类药物镇静作用较吩噻嗪类弱,有一定的抗焦虑和抗抑郁作用,对伴有焦虑、抑郁的精神病患者效果好。常用药物有氯普噻吨 (chlorprothixene)、珠氯噻醇 (zuclopenthixol)、氟哌噻吨 (flupentixol) 等。

氯普噻吨　　　　　　珠氯噻醇　　　　　　氟哌噻吨

(三) 丁酰苯类

丁酰苯类抗精神病作用较吩噻嗪类强,代表药物有氟哌啶醇 (haloperidol)、三氟哌多 (trifluperidol)、氟哌利多 (droperidol) 等,用于急、慢性各型精神分裂症,但易发生锥体外系副反应。

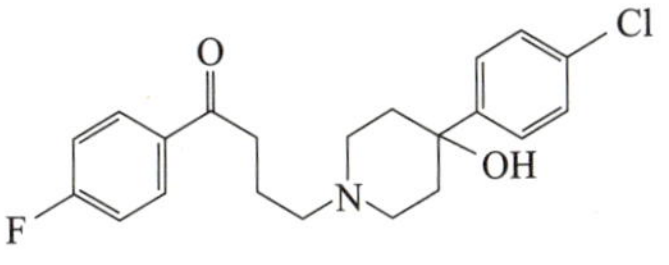

氟哌啶醇 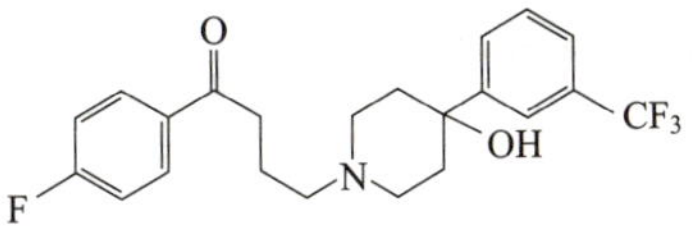　　　　　　　　　　三氟哌多 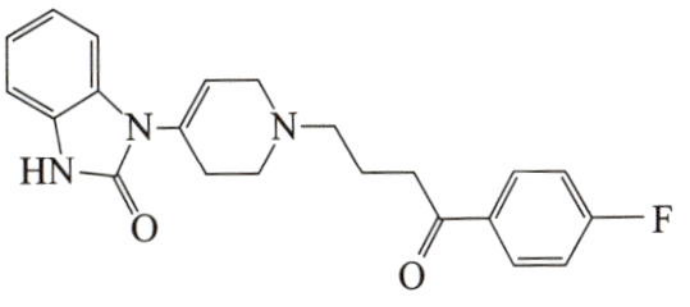　　　　　　　　　　氟哌利多

(四) 二苯并二氮䓬类及其衍生物

吩噻嗪类、噻吨类、丁酰苯类药物在治疗精神病症状的同时，较易发生锥体外系副反应。为降低毒副作用，对吩噻嗪类药物的噻嗪环进行结构改造，将六元环扩为二苯并二氮䓬环得到氯氮平（clozapine）。该药具有较好的抗精神病作用，且锥体外系副反应和迟发性运动障碍等毒副作用较轻，称之为非经典的抗精神病药。对氯氮平结构改造，以生物电子等排体替换，得到一系列二苯并二氮䓬类衍生物，如奥氮平（olanzapine）、洛沙平（loxapine）、氯噻平（clotiapine）、喹硫平（quetiapine）、佐替平（zotepine）等。

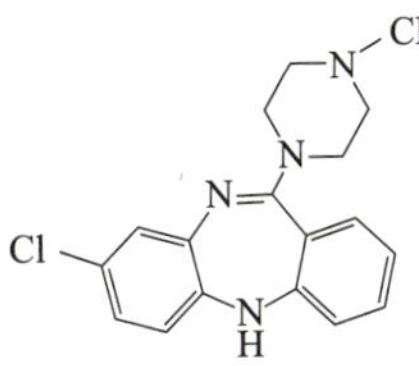

氯氮平 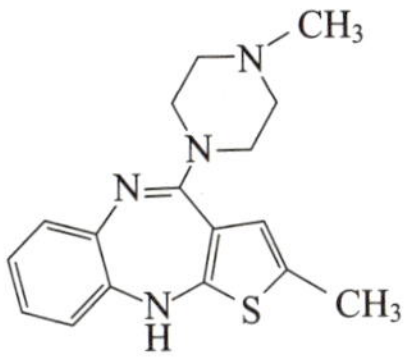　　　　　　　　　　奥氮平 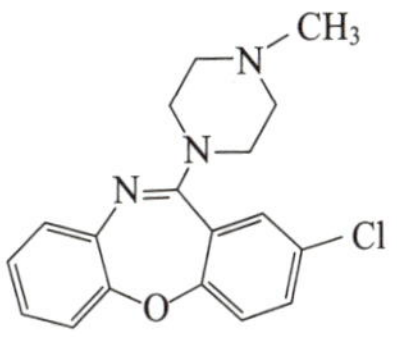　　　　　　　　　　洛沙平

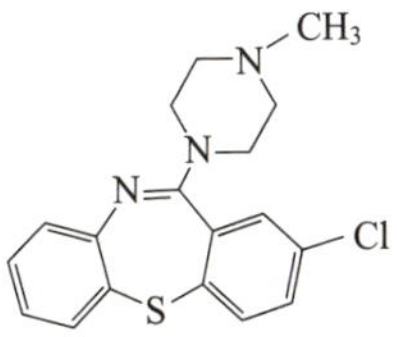

氯噻平 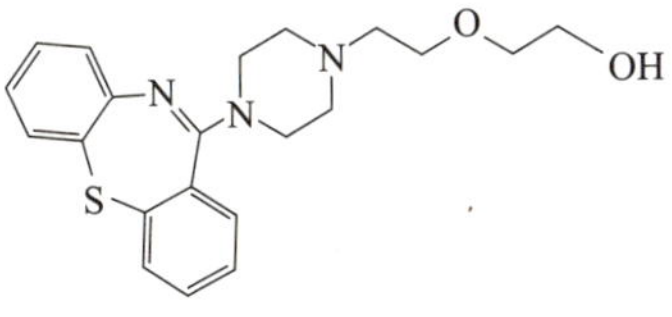　　　　　　　　　　喹硫平 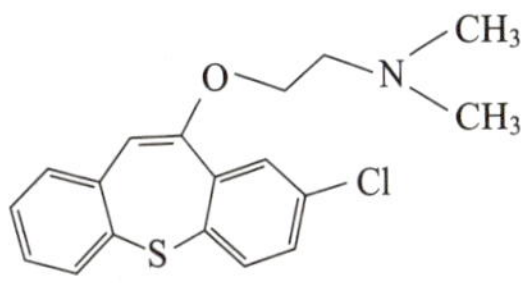　　　　　　　　　　佐替平

(五) 苯甲酰胺类

舒必利（sulpiride）为苯甲酰胺类抗精神病药物代表药，该药可选择性阻断多巴胺受体，抗精神病作用较强而锥体外系副反应较轻，可用于精神分裂症和中枢性呕吐的对症治疗。

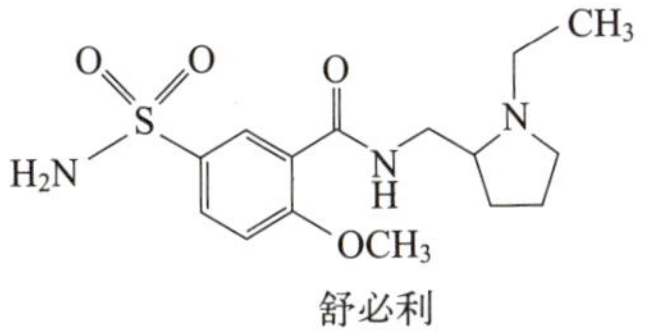

舒必利

(六) 苯并异噁唑类

利培酮（risperidone）口服吸收快而完全，锥体外系反应及迟发性运动障碍轻。

利培酮

二、抗抑郁药

抑郁症是一种常见的情感活动发生障碍的精神疾病，主要表现为显著而持久的心境低落、抑郁悲观、思维缓慢、意志活动减退，严重者常伴有自杀的观念或行为。临床常用的抗抑郁药按作用机制可分为去甲肾上腺素重摄取抑制剂、5-羟色胺重摄取抑制剂、单胺氧化酶抑制剂和其他类。

（一）去甲肾上腺素重摄取抑制剂

去甲肾上腺素（NE）重摄取抑制剂亦称为三环类抗抑郁药，通过抑制神经突触前端对去甲肾上腺素的重摄取，提高脑内去甲肾上腺素含量，增加去甲肾上腺素的功能，从而起到抗抑郁作用。常用药物有丙米嗪（imipramine）、氯米帕明（clomipramine）、阿米替林（amitriptyline）、多塞平（doxepin）、度硫平（dosulepin）等。其中阿米替林镇静效果最强，可使抑郁症患者情绪明显改善。马普替林（maprotiline）为三环类的结构类似物，也称为四环类抗抑郁药，该药物选择性抑制去甲肾上腺素重摄取，对 5-羟色胺（5-HT）几乎无作用，为广谱抗抑郁药。

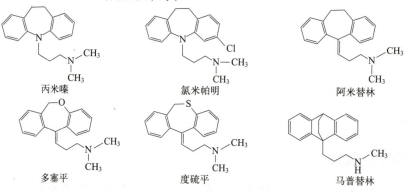

丙米嗪　　氯米帕明　　阿米替林
多塞平　　度硫平　　马普替林

（二）5-羟色胺重摄取抑制剂

5-羟色胺重摄取抑制剂可选择性地抑制突触前膜对 5-羟色胺的重摄取，提高突触间隙中 5-羟色胺的浓度，从而起到抗抑郁作用。该类药物与三环类抗抑郁药相比，疗效相当，选择性强，副作用轻，耐受性好，现已成为临床主要应用的抗抑郁药。常用药物有氟西汀（fluoxetine）、帕罗西汀（paroxetine）、氟伏沙明（fluvoxamine）、西酞普兰（citalopram）、舍曲林（sertraline）、文拉法辛（venlafaxine）等。

氟西汀　　帕罗西汀　　氟伏沙明

西酞普兰　　　　　　　舍曲林　　　　　　　文拉法辛

（三）单胺氧化酶抑制剂

单胺氧化酶抑制剂（monoamine oxidase inhibitors，MAOI），可通过抑制脑内去甲肾上腺素、5-羟色胺等的代谢，提高脑内去甲肾上腺素、5-羟色胺的浓度，利于突触的神经传递而达到抗抑郁的效果。较早用于临床的该类药物有苯乙肼（phenelzine）、异卡波肼（isocarboxazid）等，但其毒副作用较大，尤其是肝脏与心脏毒性，限制了其在临床上的应用。20世纪80年代研究发现，脑内MAO-A与NE和5-HT的代谢脱胺有关，被认为是抗抑郁药的主要靶酶，由此发展了一类新型选择性MAO-A抑制剂，代表药物主要有吗氯贝胺（moclobemide）、托洛沙酮（toloxatone）等。

苯乙肼　　　　　异卡波肼　　　　　吗氯贝胺　　　　　托洛沙酮

本章小结

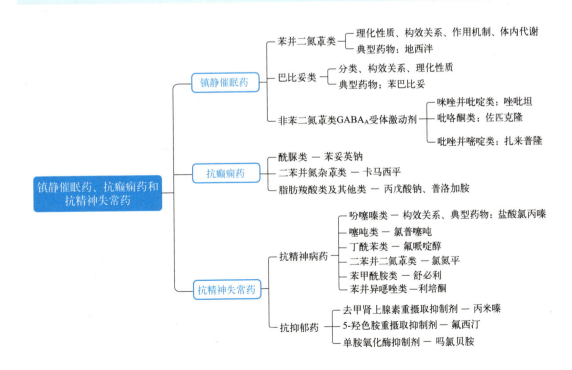

目标检测

一、单选题

1. 具有丙二酰脲结构的是（　　）。
   A. 地西泮　　　B. 苯巴比妥　　　C. 艾司唑仑　　　D. 卡马西平　　　E. 苯妥英钠

2. 对奥沙西泮描述错误的是（　　）。
   A. 有苯并二氮䓬母核　　　B. 为地西泮的体内活性代谢物
   C. 水解后具游离芳伯氨基　　　D. 与吡啶-硫酸铜试剂反应生成紫堇色
   E. 为 $GABA_A$ 受体激动剂

3. 地西泮在体内的活性代谢产物是（　　）。
   A. 替马西泮　　　B. 硝西泮　　　C. 氟西泮　　　D. 氯硝西泮　　　E. 劳拉西泮

4. 含有三氮唑环的药物是（　　）。
   A. 地西泮　　　B. 艾司唑仑　　　C. 盐酸氯丙嗪　　　D. 丙磺舒　　　E. 劳拉西泮

5. 下列药物能与甲醛-浓硫酸试剂发生呈色反应的是（　　）。
   A. 苯巴比妥　　　B. 硫喷妥钠　　　C. 异戊巴比妥　　　D. 巴比妥酸　　　E. 司可巴比妥

6. 根据下列药物的 pK_a 值，分析哪种药物的显效最快（　　）。
   A. 苯巴比妥 $pK_a=7.4$　　　B. 异戊巴比妥 $pK_a=7.9$　　　C. 戊巴比妥 $pK_a=8.0$
   D. 海索比妥 $pK_a=8.4$　　　E. 巴比妥酸 $pK_a=4.12$

7. 盐酸氯丙嗪遇光易被氧化变色是由于其结构中的（　　）。
   A. 异咯嗪环　　　B. 吩噻嗪环　　　C. 酚羟基　　　D. 芳伯氨基　　　E. 双键

8. 抗癫痫大发作最有效的药物是（　　）。
   A. 巴比妥类　　　B. 苯妥英钠　　　C. 地西泮　　　D. 卡马西平　　　E. 丙戊酸钠

9. 将氟奋乃静的侧链醇羟基与脂肪酸成酯，其主要目的是（　　）。
   A. 降低毒副作用　　　B. 延长作用时间
   C. 提高药物活性　　　D. 提高药物稳定性
   E. 便于制成注射剂

10. 下列药物中，与吡啶-硫酸铜试液反应显绿色的是（　　）。
    A. 硫喷妥钠　　　B. 苯巴比妥　　　C. 卡马西平　　　D. 苯妥英钠　　　E. 戊巴比妥

二、多选题

1. 关于苯妥英钠的描述正确的是（　　）。
   A. 又名大伦丁钠，常用于癫痫小发作　　　B. 水溶液易吸收 CO_2 而沉淀
   C. 可与吡啶-硫酸铜试液反应显绿色　　　D. 体内代谢具有饱和代谢动力学的特点
   E. 具有乙内酰脲结构，易水解

2. 关于地西泮的描述正确的是（　　）。
   A. 遇酸或碱受热易水解
   B. 可在1,2位或4,5位水解开环
   C. 水解产物可发生重氮化-偶合反应
   D. 溶于盐酸，与碘化铋钾试液生成橙红色沉淀
   E. 为酸碱两性化合物

3. 配制易氧化药物的注射液时，为增加制剂稳定性，应采取的措施有（　　）。
   A. 调节合适的 pH　　　B. 安瓿中充氮气等惰性气体

C. 加抗氧剂　　　　　　　　　　D. 严格控制灭菌条件
E. 加金属离子络合剂

4. 下列属于苯并二氮䓬类药物的是（　　）。
A. 地西泮　　　B. 阿普唑仑　　　C. 艾司唑仑　　　D. 硫喷妥钠　　　E. 卡马西平

5. 关于盐酸氯丙嗪描述正确的是（　　）。
A. 又名冬眠灵，用于治疗精神分裂症和躁狂症　　　　B. 易氧化变质，毒性增加
C. 禁与酸性药物配伍使用　　　　　　　　　　　　　D. 可用于晕动病的防治
E. 可用于中枢性呕吐

三、简答题

1. 根据氯丙嗪的性质，简述制备盐酸氯丙嗪注射液时应采取哪些措施增加其稳定性。
2. 根据苯并二氮䓬类药物的结构，简述其在人类胃肠道中发生的水解反应。

第七章 镇痛药和镇咳祛痰药

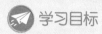学习目标

[知识目标]
1. 掌握镇痛药的构效关系和结构特点。
2. 掌握典型药物的化学结构、理化性质及临床用途。
3. 熟悉镇痛药的结构类型和作用机制。
4. 了解镇痛药的研究进展以及国家禁毒措施。

[能力目标]
1. 能认识盐酸吗啡、硫酸吗啡、磷酸可待因、盐酸哌替啶、枸橼酸芬太尼、盐酸美沙酮的结构式，能写出其主要结构特点。
2. 学会应用典型药物的理化性质解决该类药物的鉴别、贮存保管及临床应用问题。

[素质目标]
1. 培养学生树立特殊药品科学合理使用的理念和正确的法律观。
2. 培养学生树立"抵制毒品，参与禁毒"的理念。

疼痛是多种疾病的症状，它使患者感受痛苦，尤其是剧痛，还可能引起生理功能紊乱，甚至休克。镇痛药可使疼痛减轻或消除，其作用机制是作用于阿片受体，抑制痛觉中枢神经，并会产生其他中枢神经方面问题，如麻醉或呼吸抑制作用等，故称为麻醉性镇痛药。临床上主要缓解如癌症晚期或剧烈创伤造成的锐痛。长期使用镇痛药能产生耐药性及成瘾性等副作用，该类药物大多数受中华人民共和国国务院令〔2016〕第442号《麻醉药品和精神药品管理条例》严格监管。

镇痛药按来源不同，可分为吗啡、半合成镇痛药和合成镇痛药三类。

第一节 吗啡及其衍生物

一、吗啡

（一）药物的发展史

早在公元前3400多年前，苏美尔人开始种植鸦片原植物罂粟，古希腊医生希波克拉底，

发现服用鸦片在内脏疾病、妇科和传染病中具有止痛收敛的功效。但直到古罗马时期的盖伦才明确将鸦片作为有效的镇痛药物应用于临床。

1804 年德国药师 Sertürner 提取分离出鸦片中的活性成分——吗啡（morphine），开创人类对镇痛药物研究的新纪元。1847 年确定分子式 $C_{17}H_{19}NO_3$，1923 年阐明化学结构，1952 年完成吗啡的化学全合成，开创吗啡类镇痛药研究先河，对吗啡结构进行修饰、简化，为后期合成类镇痛药的研究打下基础。1968 年证明其绝对构型，20 世纪 70 年代后，逐步揭示出其作用机制。

（二）吗啡的结构特点

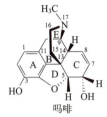
吗啡

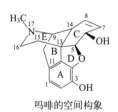
吗啡的空间构象

吗啡的提取

吗啡是具有菲环结构的生物碱，由 5 个环稠合而成（B/C 环呈顺式，C/D 环呈反式，C/E 环呈顺式），含有 5 个手性碳原子（$5R$，$6S$，$9R$，$13S$，$14R$）。其整个立体构象呈 T 形。天然存在的吗啡构型是左旋吗啡，对所有的疼痛都有效，但易成瘾，还具有呼吸抑制、血压降低、恶心、呕吐、便秘、排尿困难等副作用。而化学合成的右旋吗啡则没有镇痛及其他生理活性。可以看到吗啡类的镇痛活性与其立体结构紧密相关。

（三）典型药物

盐酸吗啡 Morphine Hydrochloride

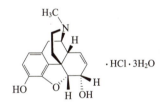

化学名为 17-甲基-4,5α-环氧-7,8-二脱氢吗啡喃-3,6α-二醇盐酸盐三水合物。

本品为白色、有丝光的针状结晶或结晶性粉末；无臭；遇光易变质。

本品在水中溶解，在乙醇中略溶，在三氯甲烷或乙醚中几乎不溶；比旋光度为 $-110.0°$ 至 $-115.0°$。

本品结构中既有显弱酸性的酚羟基，又有呈碱性的叔胺基团，为两性化合物。能与酸生成稳定的盐，如盐酸盐、硫酸盐。吗啡及其盐类在光照下能被空气氧化，生成毒性较大的伪吗啡（pseudomorphine，又称双吗啡）和 N-氧化吗啡，应避光、密闭保存。

吗啡盐类水溶液的稳定性与 pH 值有关：在中性或碱性下易被氧化，酸性条件下稳定。故配制其注射液时，应调整 pH 为 2.5～5.0（盐酸吗啡注射液 pH 为 3.0～5.0；硫酸吗啡注射液 pH 为 2.5～4.5），还可充氮气，加入焦亚硫酸钠、亚硫酸氢钠等抗氧剂，以保持其稳定性。

吗啡结构的 6、7、8 位为烯丙醇的结构体系，而 E 环是由连接 A 环和 C 环的氧桥形成的，相当于二氢呋喃环。烯丙醇和氧桥结构使得吗啡对酸性条件比较敏感。在酸性溶液中加热，可脱水并发生分子重排，生成阿扑吗啡（apomorphine）。阿扑吗啡对呕吐中枢有显著兴奋作用，临床上作为催吐药使用。而阿扑吗啡有邻苯二酚的结构，极易被氧化成邻苯二醌而显红色；被硝酸氧化成暗紫红色；在碱性条件下被碘试液氧化显翠绿色，乙醚萃取分层，乙醚层显深宝石红色，水层显绿色。利用该反应即可鉴别阿扑吗啡，亦可检查吗啡中的杂质——阿扑吗啡。

吗啡 阿扑吗啡 邻苯二醌化合物(红色)

吗啡有多种显色反应可进行鉴别。如吗啡水溶液遇中性三氯化铁试液呈蓝色；加甲醛-硫酸试液呈紫堇色（marquis 反应）；加钼硫酸试液显紫色，继变为蓝色，最后变为棕绿色（frohde 反应）。

吗啡可被铁氰化钾氧化成伪吗啡，铁氰化钾被还原生成亚铁氰化钾，再与三氯化铁反应生成亚铁氰化铁而显蓝色（可待因无此反应）。

本品具有镇痛、镇咳、镇静作用。临床上主要用于剧烈疼痛及麻醉前给药。久用易成瘾，除癌症剧痛外，一般仅在其他镇痛药无用时短期使用。

课堂拓展

非法种植毒品原植物罪的法律依据

根据《中华人民共和国刑法》第三百五十一条规定，非法种植罂粟、大麻等毒品原植物的，一律强制铲除。有下列情形之一的，处五年以下有期徒刑、拘役或者管制，并处罚金：

（一）种植罂粟五百株以上不满三千株或者其他毒品原植物数量较大的；

（二）经公安机关处理后又种植的；

（三）抗拒铲除的。

非法种植罂粟三千株以上或者其他毒品原植物数量大的，处五年以上有期徒刑，并处罚金或者没收财产。

非法种植罂粟或者其他毒品原植物，在收获前自动铲除的，可以免除处罚。

素质培养：了解中国对种植毒品原植物的监控和管制强度，培养学生树立正确的法律观。

二、半合成镇痛药

（一）结构改造

吗啡具有良好的镇痛、镇咳和镇静作用，临床常用的盐酸吗啡用于缓解各种急性锐痛、癌症以及心肌梗死引起的剧痛，还可作为镇痛、镇咳和止泻剂。其最大缺点是易成瘾，长期使用者无论从身体上还是心理上都会对吗啡产生严重的依赖性，从而对自身和社会均造成极大的危害。为降低或消除其副作用，找到更好的镇痛药，对吗啡进行结构改造。

吗啡的结构修饰

对吗啡进行了结构改造，将吗啡的3位酚羟基甲基化后得到可待因（codeine），镇痛活性降为吗啡1/6~1/12，成瘾性也降低，是临床上最有效的镇咳药之一。将6位羟基甲基化得到异可待因（heterocodine），其镇痛、惊厥和成瘾性增强，无药用价值。

将吗啡3位，6位的2个羟基同时乙酰化，得到二乙酰吗啡，即海洛因（heroin），镇痛作用是吗啡2倍，毒性是吗啡的5~10倍，成瘾性更为严重，是禁用的毒品；将吗啡的 N-甲基换成 N-烯丙基后，得到烯丙吗啡（nalorphine），是吗啡受体拮抗剂，可用于吗啡类镇痛药中毒时的解救剂。

其他常见吗啡的半合成衍生物见表 7-1。

表 7-1　其他常见吗啡的半合成衍生物

药物名称	药物结构	作用特点
乙基吗啡 ethylmorphine	(结构式)	镇痛作用是吗啡的 1/10，主要用于镇咳
氢吗啡酮 hydromorphone	(结构式)	镇痛活性是吗啡的 8 倍
苯乙基吗啡 phenethylmorphine	(结构式)	镇痛作用是吗啡的 14 倍
纳洛酮 naloxone	(结构式)	阿片受体完全拮抗剂，为吗啡类镇痛药中毒时的解救药，也是研究阿片受体的重要工具
纳美芬 nalmefene	(结构式)	阿片受体完全拮抗剂，是纳曲酮的 6-亚甲基类似物，作用持续时间长于纳洛酮

（二）典型药物

盐酸纳美芬　Nalmefene Hydrochloride

化学名为 17-(环丙基甲基)-4,5α-环氧-6-亚甲基吗啡喃-3,14-二醇盐酸盐一水合物。

本品为白色至类白色结晶性粉末；无臭；有引湿性或略有引湿性。

本品在水或甲醇中易溶，在乙醇中溶解，在丙酮中极微溶解；比旋光度为 $-165°$~$-175°$。

本品是新一代阿片受体拮抗剂，主要杂质有盐酸纳曲酮、双纳美芬，需限量控制。纳美芬与 μ 受体的亲和力为纳洛酮的 4 倍，与 κ 受体的亲和力为纳洛酮的 28 倍，半衰期比纳洛酮长，可避免纳洛酮反复给药带来的麻烦，降低因增加剂量导致的不良反应发生率。与纳洛酮相比，纳美芬具有作用时间长，给药途径多、生物利用度高、不良反应小等特点，临床用途广泛。

> **课堂讨论**
>
> 李女士，因咳嗽自行到药店购买复方甘草片，但药店销售人员直接拒绝，并告知她需凭借医生的处方，方能购买。请问这是什么原因？
>
> 提示：复方甘草片的药物成分。
>
> 素质培养：培养学生树立科学合理用药的理念。

第二节　合成镇痛药

由于天然原料受限制，吗啡半合成衍生物保留吗啡的基本母核，其结构复杂、全合成困难、毒性大、易成瘾，因此在吗啡的结构基础上进行简化，得到一系列的全合成镇痛药。按化学结构类型可划分为吗啡喃类、苯并吗啡喃类、哌啶类、氨基酮类。

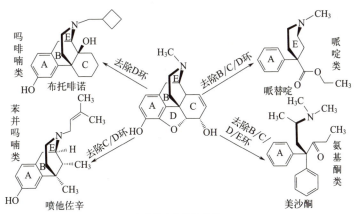

合成镇痛药结构类型

一、吗啡喃类

吗啡喃类药物是在吗啡结构去除呋喃环（D 环）后的衍生物。布托啡诺（butorphanol）是 μ 受体拮抗剂、κ 受体激动剂，具有激动-拮抗双重作

全合成镇痛药

用，临床上主要作为拮抗性镇痛药。它与完全激动剂不同，对痛觉缺失有最高限度。给药时作用于μ受体，是其激动剂，同时也有拮抗作用，因此可能会出现急性戒断症状。布托啡诺对减轻中度至重度疼痛作用安全而有效，并有较低依赖性和滥用倾向。

酒石酸布托啡诺　Butorphanol Tartrate

化学名为（－）-17-环丁基甲基-3,14-二羟基吗啡喃 D-(－)-酒石酸盐。

本品为白色或类白色结晶性粉末，无臭。

本品在甲醇中略溶，在水或乙醚中微溶，在三氯甲烷中不溶；在 0.1mol/L 盐酸溶液中溶解。比旋光度为－60°～－66°；需遮光，密封保存。

本品加入氨制硝酸银试液，并进行水浴加热，发生银镜反应；与吡啶-醋酐溶液反应，溶液显翠绿色，最后变成棕黑色。

本品主要在肝脏代谢为无活性的羟布托菲诺，大部分经尿排泄，11％经胆道排出；5％以原形从尿中排出。

本品镇痛作用强于吗啡，成瘾性小，使用安全，主要用于缓解中度、重度疼痛和辅助麻醉。但长期使用也会产生依赖性。口服可吸收，首过效应明显，不能口服，肌内注射吸收效果好。

二、苯并吗喃类

苯并吗喃类是三环类化合物（相当于吗啡的 A、B、E 环）。喷他佐辛（pentazocine）为阿片受体激动-拮抗药，为阿片κ型受体强激动剂，对μ受体有微弱拮抗作用，是第一个非麻醉性镇痛药，结构中有 3 个手性碳原子，具有旋光性，其左旋体的活性大于右旋体，临床上用其外消旋体。

喷他佐辛　Pentazocine

化学名为(±)-1,2,3,4,5,6-六氢-6,11-二甲基-3-(3-甲基-2-丁烯基)-2,6-亚甲基-3-苯并吖辛因-8-醇，又名镇痛新。

本品为白色或类白色结晶性粉末；无臭，味微苦。

本品在三氯甲烷中易溶解，在甲醇、乙醇中溶解，在苯及乙酸乙酯中微溶，在水中不溶；熔点为150～155℃。

本品结构中具有叔氮原子，可与酸成盐，常以其盐酸盐做成片剂，以其乳酸盐做成注射剂应用于临床。

本品结构中具有酚羟基，其稀硫酸溶液遇三氯化铁显黄色，盐酸溶液可使高锰酸钾溶液褪色。

本品镇痛效力为吗啡的1/3，为哌替啶的3倍，呼吸抑制作用为吗啡的1/2，副作用小，成瘾性小。临床用于减轻中度至重度疼痛。

三、哌啶类

该类镇痛药可以看作吗啡结构仅保留了吗啡结构中的A、D两个环的类似物，根据两个环的连接方式不同，分为两种情况：苯环（A环）与哌啶环（D环）直接相连，哌替啶（pethidine）为本类药物中的第一个合成类镇痛药，为阿片μ受体激动剂，镇痛活性仅为吗啡的1/10，成瘾性也显著降低；在苯环（A环）与哌啶环（D环）之间插入N原子即得芬太尼（citrate），为阿片μ受体激动剂，其镇痛活性相当于哌替啶的550倍，是吗啡的80倍，本品为强效镇痛药。

哌替啶　　　　　　　　　　芬太尼

盐酸哌替啶　Pethidine Hydrochloride

化学名为1-甲基-4-苯基-4-哌啶甲酸乙酯盐酸盐，又名杜冷丁。

本品为白色结晶性粉末；无臭或几乎无臭，在水或乙醇中易溶，在三氯甲烷中溶解，在乙醚中几乎不溶；熔点为186～190℃。

本品结构中含有酯键，受苯基空间位阻的影响，酯键不易水解。

本品的水溶液用碳酸钠试液碱化后，可析出油状物（哌替啶）。

本品的乙醇溶液与三硝基苯酚的乙醇溶液反应生成黄色结晶性沉淀，该沉淀熔点为188～191℃，可用于哌替啶的鉴别。它与甲醛硫酸试液反应显橙红色（可与吗啡区别）。

本品口服给药受首过效应影响,生物利用度受限,故采用注射给药。本品在肝脏代谢,主要发生酯水解和 N-去甲基化反应。代谢产物有哌替啶酸、去甲哌替啶酸和去甲哌替啶,并与葡糖醛酸结合经肾脏排泄。去甲哌替啶的镇痛活性仅为哌替啶的 1/2,但惊厥作用则大 2 倍。

本品在临床上广泛用作吗啡替代品缓解疼痛,起效快,作用时间短,对新生儿的呼吸抑制作用较弱,常用于分娩疼病的止痛,还具有解痉作用。

枸橼酸芬太尼 Fentanyl Citrate

化学名为 N-[1-(2-苯乙基)-4-哌啶基]-N-苯基丙酰胺枸橼酸盐。

本品为白色结晶性粉末;水溶液呈酸性反应。

本品在热异丙醇中易溶,在甲醇中溶解,在水或三氯甲烷中略溶;熔点为 150~153℃,熔融时同时分解。

本品加三硝基苯酚试液可析出沉淀,该沉淀熔点为 173~176℃,可用于鉴别。

本品的水溶液显枸橼酸盐的鉴别反应:加入适量稀硫酸溶液,加热至沸,滴加高锰酸钾试液,振摇,使其紫色消失,然后将上述溶液分成两份,一份中加硫酸汞试液,另一份中逐滴加入溴试液,均产生白色沉淀;加适量吡啶-醋酐(3∶1)溶液,振摇,即生成黄色到红色或紫红色的溶液。

本品主要在肝脏代谢,代谢产物及少量原形药物经肾由尿排出。

临床上用于手术前后以及癌症的镇痛,亦可用于麻醉前给药及诱导麻醉。一般不良反应可出现低血压、眩晕、视物模糊、恶心、呕吐等。

四、氨基酮类

1946 年在研究中发现,一些结构中含有氨基和酮基的化合物也能产生镇痛活性,该类药物可看成是在苯基哌啶类的基础上,将哌啶环(D 环)打开的类似物,也称双苯基丙胺类。美沙酮(methadone)为 μ 阿片受体激动剂,药效与吗啡类似,具有镇痛作用,并可产生呼吸抑制、缩瞳、镇静等作用。与吗啡比较,具有作用时间较长、不易产生耐受性、药物依赖性低的特点,是二战期间德国合成的替代吗啡的麻醉性镇痛药。20 世纪 60 年代初期发现此药具有治疗海洛因依赖脱毒和替代维持治疗的药效作用。右丙氧芬(dextropropoxyphene)主要与 μ 受体结合,化学结构和药理作用与美沙酮相似,镇痛作用较弱,仅能用于缓解轻度到中度疼痛,几乎无镇咳作用。

美沙酮　　右丙氧芬

盐酸美沙酮　Methadone Hydrochloride

化学名为 4,4-二苯基-6-(二甲氨基)-3-庚酮盐酸盐。

本品为无色结晶或白色结晶性粉末；无臭。

本品在乙醇或三氯甲烷中易溶，在水中溶解，在乙醚中几乎不溶。

本品为阿片受体非环状配体，是一个高度柔性分子，羰基容易极化，碳原子带部分正电荷，与氨基 N 原子孤对电子相互吸引，通过非共价键相互作用使之与苯基哌啶类药物具有相似的药效构象，因此有镇痛作用。

本品化学结构中有一个手性碳原子，其左旋活性大于右旋体。临床上常用其外消旋体。虽然结构中有羰基，但受空间位阻影响，不能发生一般的羰基反应。具有叔氮原子，水溶液遇常见生物碱试剂，能生产沉淀，如与苦味酸产生沉淀；与甲基橙指示液作用，生成黄色沉淀（复盐）；加氢氧化钠试液呈碱性，析出游离碱。

本品在肝脏主要代谢途径为 N-氧化、N-去甲基化、苯环羟化及羰基还原等，其代谢产物去甲基美沙醇、二去甲基美沙醇仍具镇痛作用，因此美沙酮镇痛作用时间较长。

本品为阿片受体激动剂，镇痛效果强过吗啡和哌替啶。适用于各种剧烈疼痛，并有显著镇咳作用。本品的有效剂量与中毒剂量比较接近，安全性小。本品的成瘾性较小，临床上用于戒毒治疗（戒除海洛因成瘾的替代疗法），但长期使用也有成瘾性。

五、构效关系

1954 年，Becket 和 Casy 根据吗啡及其衍生物，以及合成镇痛药的药效基团，认为其之所以有镇痛作用，是因为药物进入体内，与体内中枢神经系统中具有三维立体结构的阿片受体结合，才呈现出镇痛活性。提出镇痛药与受体的三点结合模型理论，三个结合点分别为：①一个阴离子部位；②一个适合芳环的平坦区；③一个与烃基链相适应的凹槽部位，模型见图 7-1。

镇痛药立体构象的研究表明，吗啡与结构简化的镇痛药有相似的立体构象：吗啡、布托啡诺、喷他佐辛、哌替啶、芬太尼可通过键的旋转，能全部或部分满足上述构象要求。美沙酮为开链化合物，通过羰基碳原子的部分正电荷与氮原子上的未共用电子对配位，形成类似的哌啶环，也呈相似构象。

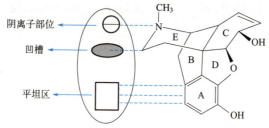

图7-1 吗啡与受体结合模型

吗啡　　布托啡诺　　喷他佐辛

哌替啶　　芬太尼　　美沙酮

按照这一受体模型，镇痛药分子应包括以下3种结构部分：①分子结构中具有一个平坦的芳环结构，通过范德华引力与受体的平坦部位相结合；②分子中应具有一个碱性中心，在生理 pH 条件下，大部分电离为阳离子，与受体表面的阴离子部位以静电引力相结合；③碱性中心与平坦的芳环结构应在同一平面上，含有哌啶或类似于哌啶的空间结构（烃基部分），凸出于芳环构成的平面上方，正好和受体的凹槽相适应。

> **课堂活动**
>
> 如何用化学方法区别吗啡、哌替啶？哪些药物可作为吗啡类镇痛药中毒的解救剂？

第三节　镇咳祛痰药

当呼吸道或其他有关器官感受到刺激（如炎症、异物）时，冲动传至延髓咳嗽中枢再经传出神经指挥效应器（呼吸肌、咽肌等）活动，引起咳嗽，进而排出呼吸道分泌物或异物，以保持呼吸道的清洁和通畅，是一种保护性的反射活动。在大部分情况下，健康人偶尔的咳嗽，对身体不仅无害而且还有保护作用，不需药物治疗。但是过于频繁的咳嗽或剧烈咳嗽会引起患者不适及痛苦，并会影响学习、生活、工作和睡眠，甚至可能引起晕厥等，若长期不愈，会诱发肺气肿、肺源性心脏病等。而咳嗽、咳痰、气喘是呼吸系统疾病常见的三大症状。因此，临床上常应用镇咳药、祛痰药或平喘药（详情见肾上腺素能药物及胆碱能受体药物），用于缓解其相关症状。本章主要介绍镇咳药、祛痰药。

一、镇咳药

药物通过抑制咳嗽反射的各个环节起到镇咳作用。根据其作用机制可分为中枢性镇咳药和外周性镇咳药两大类。中枢性镇咳药是指选择性地抑制延髓咳嗽中枢而发挥镇咳作用的药物，如可待因（codeine）、福尔可定（pholcodine）、右美沙芬（dextromethorphan）、喷托维林（pentoxyverine）等。成瘾性中枢性镇咳药多为吗啡类生物碱及其衍生物，如可待因镇咳作用强，但由于体内代谢发生去甲基化反应生成吗啡，具有成瘾性，应控制使用。福尔可定，成瘾性很小。右美沙芬镇咳作用与可待因相似或较强，起效快，无镇痛作用和成瘾性。喷托维林镇咳强度为可待因的 1/3，有轻度阿托品样作用和局部麻醉作用，为非成瘾性中枢性镇咳药。外周性镇咳药是抑制咳嗽反射弧中除咳嗽中枢以外的环节的药物，如苯丙哌林（benproperine）是一种非麻醉性的镇咳药物，镇咳作用较强，主要是抑制咳嗽传入神经，从而产生镇咳作用。

可待因　　　　　福尔可定　　　　　右美沙芬

喷托维林　　　　苯丙哌林

磷酸可待因　Codeine Phosphate

$\cdot H_3PO_4 \cdot 1\frac{1}{2} H_2O$

化学名为 17-甲基-3-甲氧基-4,5α-环氧-7,8-二去氢吗啡喃-6α-醇磷酸盐倍半水合物。

本品为白色细微的针状结晶性粉末；无臭；有风化性；水溶液显酸性反应。

本品在水中易溶，在乙醇中微溶，在三氯甲烷或乙醚中极微溶解；pH 值为 4.0～5.0。

本品结构中 3 位为甲氧基，6 位为醇羟基，17 位为叔氨基。叔氮呈弱碱性，饱和水溶液 pH9.8，可与酸成盐。临床上常用其磷酸盐，水溶液显酸性反应。本品在空气中较吗啡稳定，但露置空气中易风化，遇光易变质。需避光保存。

本品水溶液滴加20%氢氧化钠溶液产生白色沉淀，其熔点为154～158℃；滴加含亚硒酸的硫酸溶液，显绿色，渐变蓝色；与甲醛-硫酸试液作用呈红紫色（marquis反应）。

本品口服后迅速吸收，在肝脏中进行代谢，约有8%的可待因代谢生成吗啡，会产生成瘾性，而其他代谢物分别为N-去甲可待因、去甲吗啡和氢化可待因。然后以葡糖醛酸结合物的形式经肾脏排出。

本品为中枢麻醉性镇咳药，治疗无痰干咳及剧烈、频繁的咳嗽。有少量痰液的患者，宜与祛痰药合用。在治疗剂量的范围，可待因的副作用比吗啡小，但过量使用可产生兴奋和惊厥，也有成瘾性。

> **课堂活动**
>
> 用什么化学方法区分磷酸可待因与吗啡？

二、祛痰药

（一）药物的种类

祛痰药是指使痰液变稀，黏稠度降低，能加速呼吸道黏膜纤毛运动，使痰液转运功能改善的药物，又可称为黏液促动药。根据不同药理机制分为以下三类。

1. 恶心性祛痰药

口服后刺激胃黏膜而引起轻微的恶心，通过胃脏迷走反射，促使支气管腺体分泌液增加，使痰液稀释易于咳出，如氯化铵（ammonium chloride）、桔梗、远志等；空腹服用时效果明显，但剂量过大时，会引起呕吐，因而临床上较少单独开这类药，患有消化系统疾病的人，特别是胃溃疡患者，应慎重使用。

2. 刺激性祛痰药

大多具有挥发性，对呼吸道黏膜产生温和刺激，使黏膜充血，并湿润呼吸道，促使痰液黏度降低易于咳出，如桉叶油、愈创木酚等。

3. 黏痰溶解药

能改变痰中黏性成分（黏多糖和黏蛋白），使痰稠度下降，如溴己新（bromhexine）、氨溴索（ambroxol）、羧甲司坦（carbocysteine）、乙酰半胱氨酸（acetylcysteine）等。溴己新具有减少和断裂痰液中黏多糖纤维的作用，还能抑制黏液腺和杯状细胞中酸性糖蛋白的合成；氨溴索为溴己新在体内的代谢物，具有促进黏痰排出及溶解分泌物的特性；羧甲司坦为黏液调节剂，作用于支气管腺体的分泌，使低黏度的唾液黏蛋白分泌增加，高黏度的岩藻黏蛋白产生减少；乙酰半胱氨酸是胶原酶抑制剂，其分子结构中的巯基基团使黏蛋白分子复合物间的双硫键断裂，其用药作用都是降低痰液黏度，使痰容易咳出。

溴己新　　　　　氨溴索

羧甲司坦　　　　　　　　乙酰半胱氨酸

（二）典型药物

盐酸溴己新　Bromhexine Hydrochloride

化学名为 N-甲基-N-环己基-2-氨基-3,5-二溴苯甲胺盐酸盐。

本品为白色或类白色的结晶性粉末；无臭。

本品在甲醇中略溶，在乙醇中微溶，在水中极微溶解。

本品化学结构中有芳伯氨基，显芳香第一胺类的鉴别反应，与亚硝酸钠试液反应，生成重氮盐，再与碱性 β-萘酚偶合生成橙红色沉淀。

本品口服易吸收代谢为有活性的氨溴索，然后与葡糖醛酸结合经尿液排出。

本品主要使痰液中酸性黏蛋白纤维断裂，降低黏性，使呼吸道分泌物的流变性恢复正常，易于咳出。可口服、雾化、静脉给药，临床上常用于支气管炎、肺炎、慢性肺部炎症、支气管扩张等有白色黏痰且不易咳出的患者。

盐酸氨溴索　Ambroxol Hydrochloride

化学名为反式-4-[(2-氨基-3,5-二溴苄基)氨基]环己醇盐酸盐。

本品为白色至微黄色结晶性粉末；几乎无臭；溶解于甲醇，略溶于水，微溶于乙醇。本品 10mg/mL 水溶液的 pH 值应为 4.5～6.0。

本品可促进支气管黏膜上皮的黏液纤毛运转系统，促使气道分泌物排出体外，具有黏液调节和痰液促排的作用，是目前较为理想的祛痰药。祛痰作用超过溴己新，且毒性小，耐受性好。临床上用于伴有痰液分泌不正常及排痰功能不良的急性、慢性呼吸道疾病，如慢性支气管炎急性加重、喘息型支气管炎、支气管扩张及支气管哮喘的祛痰治疗；手术后肺部并发症的预防性治疗；早产儿及新生儿的婴儿呼吸窘迫综合征（IRDS）的治疗。

课堂拓展

药品与毒品的界定

《中华人民共和国药品管理法》总则第二条规定：药品，是指用于预防、治疗、诊断人的疾病，有目的地调节人的生理机能并规定有适应症❶或者功能主治、用法和用量的物质，包括中药、化学药和生物制品等。

《中华人民共和国刑法》第三百五十七条规定：毒品，是指鸦片、海洛因、甲基苯丙胺（冰毒）、吗啡、大麻、可卡因以及国家规定管制的其他能够使人形成瘾癖的麻醉药品和精神药品。

当麻醉药品、精神药品非医疗目的使用时则违反《中华人民共和国刑法》第三百五十五条规定——非法提供麻醉药品、精神药品罪。

依法从事生产、运输、管理、使用国家管制的麻醉药品、精神药品的人员，违反国家规定，向吸食、注射毒品的人提供国家规定管制的能够使人形成瘾癖的麻醉药品、精神药品的，处三年以下有期徒刑或者拘役，并处罚金；情节严重的，处三年以上七年以下有期徒刑，并处罚金。向走私、贩卖毒品的犯罪分子或者以牟利为目的，向吸食、注射毒品的人提供国家规定管制的能够使人形成瘾癖的麻醉药品、精神药品的，依照本法第三百四十七条的规定定罪处罚。

素质培养：理解药品与毒品的界定，树立"抵制毒品，参与禁毒"的理念。

本章小结

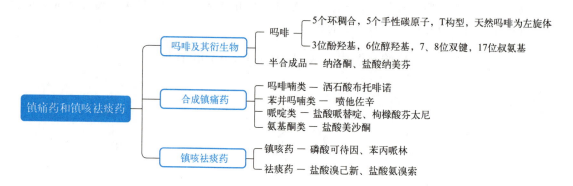

目标检测

一、单选题

1. 下列对吗啡的性质的叙述中哪项最准确（　　）？

A. 吗啡 3 位有酚羟基，呈弱酸性，可与强碱成盐

B. 吗啡 17 位有叔氮原子，呈碱性，可与酸成盐

C. 吗啡 3 位有醇羟基，呈弱酸性，可与碱成盐

---

❶ 适应症的规范用法为适应证。

D. 吗啡 3 位有酚羟基，呈弱酸性，可与碱成盐

E. 吗啡 3 位有酚羟基，17 位有叔氮原子，呈酸碱两性

2. 盐酸吗啡注射剂放置过久颜色变深，发生了以下哪种反应（　　）？

A. 水解反应　　　　B. 氧化反应　　　　C. 还原反应

D. 水解和氧化反应　　E. 重排反应

3. 盐酸吗啡水溶液与三氯化铁试液反应呈蓝色，是由于结构中含有哪种基团（　　）？

A. 酚羟基　　B. 醇羟基　　C. 双键　　D. 叔氨基　　E. 醚键

4. 按化学结构分类，美沙酮属于（　　）。

A. 生物碱类　　　　B. 哌啶类　　　　C. 氨基酮类

D. 吗啡喃类　　　　E. 苯并吗喃类

5. 下列药物中属于吗啡喃类的合成镇痛药有（　　）。

A. 布托诺菲　　B. 喷他佐辛　　C. 芬太尼　　D. 哌替啶　　E. 美沙酮

6. 纳洛酮 17 位上有以下哪种基团取代（　　）。

A. 甲基　　　　　　B. 环丙烷甲基　　　C. 环丁烷甲基

D. 烯丙基　　　　　E. 3-甲基-2-丁烯基

7. 下列镇痛药中可用于戒除海洛因成瘾替代疗法的药物是（　　）。

A. 盐酸哌替啶　　B. 盐酸吗啡　　C. 盐酸美沙酮

D. 枸橼酸芬太尼　　E. 右丙氧芬

8. 与盐酸溴己新性质不相符的是（　　）。

A. 代谢物为氨溴索，具有活性　　B. 代谢物与葡糖醛酸结合由尿排出

C. 不能溶于冰醋酸　　　　　　　D. 含 3,5-二溴苯甲氨基结构

E. 为祛痰药

9. 属于中枢性镇咳药的是（　　）。

A. 可卡因　　B. 苯丙哌林　　C. 盐酸可待因　　D. 盐酸吗啡　　E. 氨溴素

10. 盐酸氨溴索的化学名是（　　）。

A. 1-甲基-4-苯基-4-哌啶甲酸乙酯盐酸盐

B. 反式-4-[(2-氨基-3,5-二溴苄基)氨基]环己醇盐酸盐

C. 4-[(2-异丙氨基-1-羟基)乙基]-1,2-苯二酚盐酸盐

D. 1-(4-氨基-6,7-二甲氧基-2-喹唑啉基)-4-(2-呋喃甲酰)哌嗪盐酸盐

E. 2-[(2,6-二氯苯基)亚氨基]咪唑烷盐酸盐

二、多选题

1. 下列与盐酸哌替啶相符的选项是（　　）。

A. 具有酯键，可发生水解反应　　B. 镇痛作用比吗啡强

C. 连续应用可成瘾　　　　　　　D. 可与三氯化铁显色

E. 可口服给药

2. 以下条件中对吗啡氧化有促进作用的是（　　）。

A. 日光　　　　B. 重金属离子　　　C. 碱性条件

D. 中性条件　　E. 空气中的氧

3. 下列描述中与吗啡性质相符的是（　　）。

A. 在盐酸或磷酸存在下加热后，再加稀硝酸呈红色

B. 遇光易发生变质

C. 有芳伯胺的特征反应

D. 与钼硫酸试液反应呈紫色，继变为蓝色

E. 与甲醛硫酸试液反应呈蓝紫色

4. 按化学结构分类合成镇痛药包括（　　）。

A. 哌啶类　　　　　B. 氨基酮类　　　　　C. 苯基酰胺类

D. 吗啡喃类　　　　E. 苯并吗喃类

5. 以下哪几项与盐酸美沙酮相符（　　）？

A. 属于哌啶类合成镇痛药

B. 开链、高度柔性分子、氨基酮类镇痛药

C. 代谢产物仍具镇痛作用且时间较长

D. 用于各种剧烈疼痛，并有显著镇咳作用；戒除海洛因成瘾的替代疗法（成瘾性较小）

E. 临床以其外消旋体供药，但其左旋体的活性强

三、简答题

1. 分析吗啡注射液放置过久颜色变深的原因。如何防止吗啡注射液的氧化？

2. 如何用化学方法区别吗啡、可待因和哌替啶？

四、案例分析

某患者因感冒后持续咳嗽，按照说明书服用欧博士（复方磷酸可待因糖浆），成人用量每次5～10ml，24h不得超过30ml，症状并未缓解，咳嗽依旧。自行加大剂量每日多次，2～3次就消耗1瓶，之后咳嗽减轻了。持续一段时间，咳嗽症状全都消失，他却忍不住还想喝药，否则会感觉浑身无力、无精打采，伴有失眠和头痛，严重影响工作，不得不求医治疗。该患者为什么有浑身无力、无精打采，伴有失眠和头痛的症状，应该建议患者怎样服用药物？同时有怎样的措施规范他的用药剂量？

第八章 麻醉药

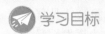

[知识目标]

1. 掌握麻醉药的分类，局部麻醉药的化学结构类型。
2. 熟悉盐酸氯胺酮、盐酸普鲁卡因、盐酸利多卡因等典型药物的化学名、结构特点、理化性质及临床应用。
3. 熟悉局部麻醉药结构改造和修饰的目的及构效关系。
4. 了解麻醉药的发展和现状。

[能力目标]

1. 能认识盐酸普鲁卡因、盐酸利多卡因的结构式，并写出其主要结构特点、理化性质及临床应用。
2. 会用局部麻醉药的理化性质进行药物的分析检验。
3. 学会分析局部麻醉药结构特点和药效之间的关系。
4. 学会应用典型药物的理化性质解决该类药物的鉴别、贮存保管及临床应用问题。

[素质目标]

培养学生树立民族自信和科学探索精神。

麻醉药是能使机体或机体的一部分暂时失去对外界刺激反应的物质，主要可分为全身麻醉药（general anesthetics）和局部麻醉药（local anesthetics）两大类。全身麻醉药作用于中枢神经，局部麻醉药作用于神经末梢及神经干，两类药物的作用机制虽然不同，但均能使痛觉暂时消失，为外科手术创造了有利条件，极大地促进了现代外科的发展。

第一节 全身麻醉药

全身麻醉药是一类作用于中枢神经系统，使其受到可逆性抑制，从而导致意识、感觉（主要是痛觉和反射）暂时消失，骨骼肌松弛或部分松弛，以利于外科手术进行的药物。全身麻醉药根据给药途径不同又可分为吸入麻醉药（inhalation anesthetics）和静脉麻醉药（intravenous anesthetics）。

全身麻醉药

一、吸入麻醉药

（一）药物的发展

吸入麻醉药经过160余年的风雨，通过不断的药物创新、使用方法的改进、安全监测的进步，曾占据麻醉学的半壁江山、部分使用过的吸入麻醉药见表8-1，大多数药物因易燃或毒性较大而被淘汰，只有氧化亚氮（nitrous oxide，N_2O，又称笑气）例外。除笑气是气体外，其他的药物是液体，须经过挥发气化，与氧气混合后，给患者吸入，故称为挥发性吸入麻醉药。

表 8-1 吸入麻醉药的使用历史

药物名称	药物结构	首次使用(年)现状	作用特点及用途
麻醉乙醚 anesthetic ether	$H_3C-O-CH_3$	1842 弃用	麻醉乙醚作用较强、毒性较小，但对呼吸道刺激较大
一氧化二氮 nitrousoxide	N=N→O	1844 使用	是一种具有温室效应的气体，因全麻效果差，常与氟烷、甲氧氟烷、乙醚或静脉全麻药合用，现已少用
氟烷 halothane	$F_3C-CHClBr$	1956 使用	麻醉作用为麻醉乙醚的2～4倍，对呼吸道黏膜无刺激，但安全性不及麻醉乙醚，可引起肝肾损害及心律失常，常用于浅表麻醉
甲氧氟烷 methoxyflurane	$CHCl_2-CF_2-OCH_3$	1960 弃用	麻醉作用与镇痛作用都比氟烷强，但诱导期较长，苏醒较慢，对心、肝、肾有一定的毒性
恩氟烷 enflurane	$CHF_2-O-CF_2-CHFCl$	1980 使用	新型高效的吸入麻醉药，作用强、起效快，使用剂量小，仅需数毫升，但镇痛作用不理想，可引起心律不齐
异氟烷 isoflurane	$CF_2H-O-CHCl-CF_3$	1980 使用	麻醉诱导和复苏均较快，可引起血压下降和呼吸抑制
地氟烷 desflurane	$F_3C-CHF-OCHF_2$	1992 使用	对循环系统的影响比其他吸入麻醉药小，对肝肾功能无损害。麻醉效力亦较其他者低
七氟烷 sevoflurane	$(F_3C)_2CH-OCH_2F$	1995年 使用	呼吸抑制作用较氟烷小，对心血管系统的影响比异氟烷小，诱导时间比恩氟烷、氟烷短，苏醒时间三者无大差异。麻醉期间的镇痛、肌松效应与恩氟烷和氟烷相同

(二) 典型药物

恩氟烷 Enflurane

化学名为 2-氯-1-(二氟甲氧基)-1,1,2-二氟乙烷。

本品为无色易流动的液体；具有特殊的臭气；相对密度 1.523～1.530；馏程为 55.5～57.5℃；折光率为 1.302～1.304。

本品性质稳定，与强碱、紫外线作用均不分解，经有机质破坏后可显氟离子的特殊反应。

本品约有 80% 在体内以原形从呼气中排出，约 2%～5% 在肝脏代谢，代谢产物为无机氟化物和有机氟化物。

本品为吸入麻醉药，对黏膜无刺激性。诱导比乙醚快，约 5～10min，无不快感，对呼吸稍有抑制。本品具有一定的肌肉松弛作用，并可增强筒箭毒碱的肌松作用，但比乙醚弱。本品一般应用于复合全身麻醉，可与多种静脉全身麻醉药和全身麻醉辅助用药联用或合用。

二、静脉麻醉药

(一) 药物的简介

静脉麻醉药指静脉注射后能产生全身麻醉作用的药物，其优点是作用迅速，不刺激呼吸道，不良反应少，使用方便，在临床上占有很重要的地位。

早期应用的静脉麻醉药为超短时作用的巴比妥类药物，如硫喷妥钠（见第六章第一节镇静催眠药）。硫代巴比妥钠类药物脂溶性大、极易透过血脑脊液屏障到达脑组织，因此起效快，由于药物可迅速由脑组织向其他组织分布，因此麻醉持续时间短，能维系数分钟。其适用于时间短的外科小手术。临床常用于诱导全麻和作基础麻醉，与吸入性麻醉药配合使用。近年来非巴比妥类静脉麻醉药发展较快，已有多个品种，如氯胺酮（ketamine）、羟丁酸钠（sodium hydroxybutyrate）、依托咪酯（etomidate）等。

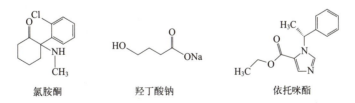

氯胺酮　　　羟丁酸钠　　　依托咪酯

(二) 典型药物

盐酸氯胺酮 Ketamine Hydrochloride

化学名为 2-(2-氯苯基)-2-(甲氨基)环己酮盐酸盐。

本品为白色结晶性粉末；无臭；在水中易溶，在热乙醇中溶解，在乙醚中不溶。

本品化学结构中有一个手性碳原子，因此有两个光学异构体。可用（＋）-酒石酸进行拆分，其右旋体的止痛和安眠作用强于左旋体，副作用（噩梦、幻觉）也少于左旋体，其麻醉作用的强度（右旋体：左旋体：外消旋体）为 3.4：1：1.8，药用品为外消旋体。

本品水溶液在低温加入碳酸钠溶液可游离析出氯胺酮，熔点 91～94℃。水溶液加入硫酸后能与碘化铋钾试液生成红棕色沉淀。

本品体内代谢的主要途径为甲氨基 N-氧化去甲基反应，先形成羟甲基，脱去一分子甲醛而成伯胺。也可在环己酮的 α 位氧化形成羟基，再与葡糖醛酸结合成葡糖苷酸而排出。

本品能选择性阻断痛觉向丘脑和大脑皮层传导而不抑制整个中枢神经系统，麻醉时呈浅睡状态，痛觉消失，意识模糊。对环境变化没有反应，且出现古怪和不愉快的感觉，这被称作分离麻醉。

本品麻醉作用快，时间短，镇痛程度深，副作用较小，常用于小手术、诊断检查操作、麻醉诱导及辅助麻醉等。其原料属Ⅱ类精神药品，应按国家规定进行管理和使用。

 课堂拓展

中医麻醉的发展历史

早在 3000 年前的《列子·汤问》提及"鲁公扈、赵齐婴二人有疾同请扁鹊求治——扁鹊遂饮二人毒酒，迷死三日，剖胸探心，易而置之，投以神药，既悟同初，二人辞归"。而公元二世纪华佗发明的麻沸散则是最早记载的中医全身麻醉药，其中《后汉书·华佗传》记载："若疾发结于内，针药所不能及者，乃令先以酒服麻沸散，既醉无所觉，因刳破腹背，抽割积聚。若在肠胃，则断肠煎洗，除去疾秽，既而缝合，傅以神膏，四五日创愈，一月之间平复。"《三国志·华佗传》亦有同样的记载。在中国古代史最繁荣昌盛的唐朝，医学也得到了很好的发展。孙思邈和王焘用大麻、蟾酥、白僵蚕作镇痛或麻醉，并记载在《备急千金要方》和《外台秘要》。元朝《履岩本草》记有曼陀罗花外用镇痛，危亦林应用曼陀罗花和"草乌散"镇痛和麻醉；明清时期，医学文献中如《证治学准绳》有治疗"诸痛"的麻药，《医宗金鉴》列有外敷麻药，《伤科方书》记有"杨花散"，《外科方外奇方》所述"动刀针外敷麻药"。1840 后的中国近现代随着殖民者的入侵中医麻醉也失去了发展的空间。直至新中国成立后，虽然中国的医疗条件很恶劣，但在党和政府的重视下，中医麻醉得以发展。1958 年在上海首例针刺麻醉下成功完成扁桃体摘除后，开启了中医麻醉学的新篇章；20 世纪 70～80 年代我国医务工作人员又发现了具有肌松效应的氯甲左箭毒。

中医麻醉具有简单、经济、安全、术后恢复快等优点，将中医融入现代麻醉中可减少麻醉用药剂量，用于重症患者辅助治疗及术后镇痛等，是中医麻药的一个新方向。

素质培养：中医麻醉发展历史悠久，中医融入现代麻醉可减少麻醉药的用量，激发学生民族自信，弘扬中医麻醉的优点。

第二节 局部麻醉药

局部麻醉药是一类能在用药局部，可逆性地阻断感觉神经冲动的发生和传导的药物。应用局部麻醉药后，可使患者在意识完全清醒而局部无痛觉的情况下进行手术。

可卡因（cocaine）由于其水溶液不稳定、毒性较强，有成瘾性等缺点，使应用受到限制，因此开始改造其结构，以寻找更好的局部麻醉药。

经过对可卡因结构的剖析，将可卡因水解后得到（-）-爱康宁（ecgonine）、苯甲酸及甲醇，三者都不具有局部麻醉作用。

可卡因　　　　　　　　(-)-爱康宁

随后在可卡因的结构上逐步简化，发现去除 N-甲基、甲氧羰基以及打开四氢吡咯环，仍保留局部麻醉作用。由此说明苯甲酸酯在可卡因的局部麻醉作用中占重要地位。于是开始集中研究苯甲酸酯类衍生物。1890 年合成了局麻药苯佐卡因（benzocaine），但其溶解度小，不能制成注射剂，而制成盐酸盐则酸性太强，也不宜注射应用。引入脂氨基并成盐，终于在 1904 年合成了普鲁卡因（procaine），其作用优良，无可卡因的不良反应，临床应用至今。

苯佐卡因　　　　　　　普鲁卡因

普鲁卡因的发现，使人们认识到对氨基苯甲酸酯结构在局部麻醉药中的重要作用。开始对对氨基苯甲酸酯结构进行研究，发展了其他类局部麻醉药。根据化学结构类型，可将局部麻醉药分为对氨基苯甲酸酯类、酰胺类、氨基醚类、氨基酮类及氨基甲酸酯等。

> 🌱 **课堂拓展**
>
> **可卡因的发现**
>
> 古代居住于秘鲁的原住人发现咀嚼古柯树叶能使人产生舒适、精神充沛的感觉，他们以此作为精神享受的手段延续了数百年之久。后来，有人发现古柯树叶可使舌部麻木或完全失去知觉，便开始应用含此树叶的唾液置于身体局部进行小的手术。
>
> 19 世纪末，一位年轻的科学家从古柯树叶中提纯了具有麻醉作用的生物碱，根据古柯树（coca）之名将此生物碱取名为可卡因（cocaine），第一个局麻药便这样问世，用皮下注射可卡因的方法进行小的手术获得成功。后来，一位名叫奥古斯特-贝尔的医生用可

卡因注入脊髓腔内，发现可获得比皮下注射更为广泛的麻醉范围，从此扩大局麻药的应用。20世纪初，人们仿照可卡因的化学结构成功地合成了普鲁卡因（procaine），并以其作用强、毒性小的优势迅速取代了可卡因而应用于临床。随后又相继合成了近20种的局麻药，它们都比可卡因具有更多的优点，这样可卡因就被淘汰了。

素质培养：培养学生科学探究精神，实事求是，不畏艰难险阻。

一、对氨基苯甲酸酯类

局部麻醉药

（一）药物的发展

普鲁卡因的酯基不稳定，易被血清胆碱酯酶催化水解而失效，导致麻醉持续时间短。为了克服这一缺点，提高稳定性，以普鲁卡因作为先导物，对苯环、氨基侧链、碳链、羧酸酯进行变化，获得了一系列对氨基苯甲酸类局麻药（见表8-2）。

表 8-2　对氨基苯甲酸类药物

药物名称	药物结构	作用特点及用途
氯普鲁卡因 chloroprocaine		局麻作用比普鲁卡因强2倍，毒性小约1/3，穿透力强，作用迅速、持久，临床上用于浸润麻醉、硬膜外麻醉和阻滞麻醉
丁卡因 tetracaine		作用比普鲁卡因强约10倍，且穿透力强，毒性较大，可用于浸润麻醉、阻滞麻醉、腰麻和硬膜麻醉外，因能透过黏膜，在五官科主要用于黏膜麻醉
布他卡因 butacaine		局麻效力与普鲁卡因强3倍，临床上用于浸润麻醉和表面麻醉
二甲卡因 dimethocaine		麻醉作用比普鲁卡因强，作用时间长，适用于浸润麻醉、传导麻醉、硬膜外麻醉等
硫卡因 thiocaine		局麻作用较普鲁卡因强、毒性也大，可用于浸润麻醉及表面麻醉

（二）典型药物

盐酸普鲁卡因　Procaine Hydrochloride

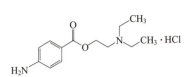

盐酸普鲁卡因的性质实验

化学名为 4-氨基苯甲酸-2-（二乙氨基）乙酯盐酸盐，又名奴佛卡因。

本品为白色结晶或结晶性粉末，无臭；熔点 154～157℃。

本品在水中易溶，在乙醇中略溶，在三氯甲烷中微溶，在乙醚中几乎不溶。其水溶液呈酸性，2％水溶液 pH 为 5.0～6.5。

本品分子结构中具有酯键，在干燥时比较稳定，在水、酸碱、加热温度及时间等因素的影响下，易发生水解反应，生成对氨基苯甲酸、二乙氨基乙醇，在一定的条件下，对氨基苯甲酸还可进一步发生脱羧反应，生成有毒的苯胺，其水溶液最稳定的 pH 为 3.0～3.5。

本品的水溶液加氢氧化钠试液后析出普鲁卡因白色沉淀，加热使酯键水解，并产生二乙氨基乙醇的蒸气，可使润湿的石蕊试纸变蓝，进而生成对氨基苯甲酸钠。加盐酸酸化后，析出不溶性对氨基苯甲酸。再加过量酸，白色沉淀又溶解，溶液变澄清。

本品结构中具有芳伯氨基，容易氧化变色，在碱性溶液中较易氧化，当 pH 大于 6.5 时，温度升高，加热时间延长则氧化变色愈显著。紫外光、空气、重金属离子均可加速氧化变色，故配制盐酸普鲁卡因注射剂时，一般需要调节 pH 为 3.5～5.5，并严格控制灭菌温度和时间，以 100℃ 流通蒸气灭菌 30min 为宜。

本品结构中的芳伯氨基，能发生重氮化-偶合反应，在稀盐酸中与亚硝酸钠反应生成重氮盐，再加碱性 β-萘酚试液生成猩红色偶氮染料。

本品具叔胺的结构，其水溶液能与一些生物碱沉淀剂，如氯化金试剂、碘-碘化钾试剂，碘化汞钾试剂和苦味酸试剂等反应生成沉淀。

本品在盐酸条件下能与对二甲氨基苯甲醛缩合，生成希夫碱而显黄色。

本品为常用的局部麻醉药，作用强、毒性小且无成瘾性，临床上广泛用于浸润麻醉、传导麻醉、腰麻、硬膜外麻醉等。

二、酰胺类

（一）药物的发展

由于普鲁卡因的酯基易水解而失效，用较不易水解的酰胺基取代酯基，局部麻醉药持续时间一般较长。1946 年，发现了酰胺类局部麻醉药利多卡因（lidocaine），其作用较普鲁卡因强而持久。改造利多卡因的结构，获得了系列酰胺类局部麻醉药（见表 8-3）。

表 8-3 临床常用的酰胺类麻醉药

药物名称	结构特点	作用特点及用途
利多卡因 lidocaine		麻醉作用比普鲁卡因强 2 倍，作用维持时间延长 1 倍，同时毒性也相应增大，因其穿透性好，扩散性强，常用于表面麻醉、浸润麻醉、传导麻醉和硬膜外麻醉

药物名称	结构特点	作用特点及用途
丙胺卡因 prilocaine		局部麻醉作用与利多卡因相似,但作用时间延长较长,毒性较小。用于硬膜外麻醉、阻滞麻醉及浸润麻醉
布比卡因 bupivacaine		为长效局麻药,麻醉作用比利多卡因强4~5倍,作用持续时间长,较安全。临床用于局部浸润麻醉、外周神经阻滞麻醉及椎管内阻滞麻醉
罗哌卡因 ropivacaine		麻醉效果与布比卡因相似,而毒性反应明显弱于布比卡因,皮肤镇痛时间较布比卡因长,局部浸润麻醉作用时间较同浓度布比卡因长2~3倍
依替卡因 etidocaine		局麻作用与布比卡因相似,起效迅速,持续时间长,主要用于浸润麻醉、神经阻滞麻醉及硬膜外麻醉

(二) 典型药物

盐酸利多卡因　Lidocaine Hydrochloride

化学名为 N-(2,6-二甲苯基)-2-(二乙氨基)乙酰胺盐酸盐一水合物。

本品为白色结晶性粉末；无臭。本品在水或乙醇中易溶,在三氯甲烷中溶解,在乙醚中不溶；熔点为75~79℃。

本品是芳香胺的酰胺化合物,比氨基苯甲酸酯类药物普鲁卡因稳定,在酸性或碱性溶液中均不易被水解。一方面是由于酰胺键比酯键稳定,另一方面是由于利多卡因的酰胺基受邻位两个甲基的保护,造成空间位阻。如其注射剂于115℃加热灭菌3h或室温放置一年半以上,水解率均在0.1%以下。

本品因具叔胺结构,其水溶液加三硝基苯酚试液,即产生沉淀。该沉淀为利多卡因苦味酸盐,经水洗、干燥后测定,熔点为228~232℃。

本品的水溶液加硫酸铜试液和碳酸钠试液,即显蓝紫色,加氯仿振摇后放置,氯仿层显黄色；本品的乙醇溶液与氯化钴试液振摇2min即显绿色,放置后,生成蓝绿色沉淀。这可能是酰胺基与金属离子络合所致。

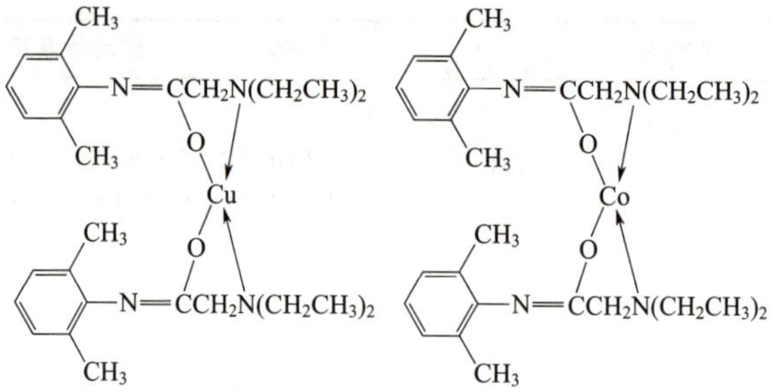

蓝紫色（水溶液）；黄色（氯仿层)　　绿色，放置后逐渐呈蓝绿色

金属配合物

本品在体内的代谢主要有两条途径：酰胺的水解和叔胺侧链的 N-脱乙基化。酰胺受到苯环上 2 个甲基空间位阻影响，不易水解，而 N-脱乙基化代谢是主要代谢途径。当利多卡因通过血脑屏障后，通过 N-脱乙基化后产生的 N-单乙基甘氨酰二甲苯胺会引起中枢神经系统副作用。

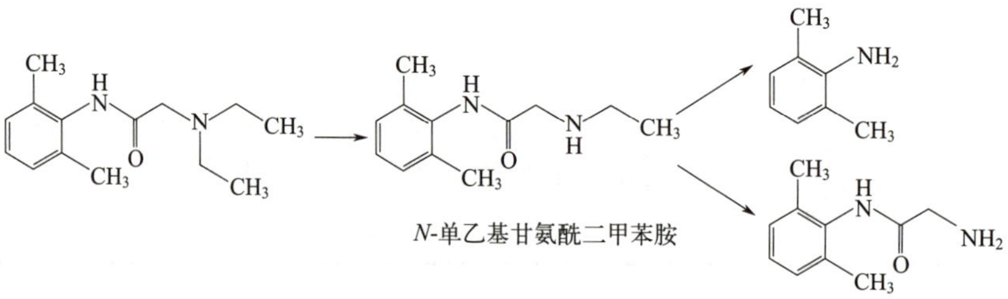

N-单乙基甘氨酰二甲苯胺

本品的麻醉作用比普鲁卡因强 2 倍，作用时间也长了一倍。由于其穿透性好，扩散性强，常用于表面麻醉、浸润麻醉、传导麻醉和硬膜外麻醉。本品还可作为抗心律失常药物，主要用于治疗室性心律失常。在治疗剂量下，一般不产生抑制心肌功能的不良作用，为防治急性心肌梗死并发室性心律失常的首选药物。

课堂讨论

查阅资料，看看除了上述合成麻醉药品外，还有哪些药品和制剂属于麻醉药品的范围？在使用时有哪些注意事项？

三、其他类

氨基醚类是用醚键代替局部麻醉药结构中的酯或酰胺基，使其稳定性增加，麻醉作用强而持久。如奎尼卡因（quinisocaine）、普莫卡因（pramocaine），均用作表面麻醉，其中奎尼卡因的表面麻醉比可卡因强约 1000 倍，而毒性仅为可卡因的两倍。

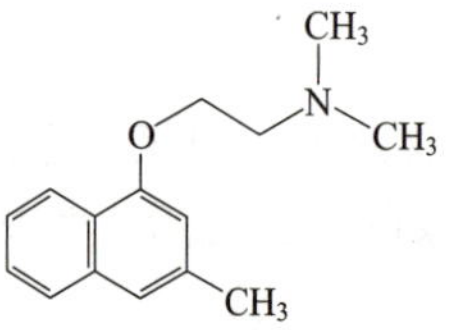

奎尼卡因 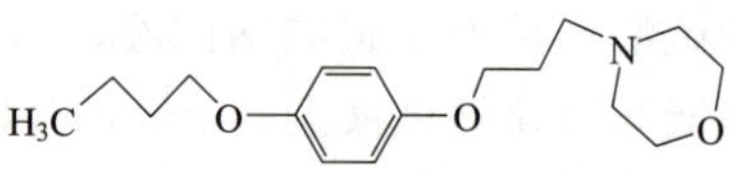　　　　　普莫卡因

氨基酮类是用电子等排体—CH_2—代替酯键中的—O—，作用时间延长。在临床上有应用价值的有达克罗宁（dyclonine），对黏膜穿透力强，作用迅速，具有较强的表面麻醉作用，同时对皮肤有止痛、止痒及杀菌作用。

具有氨基甲酸酯结构的药物有卡比佐卡因（carbizocaine），有很强的局部麻醉作用，临床曾作为表面麻醉剂。

达克罗宁　　　　　卡比佐卡因

四、构效关系

局部麻醉药结构类型较多，可概括为以下基本结构。

$$Ar—\underset{I}{C(=O)}—\underset{II}{X}—\underset{}{(C)_n}—\underset{III}{N}\diagup$$

Ⅰ为亲脂部分：可为芳烃、芳杂环，这一部分修饰对理化性质影响大，活性顺序为：苯 > 吡咯 > 噻吩 > 呋喃，苯环的活性最好。若苯环邻对位给电子取代基有利于两性离子形成，活性增加；有吸电子基存在时活性下降。

Ⅱ为中间链部分：X 可为—O—、—NH—、—CH_2—等，此部分决定药物的稳定性，作用时间顺序为：—CH_2CO— > —CONH— > —COS— > —COO—；作用强度顺序为—COS— > —COO— > —CH_2CO— > —CONH—；$n=2、3$ 时局麻作用好，碳链增长，药效延长，但毒性增加。

Ⅲ为亲水部分：以叔胺为好，仲胺次之，伯胺刺激性较大。也可以是吡咯烷、哌啶、吗啉等。pK_a 一般在 7.5～7.9，生理条件下为离子型。好的局麻药分子的亲脂性与亲水性间应有适当的平衡，即应有一定的脂水分配系数。

本章小结

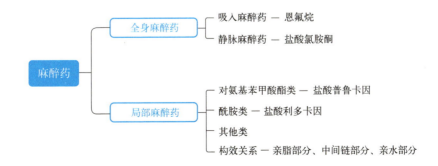

目标检测

一、单选题

1. 下列药物为吸入麻醉剂的是（ ）。
   A. 恩氟烷	B. 盐酸普鲁卡因	C. 盐酸氯胺酮
   D. 盐酸利多卡因	E. 盐酸丁卡因

2. 盐酸普鲁卡因与 $NaNO_2$ 溶液反应后，再与碱性 β-萘酚偶合成红色沉淀，其依据为（ ）。
   A. 苯环上的亚硝化	B. 叔胺的氧化	C. 酯基的水解
   D. 有芳伯氨基存在	E. 苯环上有亚硝化反应

3. 盐酸普鲁卡因注射液加热变黄的主要原因是（ ）。
   A. 发生缩合反应	B. 芳伯氨基	C. 酯键水解
   D. 形成了聚合物	E. 发生了重氮化偶合反应

4. 盐酸氯胺酮为（ ）。
   A. 吸入麻醉药	B. 抗心律失常药	C. 静脉麻醉药
   D. 酰胺类局麻药	E. 苯甲酸酯类局麻药

5. 属于长效的局部麻醉药的是（ ）。
   A. 盐酸布比卡因	B. 依托咪酯	C. 盐酸普鲁卡因
   D. 盐酸丁卡因	E. 盐酸利多卡因

6. 不含酯键的局部麻醉药是（ ）。
   A. 普鲁卡因	B. 恩氟烷	C. 布比卡因
   D. 丁卡因	E. 布他卡因

7. 下列哪个药物属于酰胺类的局麻药（ ）？
   A. 普鲁卡因	B. 达克罗宁	C. 丁卡因
   D. 利多卡因	E. 二甲卡因

8. 普鲁卡因是从下列哪种物质经结构改造得到的（ ）？
   A. 丁卡因	B. 可卡因	C. 海洛因
   D. 咖啡因	E. 吗啡

9. 化学结构如下图的药物是（ ）。

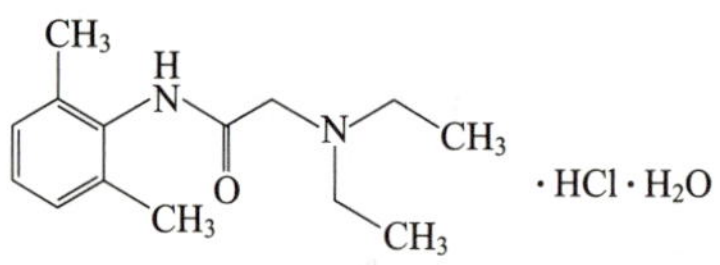

   A. 盐酸普鲁卡因	B. 盐酸布比卡因	C. 盐酸丁卡因
   D. 盐酸氯普卡因	E. 盐酸利多卡因

10. 利多卡因比普鲁卡因不易水解的主要原因是（ ）。
    A. 普鲁卡因有芳伯氨基	B. 普鲁卡因有酯基
    C. 利多卡因无芳伯氨基	D. 利多卡因为酰胺结构且有空间位阻的影响
    E. 利多卡因有酰胺结构

二、多选题

1. 下列试剂可用于区别盐酸普鲁卡因和盐酸利多卡因的是（ ）。

A. 硝酸银试液　　　　　　　　B. 硫酸铜试液及碳酸钠试液
C. 三硝基苯酚　　　　　　　　D. 亚硝酸钠、盐酸、碱性 β-萘酚
E. 三氯化铁试液

2. 下列药物属于全身麻醉药中的静脉麻醉药的有（　　）。
A. 氟烷　　　　　　B. 羟丁酸钠　　　　　　C. 麻醉乙醚
D. 盐酸利多卡因　　E. 盐酸氯胺酮

3. 属于局部麻醉药的有（　　）。
A. 盐酸普鲁卡因　　B. 羟丁酸钠　　　　　　C. 盐酸利多卡因
D. 盐酸氯胺酮　　　E. 盐酸丁卡因

4. 下列关于盐酸普鲁卡因性质的叙述，正确的是（　　）。
A. 易氧化变质　　　　　　　　B. 水溶液在中性、碱性条件下易水解
C. 强氧化性　　　　　　　　　D. 可发生重氮化-偶合反应
E. 在酸性条件下不水解

5. 下列哪组试剂可将盐酸利多卡因与盐酸普鲁卡因区分开来（　　）。
A. 硝酸银试液　　　　　　　　B. $CuSO_4/Na_2CO_3$ 试液
C. 三硝基苯酚　　　　　　　　D. 亚硝酸钠、盐酸、碱性 β-萘酚
E. 三氯化铁试液

三、简答题

1. 影响普鲁卡因稳定性的结构因素和外界因素各有哪些？在配制其注射液时，可采取哪些措施提高其稳定性？

2. 根据普鲁卡因和利多卡因的化学结构，分析其稳定性与麻醉作用之间有什么关系。

四、案例分析

有位患者患支气管哮喘并伴有神经官能症，医生开具了下列处方：

氨茶碱注射液　　　　　　　　0.125g
地塞米松注射液　　　　　　　5ml
盐酸普鲁卡因注射液　　　　　0.45g
10％葡萄糖注射液　　　　　　250ml

以上处方是否合理？

第九章 中枢兴奋药和降糖药

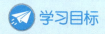学习目标

[知识目标]
1. 掌握咖啡因、吡拉西坦、盐酸二甲双胍、阿卡波糖等药物的结构特点、主要理化性质及临床用途。
2. 理解中枢兴奋药的作用机制，降糖药的作用机制。
3. 了解中枢兴奋药、降糖药的分类，了解降糖药物的发展和现状。

[能力目标]
1. 能应用典型药物的理化性质解决该类药物的制剂、调配、贮存保管等问题。
2. 能应用各类药物的构效关系说明临床常用药物的作用特点和临床应用问题。

[素质目标]
培养民族自信和自豪感；践行关爱老人的中华美德。

中枢兴奋药（central nervous system stimulants）是一类能提高中枢神经系统机能活动的药物，以延髓兴奋药的应用较多，主要是对呼吸中枢起兴奋作用，用于呼吸衰竭的救治和改善大脑功能。降糖药主要针对糖尿病患者，使体内的血糖降低到一定的水平，维持体内各器官和组织的需要。

第一节 中枢兴奋药

中枢兴奋药是能提高中枢神经系统机能活动的药物。临床用于急性传染病，以及各种原因引起的中枢性呼吸抑制等。如严重感染、创伤或缺氧导致的呼吸衰竭，新生儿窒息；急性二氧化碳潴留引起的肺性脑病；中枢抑制药过量造成的昏睡与呼吸抑制。该类药物的安全范围较窄，作用持续时间短，极易进入中毒量而致惊厥，故使用时应严格掌握用量。

中枢兴奋药根据作用部位不同，分为大脑皮质兴奋药、延髓呼吸中枢兴奋药、促进脑功能恢复药。中枢兴奋药根据结构分为黄嘌呤类、酰胺类和其他类。

一、黄嘌呤类

（一）药物的发展史

本类药物主要是黄嘌呤（xanthine）的 N-甲基衍生物，具有药用价值的有咖啡因

（caffeine）、茶碱（theophylline）、可可豆碱（theobromine）。

茶叶中含有咖啡因和少量的茶碱及可可豆碱，咖啡豆中主要含有的是咖啡因，可可豆中含有较多的豆碱和少量的茶碱。三者的药理作用相似，主要是兴奋中枢神经系统，兴奋心脏，松弛平滑肌和利尿，但是作用强度有差别。中枢兴奋作用的强度：咖啡因＞茶碱＞可可豆碱；兴奋心脏，松弛平滑肌和利尿的强度为：茶碱＞可可豆碱＞咖啡碱。根据作用强度的大小，咖啡碱用作中枢兴奋药，茶碱用作平滑肌松弛药、利尿药和强心药，可可豆碱已经少用。

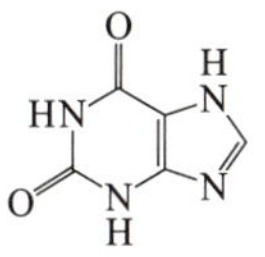

黄嘌呤 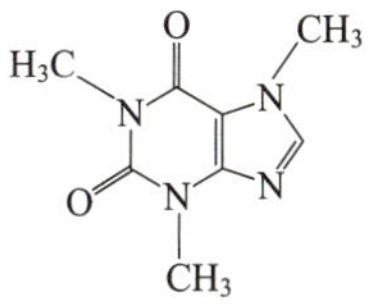　　　咖啡因 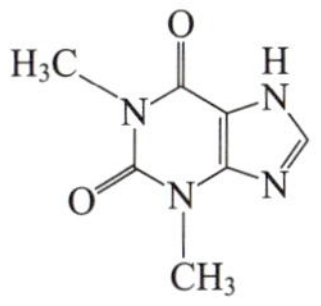　　　茶碱 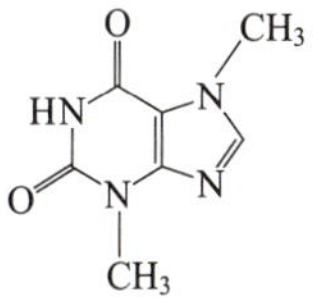　　　可可豆碱

黄嘌呤类生物碱与其他碱成盐，大大增加药物的水溶性，也可以改变1，3，7位的取代基，得到一系列药物应用于临床，部分衍生物如表9-1。

表9-1　黄嘌呤类生物碱衍生物

药物名称	结构式	作用特点
氨茶碱 aminophylline	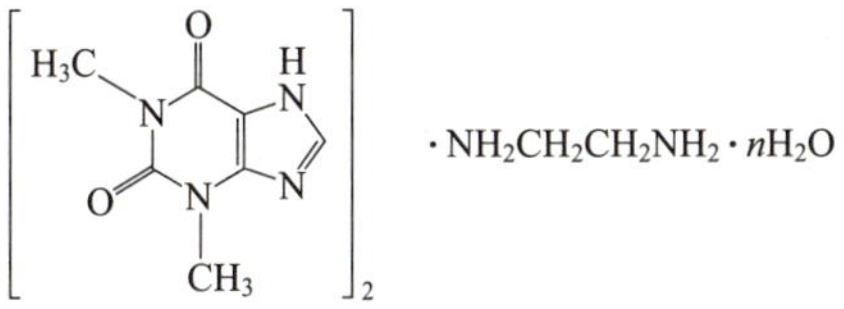	水溶液显碱性，水溶性强。对平滑肌的舒张作用较强，主要用于治疗支气管哮喘
二羟丙茶碱 diprophylline	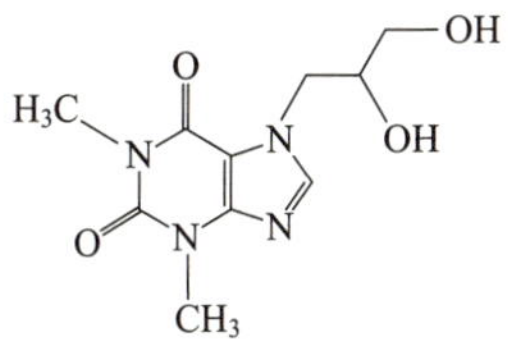	水溶液显中性，毒副作用小，主要用于治疗支气管哮喘
己酮可可豆碱 pentoxifylline	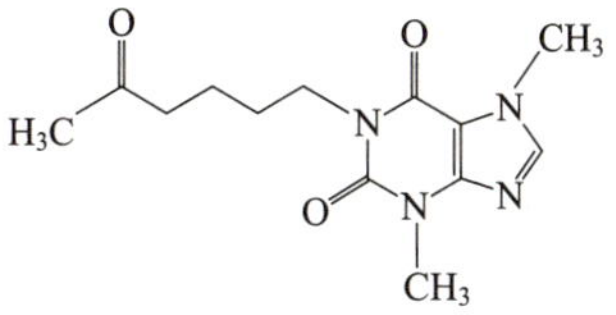	降低血液黏滞度，抗血栓及治疗血管性痴呆
丙戊茶碱 propentofylline	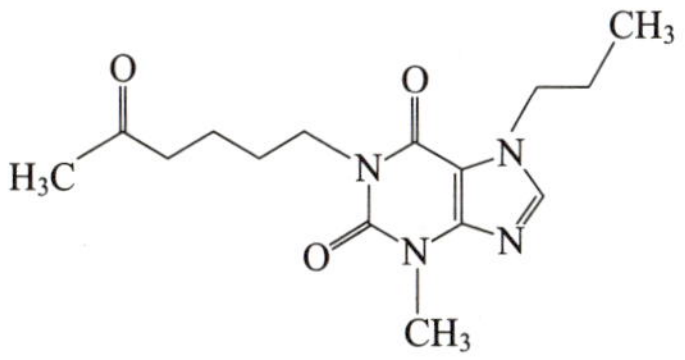	对周围血管有扩张作用，激活神经细胞，可用于治疗痴呆

（二）典型药物

咖啡因　Caffeine

$\cdot n\text{H}_2\text{O}$　　$n=1$ 或 0

化学名为 1,3,7-三甲基-3,7-二氢-1H-嘌呤-2,6-二酮一水合物或其无水物，又名三甲基黄嘌呤。

本品为白色或带极微黄绿色、有丝光的针状结晶或结晶性粉末，无臭，有风化性；熔点 235～238℃。

本品是从茶叶或咖啡中提取出的一种生物碱，在热水或三氯甲烷中易溶，在水、乙醇或丙酮中略溶，在乙醚中极微溶解。受热升华，对碱不稳定。

本品有酰脲结构，与碱共热水解生成咖啡因。但是石灰水的碱性较弱，不能导致咖啡因开环。

本品的碱性极弱，不能与强酸形成稳定的盐。可以与有机酸的碱金属盐生成复盐，增加药物的水溶性，可制成注射剂。与苯甲酸钠生成苯甲酸钠咖啡因（安钠咖），为白色粉末，味微苦，无臭，易溶于水。常用的剂型为药片和针剂。

本品与盐酸、氯酸钾在水浴上加热蒸干，所得残渣遇氨气生成紫色的四甲基紫尿酸铵，再加氢氧化钠溶液数滴，紫色消失。此反应称为紫脲酸铵反应，是所有黄嘌呤生物碱共有的反应。

> **课堂讨论**
>
> 咖啡因与苯甲酸制成复盐安钠咖后为什么易溶于水？
> 提示：生成盐后可以增加药物的溶解度。

本品小剂量能增强大脑皮质的兴奋过程，振奋精神，消除疲劳，改善思维；较大剂量即可兴奋延髓呼吸中枢及血管运动中枢，使呼吸加深加快，血压上升。临床上主要与延髓呼吸兴奋药尼可刹米等合用，以纠正中枢性呼吸抑制与昏迷，或与溴剂合用以调节大脑皮质活动。本品单独使用对儿童多动综合征也有效，与哌甲酯（利他林，新生儿窒息或者中毒等引起的呼吸衰竭）相似，使用时食欲减退等不良反应较少，可在治疗时选用。

本品主要用于严重传染病和中枢抑制药过量引起的昏睡、呼吸循环衰竭等，常用作复方制剂。

二、酰胺类

含酰胺结构的中枢兴奋药分为三类：芳酰胺类、内酰胺类、脂酰胺类。

（一）芳酰胺类

香酰乙胺（etamivan）主要是刺激呼吸中枢，用于治疗巴比妥类药物中毒及其他催眠药所引起的严重呼吸抑制。尼可刹米（nikethamide）可选择性地兴奋延髓呼吸中枢，使呼吸加深加快，用于中枢性呼吸和循环衰竭。临床上主要作为对抗阿片类、巴比妥类等中毒所引起的呼吸抑制。

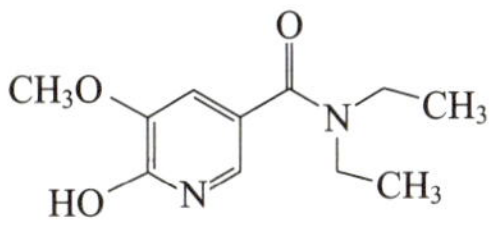

香酰乙胺 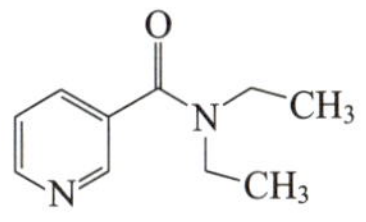　　　　　尼可刹米

（二）内酰胺类

贝美格（bemegride）具有抗巴比妥类药物的作用。多沙普仑（doxapram）选择性强，对呼吸中枢有特异兴奋作用，而对中枢神经系统的兴奋作用小，故本药物比其他的药物安全范围大，用于药物引起的呼吸抑制和加速麻醉手术后的苏醒等。

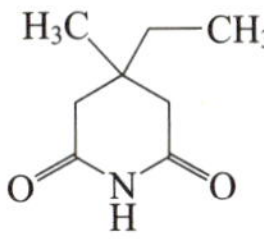

贝美格 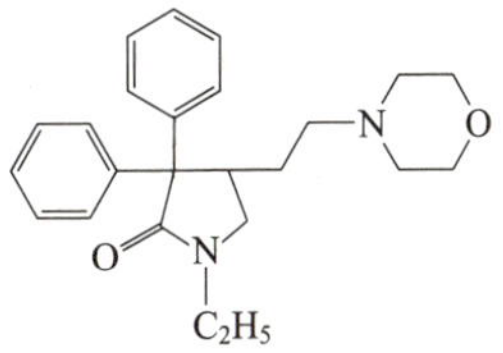　　　　　多沙普仑

进一步研究发现，改变取代基可以得到较好改善大脑功能的药物，常见药物如表 9-2。

表 9-2　改善大脑功能的药物

药物名称	结构	作用特点
吡拉西坦 piracetam	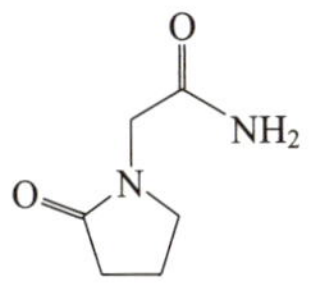	用于治疗脑外伤、CO 中毒、阿尔茨海默病、儿童智能低
奥拉西坦 oxiracetam	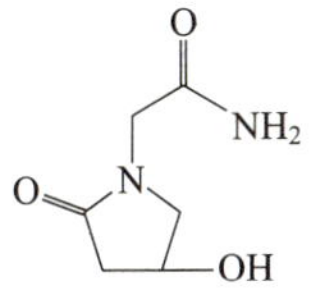	用于脑损伤及引起的神经功能缺失、记忆与智能障碍的治疗，对记忆，尤其是思维的集中比吡乙酰胺更好，毒性小
茴拉西坦 aniracetam	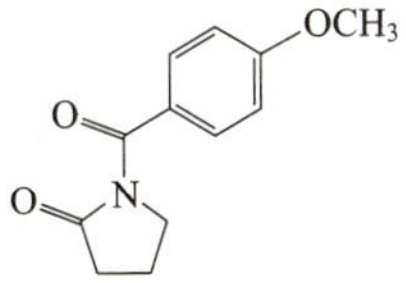	本品口服吸收好，副作用较少，对记忆减退阿尔茨海默病有效，作用强，起效快

药物名称	结构	作用特点
普拉西坦 pramiracetam		用于治疗记忆及识别功能减退、语言障碍，提高大脑机敏度
乙拉西坦 levetiracetam		改善记忆，抗健忘

吡拉西坦　Piracetam

化学名为 2-氧代-1-吡咯烷基乙酰胺，又名脑复康。

本品为白色或类白色的结晶性粉末；无臭，味苦。本品在水中易溶，在乙醇中略溶，在乙醚中几乎不溶。熔点为 151～154℃。

本品为脑代谢改善药，可以对抗由物理因素、化学因素所致的脑功能损伤。对缺氧所致的逆行性健忘有改进作用。可以增强记忆，提高学习能力。

本品适用于急、慢性脑血管病，脑外伤，各种中毒性脑病等多种原因所致的记忆减退及轻、中度脑功能障碍。对由于衰老、脑血管意外、一氧化碳中毒等原因引起的记忆、思维障碍、脑卒中、偏瘫均有一定疗效。对某些儿童智能低下和夜尿症也有疗效。

（三）脂酰胺类

主要药物有克罗乙胺（crotetamide）和克罗丙胺（cropropamide）。这两种药物中枢兴奋作用强。莫大非尼（modafinil）是一种新型的中枢兴奋药，用于抑郁症患者、特发性嗜睡或发作性睡眠症患者。

克罗乙胺　　　　克罗丙胺　　　　莫大非尼

三、其他类

甲氯芬酯（meclofenoxate）主要针对脑外伤、新生儿缺氧、脑动脉硬化或者癫痫所致的意识障碍、阿尔茨海默病、小儿遗尿等。苯丙胺（amphetamine）主要兴奋中枢神经，具有欣快、警觉及抑制食欲作用，重复使用容易上瘾。哌甲酯（methylphenidate）用于中枢抑制药中毒、轻度抑郁及小儿遗尿，对注意缺陷障碍（又称儿童多动症）也有疗效。

甲氯芬酯　　苯丙胺　　哌甲酯

盐酸甲氯芬酯　Meclofenoxate Hydrochloride

化学名为 2-（二甲基氨基）乙基对氯苯氧基乙酸酯盐酸盐，又名氯酯醒、遗尿丁。

本品为白色结晶性粉末，在三氯甲烷中溶解，在乙醚中几乎不溶。熔点为 137～142℃。

本品分子中因含酯键，水溶液不稳定，易水解。水溶液 pH 升高，水解速度加快。

本品主要作用于大脑皮质，它能促进脑细胞的氧化还原，调节神经细胞的代谢，增加对糖类的利用，对受抑制的中枢神经有兴奋作用。可用于治疗外伤性昏迷、儿童遗尿症、意识障碍、老年性精神症、各种痴呆、酒精中毒等。

> **课堂拓展**
>
> **阿尔茨海默病**
>
> 　　阿尔茨海默病（alzheimer disease，AD），又叫老年性痴呆，是一种中枢神经系统变性病，是老年期痴呆最常见的一种类型。主要表现为渐进性记忆障碍、认知功能障碍、人格改变及语言障碍等神经精神症状，严重影响社交、职业与生活功能。AD 的病因及发病机制尚未阐明，中国有阿尔茨海默病患者 500 万人，占世界总病例数的四分之一，而且平均每年有 30 万新发病例。
>
> 　　素质培养：尊老敬老爱老是中华民族的优秀传统美德，更是新时代构建和谐社会的要求。我们要开展关爱老人的行动。

第二节　降糖药

　　血液中的糖称为血糖，绝大多数情况下都是葡萄糖。体内各组织细胞活动所需的能量大部分来自葡萄糖，所以血糖必须保持一定的水平才能维持体内各器官和组织的需要。正常人在清晨空腹血糖浓度为 80～120mg。空腹血糖浓度超过 130mg 称为高血糖。

　　糖尿病患者主要表现为高血糖和尿糖。糖尿病分为两大类：胰岛素依赖型糖尿病（即 1 型糖尿病），非胰岛素依赖型糖尿病（即 2 型糖尿病）。降血糖药物主要包括胰岛素和口服降糖药。目前国内常用的口服降糖药物以非胰岛素类药物为主,分为促胰岛素分泌剂类、α-葡萄糖苷酶抑制剂类、胰岛素增敏剂类等。其中促胰岛素分泌剂分为磺酰脲类和非磺酰脲类。注射降糖药物主要以胰岛素及其类似药物为主。

一、胰岛素及其类似物

胰岛素是由胰岛 β 细胞受内源性或外源性物质如葡萄糖、乳糖、核糖、精氨酸、胰高血糖素等的刺激而分泌的一种蛋白质激素。胰岛素属多肽类激素,动物胰岛素由胰腺分泌,分子较大。胰岛素是机体内唯一降低血糖的激素,同时促进糖原、脂肪、蛋白质合成。胰岛素注射不会有成瘾性和依赖性。

胰岛素按照来源不同分为动物胰岛素、半合成人胰岛素、生物合成人胰岛素。其中生物合成人胰岛素,氨基酸排列顺序及生物活性与人体本身的胰岛素完全相同。用基因工程方法制备人胰岛素,现已成为生产胰岛素的重要手段。此外还有利用基因重组技术得到的胰岛素类似物见表 9-3,其作用相似,但吸收速度有变化,可适于特殊患者。

表 9-3 胰岛素及类似物的化学结构和作用特点

药物名称	化学结构	作用特点
普通胰岛素 regular insulin	未做特别处理的动物或人胰岛素,注射后形成六聚体,解聚后产生作用	短效、皮下注射,且可静脉注射
门冬胰岛素 insulin aspart	B28 位脯氨酸换为天冬氨酸,注射后形成六聚体的倾向减少	起效快,作用时间短
赖脯胰岛素 insulin lispro	将人胰岛素的 B28 位脯氨酸和 B29 位赖氨酸的顺序进行交换	超短效,吸收较人胰岛素快 3 倍
甘精胰岛素 insulin glargine	21A—Gly-30B a-L-Arg-30Bb-L-Arg-人胰岛素	可一日使用一次的超长效制剂
地特胰岛素 insulin detemir	赖氨酸 B29(N8-十四酰)去(B30)人胰岛素	作用持续时间长,治疗引起的体重增加较少

胰岛素 Insulin

本品为白色或类白色结晶性粉末,在水、乙醇中几乎不溶;在无机酸和氢氧化钠中易溶。熔点为 233℃,可分解,旋光度为 −64°±8°。酸碱两性,等电点为 pI5.35～5.45。

本品的分子量为 5778,由 A、B 两条肽链组成。A 链有 11 种 21 个氨基酸,B 链有 15 种 30 个氨基酸。其中 A7(Cys)-B7(Cys)、A20(Cys)-B19(Cys) 四个半胱氨酸中的巯基形成两个二硫键,使 A、B 两链连接起来。此外 A 链中 A6(Cys) 与 A11(Cys) 之间也存在一个二硫键。

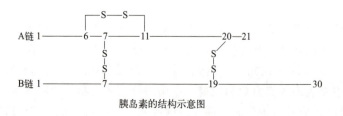

胰岛素的结构示意图

> **胰岛素的发现**
>
> 胰岛素于1921年由加拿大人F.G.班廷和C.H.贝斯特首先发现。1922年开始用于临床。用于临床的胰岛素几乎都是从猪、牛胰脏中提取的。1955年英国F.桑格小组测定了牛胰岛素的全部氨基酸序列,开辟了人类认识蛋白质分子化学结构的道路。1965年9月17日,中国科学家人工合成了具有全部生物活力的结晶牛胰岛素,它是第一个在实验室中用人工方法合成的蛋白质。
>
> 素质培养：增强民族自信和自豪感。

二、口服降糖药

（一）促胰岛素分泌剂

按化学结构分为磺酰脲类和非磺酰脲类。药物的作用机制是可促使胰岛β细胞分泌更多的胰岛素,同时减少肝脏对胰岛素的清除,代表药物见表9-4。

表9-4 常见口服降糖药

药物名称	药物结构	作用特点
格列吡嗪 glipizide		刺激胰岛β细胞分泌胰岛素,可使空腹及餐后血糖降低,临床上主要用于轻、中度2型糖尿病
格列齐特 gliclazide		降血糖作用强,改善糖尿病患者眼底病变以及代谢、血管功能的紊乱,临床上主要用于轻、中度2型糖尿病
格列美脲 glimepiride		促进胰岛素分泌,抑制肝葡萄糖合成,临床上主要用于治疗2型糖尿病
瑞格列奈 repaglinide		作用比磺酰脲类快,为第一个进餐时服用的葡萄糖调节药,可有效地控制餐后高血糖。临床上主要用于2型糖尿病

甲苯磺丁脲　Tolbutamide

化学名为 1-丁基-3-(对甲苯基磺酰基)脲素。

本品为白色结晶或结晶性粉末；无臭，无味。本品在丙酮或三氯甲烷中易溶，在乙醇中溶解，在水中几乎不溶，在氢氧化钠溶液中易溶。熔点为 126～130℃。

本品含有磺酰脲的结构，显酸性，能与碱生成盐。

本品结构中脲部分不稳定，在酸性条件下加热易水解。

本品一般用于成年后发病，单用饮食控制无效，而胰岛功能尚存的轻、中度糖尿病患者。对幼年型糖尿病、代谢已有严重障碍的重症病例（胰岛素依赖型患者）则无效，故不能完全代替胰岛素。此外，本品可用于胰岛肿瘤的诊断。需遮光，密闭保存。

格列本脲　Glibenclamide

化学名 N-[2-[4-[[[(环己氨基)羰基]氨基]磺酰基]苯基]乙基]-2-甲氧基-5-氯苯甲酰胺，又叫优降糖。

本品为白色结晶性粉末；几乎无臭，无味。本品在三氯甲烷中略溶，在甲醇或乙醇中微溶，在水或乙醚中不溶。熔点为 170～174℃，熔融时同时分解。对湿度较敏感，易发生水解。

本品通过刺激胰岛 β 细胞释放胰岛素，其作用强度为甲苯磺丁脲的 200 倍，因此所用剂量明显减少，作用同甲苯磺丁脲，但降糖作用较强。能降低空腹血糖与餐后血糖。用于轻中型、稳定型糖尿病患者，适用于非胰岛素依赖型糖尿病病情较重者。

二甲双胍与格列本脲复合制剂可以促进内源性胰岛素分泌，增强肌体外周组织对胰岛素的敏感性，血糖控制更好，用药剂量减少，安全性更好。

（二）胰岛素增敏剂

按结构分为双胍类和噻唑烷二酮类。双胍类不促进胰岛素分泌，其降血糖作用机制是促进脂肪组织摄取葡萄糖，使肌肉组织无氧酵解增加，增加葡萄糖的利用，代表药物有二甲双胍（metformin）。噻唑烷二酮类的降糖作用机制是通过激活肌肉组织中脂肪细胞核上靶受体，增加其对胰岛素的敏感性，使同样数量的胰岛素发挥更大的降糖作用，适用于长期治疗，代表药物有罗格列酮（rosiglitazone）、吡格列酮（pioglitazone）。罗格列酮使餐后血糖和胰岛素水平下降，对血糖控制的改善作用较持久，吡格列酮与磺酰脲、二甲双胍或胰岛素合用，能提高疗效，二者临床上主要治疗 2 型糖尿病。

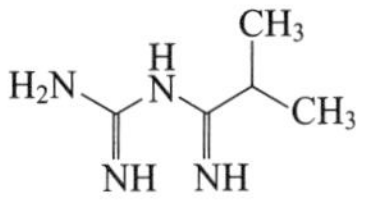

二甲双胍 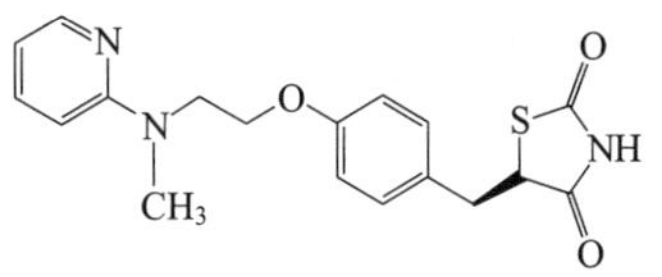　　罗格列酮 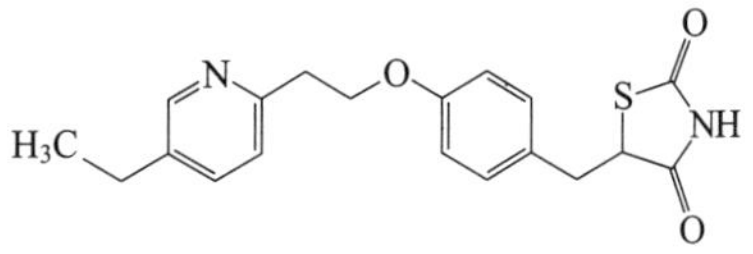　　吡格列酮

盐酸二甲双胍　Metformin Hydrochloride

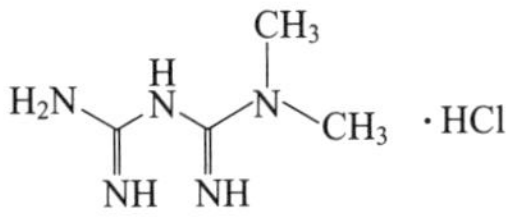

化学名为 1,1-二甲基双胍盐酸盐。

本品为白色结晶或结晶性粉末；无臭。本品在水中易溶，在甲醇中溶解，在乙醇中微溶，在三氯甲烷或乙醚中不溶。熔点为 220～225℃。二甲双胍具有高于一般脂肪胺的强碱性，其 pK_a 值为 12.4。其盐酸盐的 1％水溶液的 pH 为 6.68，呈近中性。

本品的水溶液加 10％亚硝酸铁氰化钠溶液和 10％氢氧化钠溶液，放置后显红色。

本品为抗高血糖药，对正常人无降糖作用。盐酸二甲双胍还具有降低血脂和血压、控制体重的作用，成为肥胖伴胰岛素抵抗的 Ⅱ 型糖尿病患者首选药。主要不良反应可有食欲不振、恶心、呕吐、乳酸酸中毒及低血糖等。

（三）α-葡萄糖苷酶抑制剂

化学结构均为单糖或多糖类似物，该类药物能抑制 α-葡萄糖苷酶的活性，减慢糖类水解产生葡萄糖的速度及吸收，降低餐后血糖，不增加胰岛素分泌，临床上可用于 1 型和 2 型糖尿病患者。米格列醇（miglitol）口服吸收迅速，服药后血糖和血胰岛素水平明显改善。伏格列波糖（voglibose）对小肠上皮绒毛膜的双糖水解酶的抑制作用非常强，临床用于常规降糖方法疗效不佳的糖尿病患者改善餐后高血糖。

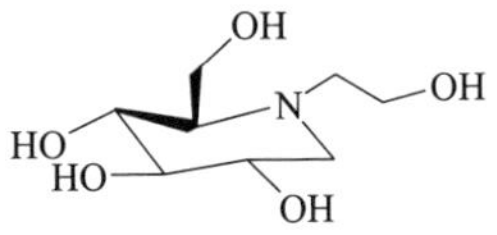

米格列醇 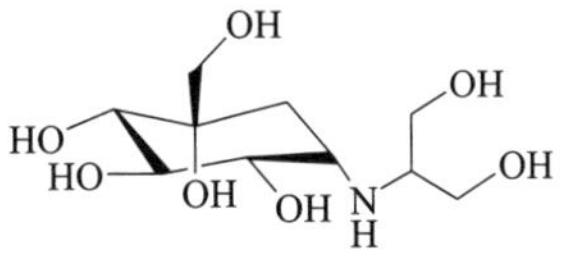　　伏格列波糖

阿卡波糖　Acarbose

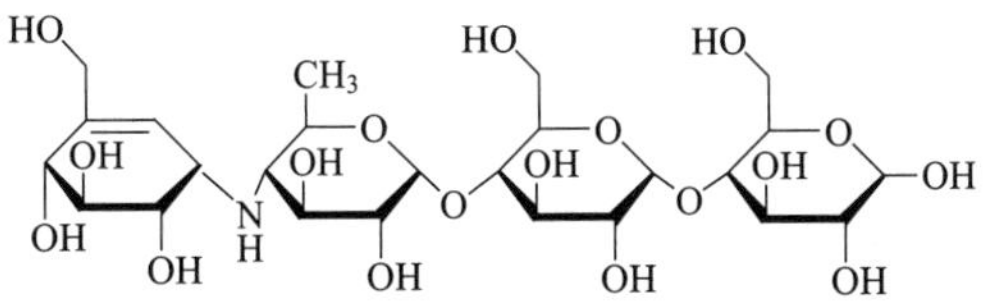

本品又叫拜糖平。本品是第一个 α-葡糖苷酶抑制剂，是一种口服降糖药。

本品在肠道内竞争性抑制葡萄糖苷水解酶，降低多糖及蔗糖分解成葡萄糖，使糖的吸收相应减缓，因此可具有使饭后血糖降低的作用。

本品可以单独服用，也可以与胰岛素和其他口服降血糖药合用，治疗胰岛素依赖型或非依赖型糖尿病。

本章小结

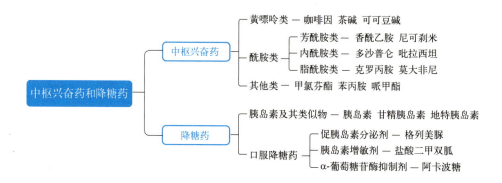

目标检测

一、单选题

1. 吗啡急性中毒引起的呼吸抑制，首选的中枢兴奋药是（　　）。
   A. 尼可刹米　　B. 咖啡　　C. 哌甲酯　　D. 山梗菜碱　　E. 回苏灵

2. 咖啡因化学结构的母核是（　　）。
   A. 喹诺酮　　B. 喹啉　　C. 黄嘌呤　　D. 吩噻嗪　　E. 丙二酰脲

3. 下列哪个反应是黄嘌呤类药物的特征反应（　　）？
   A. 三氯化铁反应　　B. 紫脲酸铵反应　　C. 维他立反应
   D. 硫色素反应　　E. 重氮化-偶合反应

4. 尼可刹米属于哪一类中枢兴奋药（　　）？
   A. 黄嘌呤类　　B. 脂酰胺类　　C. 酰胺类　　D. 生物碱类　　E. 其他类

5. 具有酰胺结构的中枢兴奋药是（　　）。
   A. 咖啡因　　B. 吡拉西坦　　C. 胰岛素　　D. 甲氯芬酯　　E. 可可豆碱

6. 苯甲酸钠咖啡因可溶于水是由于（　　）。
   A. 利用苯甲酸的酸性与咖啡因的碱性形成的盐而溶于水
   B. 咖啡因与苯甲酸钠形成复盐，可能是由于分子间形成氢键，增加水溶性
   C. 在咖啡因结构中引入亲水性基团
   D. 咖啡因与苯甲酸形成配合物

7. 下列哪种药物不具有中枢兴奋作用（　　）？
   A. 咖啡因　　B. 尼可刹米　　C. 甲氯芬酯　　D. 甲基多巴

8. 下列哪个药物不能改善脑功能（　　）？
   A. 吡拉西坦　　B. 奥拉西坦　　C. 茴拉西坦　　D. 舒巴坦

9. α-葡萄糖苷酶抑制剂降低血糖的作用机制是（　　）。
   A. 增加胰岛素分泌　　　　B. 减少胰岛素清除

C. 增加胰岛素敏感性　　　　　　　　D. 抑制 α-葡萄糖苷酶，减慢葡萄糖生成速度

二、多选题

1. 常用的降血糖药物（　　）。
A. 格列本脲　　　B. 盐酸二甲双胍　C. 尼可刹米　　D. 甲睾酮　　　　E. 咖啡因

2. 中枢兴奋药可用于（　　）。
A. 解救呼吸、循环衰竭　B. 儿童遗尿症　　　　C. 抗抑郁症
D. 抗高血压　　　　　　E. 阿尔茨海默病的治疗

3. 属于黄嘌呤类的中枢兴奋药有（　　）。
A. 尼可刹米　　　B. 可可豆碱　　　C. 安钠咖　　　D. 二羟丙茶碱　　E. 茴拉西坦

4. 符合甲苯磺丁脲描述的是（　　）。
A. 含磺酰脲结构，具有酸性，可溶于氢氧化钠溶液
B. 是临床上使用的第一个口服降糖药
C. 结构中脲部分不稳定，在酸性溶液中受热易水解
D. 分子中对位甲基，易氧化失活，属短效磺酰脲类降糖药
E. 在体内不经代谢，以原形排泄

5. 符合盐酸二甲双胍描述的是（　　）。
A. 其游离碱是弱碱性，盐酸盐水溶液接近于中性
B. 加入10%亚硝基铁氰化钠溶液-铁氰化钾试液—10%氢氧化钠溶液，3min内溶液呈红色
C. 是肥胖伴胰岛素抵抗的2型糖尿病患者的首选药物
D. 很少在肝脏代谢，几乎全部以原形由尿排出
E. 易发生乳酸的酸中毒

三、简答题

1. 中枢兴奋药分为几类？举例说明。
2. 简述降糖药的分类，并举例说明。

第十章 H受体拮抗剂

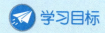

[知识目标]
1. 掌握H受体拮抗剂的分类、结构特点,及化学结构与稳定性和毒副作用之间的关系。
2. 掌握氨基醚类、乙二胺类、丙胺类、三环类、哌嗪类、哌啶类、咪唑类、呋喃类、噻唑类、哌啶甲苯类等药物的化学结构、理化性质及临床用途。
3. 了解H_1受体拮抗剂、H_2受体拮抗剂的作用机制。

[能力目标]
1. 学会应用典型药物的理化性质解决该类药物的鉴别、贮存保管及临床应用问题。
2. 学会鉴别药物的基本操作。

[素质目标]
1. 培养学生形成珍惜生命,关爱他人的正确思想。
2. 培养学生科学合理用药的理念。

组胺是最早发现的自体活性物质,广泛地存在于人体各组织内,其中在肥大细胞的颗粒、嗜碱性粒细胞为最。在人的心血管系统、皮肤、平滑肌及胃部的靶细胞中至少有着3种亚型的组胺受体,即组胺 H_1、H_2 和 H_3 受体,分别存在于皮肤血管和平滑肌、消化道分泌腺、神经组织中。组胺作为重要的化学递质,与受体结合后可产生强大的生物效应。目前临床上使用的主要为 H_1 受体拮抗剂、H_2 受体拮抗剂。H_3 受体的作用尚在研究之中。

第一节 H_1 受体拮抗剂

H_1 受体拮抗剂是一组具有抗组胺作用的药物,以其对细胞上组胺受体位点的可逆性竞争作用而阻止组胺作用于靶细胞,通过阻滞和拮抗 H_1 受体而发挥抗过敏作用,以防止一系列生理反应的发生。

H_1 受体被激动后即能通过 G 蛋白而激活磷脂酶 C,产生三磷酸肌醇(IP_3)与二酰基甘油(DG),使细胞内钙离子增加,蛋白激酶 C 活化,从而使胃、肠、气管、支气管平滑肌收缩,释放血管内皮松弛因子(EDRF)和前列腺素 I_2(prostaglandinI_2,PGI_2),使小血管扩张,通透性增加,导致过敏反应。组胺 H_1 受体拮抗剂选择性与组胺靶细胞上的 H_1 受体结合,阻断组胺 H_1 受体而发挥抗组胺作用。

组胺 H_1 受体拮抗剂按化学结构可分为氨基醚类、乙二胺类、丙胺类、三环类、哌啶类和哌嗪类。

从组胺的化学结构出发，H_1 受体拮抗剂具有与受体结合但没有内在活性的较大的头部，以及可以与受体结合的带有氨基的侧链。

经典 H_1 受体拮抗剂通式：

$$\begin{array}{c} Ar_1 \\ X-(CH_2)_n-N \\ Ar_2 \end{array} \begin{array}{c} R_1 \\ \\ R_2 \end{array}$$

Ar_1 和 Ar_2 为芳环、芳杂环、取代芳环或连成三环；X 是 N（乙二胺类）、CHO（氨基醚类）或 CH（丙胺类）等；$n=2\sim3$，一般为 2，叔胺与芳环中心之间 0.5~0.6nm 为保持活性的较好距离；—NR_1R_2 一般为叔胺，也可以是环，如四氢吡咯。

两个芳环（或杂环）Ar_1 和 Ar_2 不处于一个平面时才能保持其最大的抗组胺活性，否则活性降低。苯海拉明的两个苯环、氯苯那敏的对氯苯基和吡啶基都不处在同一平面上，异丙嗪分子中噻嗪环呈船式构象，因此均具有较高的抗组胺活性。

H_1 受体拮抗剂的几何异构体有立体选择性，显示不同的拮抗活性。光学异构体也显示不同的活性，如氯苯那敏的右旋体活性比左旋体高。

一、氨基醚类

第一代氨基醚类 H_1 受体拮抗剂苯海拉明（diphenhydramine），具有较好的抗组胺活性，曾是临床最常用的抗组胺药物之一，是手性氨基醚类药物，S 构型体的活性常高于 R 构型。但有明显的中枢镇静作用和抗胆碱作用，常见嗜睡、头晕、口干等不良反应，应用受限。

抗过敏药物

苯海拉明　　　　　茶苯海明

将苯海拉明与具有中枢兴奋作用的 8-氯茶碱结合成盐，得到茶苯海明（dimenhy drinate，乘晕宁），其副作用减轻，为常用的抗晕动病药物。

第二代氨基醚类 H_1 受体拮抗剂，活性更强，对外周 H_1 受体有较高的选择性，中枢神经不良反应小。如氯马斯汀（clemastine）、司他斯汀（setastine）为非镇静抗组胺药。

氯马斯汀　　　　　司他斯汀

> **课堂拓展**
>
> **H_1 受体拮抗剂不良反应**
>
> 中枢抑制作用 H_1 受体拮抗剂对中枢神经系统的影响除了嗜睡作用外，还对患者神经

运动功能，大脑与运动效应器的整合能力及认知功能（注意力、学习和记忆能力）产生影响。后二者常被忽视或不被认识，结果对驾驶车辆及操作机器等安全行为产生影响、降低学习成绩、增加职业性损伤的危险性。因此，使用 H_1 受体拮抗剂后，应避免驾驶机、车、船；从事高空作业、机械作业等。

素质培养：培养学生珍惜生命、关爱他人的正确思想。驾驶机、车、船，从事高空作业、机械作业等工作，既可能造成个人安全事故，又可能危及他人生命及造成财物损失。特别是使用药品前，有责任注意查看是否有影响行为与工作能力的药物成分。

盐酸苯海拉明　Diphenhydramine Hydrochloride

化学名为 N,N-二甲基-2-(二苯基甲氧基)乙胺盐酸盐。

本品为白色结晶性粉末；无臭；在水中极易溶解，在乙醇或三氯甲烷中易溶，在丙酮中略溶，在乙醚中极微溶解；熔点为 167～171℃。

本品为醚类化合物，但由于自身结构的特点，分子中有两个苯环与同一个 α 碳原子存在共轭效应，比一般醚更易受酸的催化而分解，生成二苯甲醇和二甲氨基乙醇。其中的二苯甲醇水溶性很小，分散在水层，呈白色乳浊，若将其加热煮沸，则聚集成油状物，放冷，凝固成白色蜡状固体，紫外线也催化这一分解反应。

本品在碱性溶液中稳定。

本品能被过氧化氢、酸性重铬酸钾或碱性高锰酸钾溶液氧化，均生成二苯甲酮。

本品取 5mg，加硫酸 1 滴，初显黄色，随即变成橙红色；滴加水，即成白色乳浊液。本品的水溶液显氯化物的鉴别反应。

盐酸苯海拉明能消除各种过敏症状，但其中枢抑制作用显著，具有镇静、防晕动及止吐作用，也有抗胆碱作用，可缓解支气管平滑肌痉挛。

二、乙二胺类

芬苯扎胺（phenbenzamine）为第一个临床应用的乙二胺类抗组胺药，活性高，毒性较低。随后又发现了美吡那敏（mepyramine，新安体根），中枢抑制作用微弱，并且可以预防呕吐、恶心。1946 年发现的曲吡那敏（tripelennamine，吡苯胺）抗组胺作用强而持久，不良反应小，具有一般抗组胺药没有的治疗哮喘的特点，并且抗组胺活性比苯海拉明强而持久。

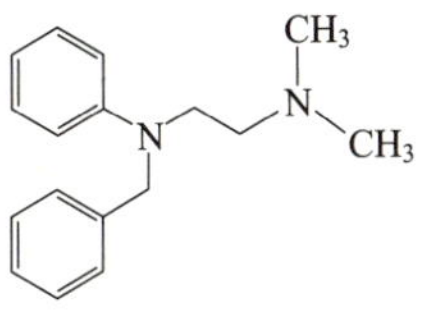

芬苯扎胺 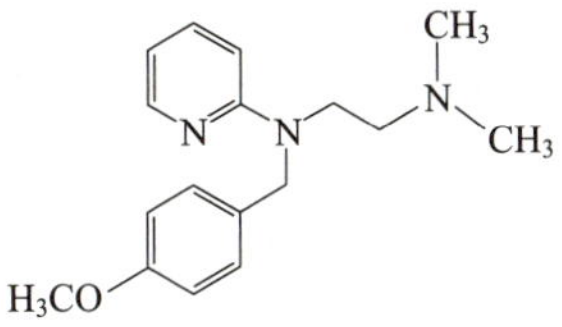　　　　　　美吡那敏 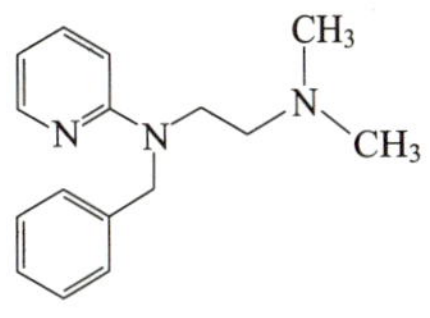　　　　　　曲吡那敏

曲吡那敏　Tripelennamine

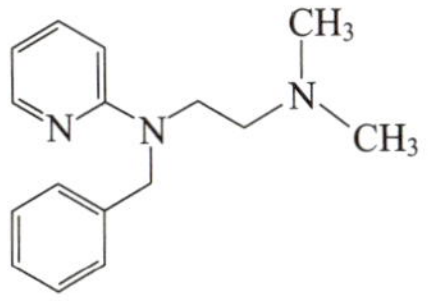

化学名为 N-苄基-N′,N′-二甲基-N-(2-吡啶基)乙二胺。

本品为白色结晶性粉末，露置日光中慢慢变黑；在水中极易溶解，乙醇及三氯甲烷中易溶，丙酮中微溶，在苯、乙醚或乙酸乙酯中不溶；熔点为 188～192℃。

本品的水溶液遇石蕊试纸显中性反应。加硫酸使溶解，则产生黄色浑浊，加水颜色即退。

本品为抗组胺药，有抗过敏和镇静作用，用于荨麻疹、枯草热等过敏性疾病。

三、丙胺类

将乙二胺类中的 Ar(ArCH$_2$)—N—用(Ar)$_2$CH—置换，或者将氨基醚类中的—O—简化，就成为丙胺类抗组胺药。代表药物有氯苯那敏（chlorphenamine）、吡咯他敏（pyrrobutamine）、曲普利啶（triprolidine）和阿伐斯汀（acrivastine）等。

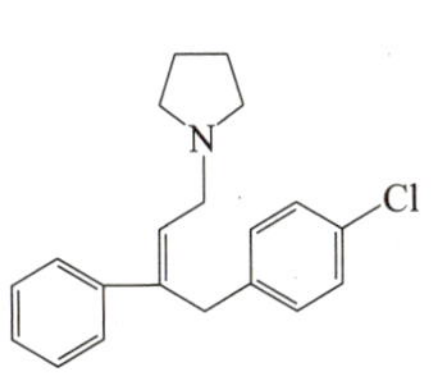

吡咯他敏 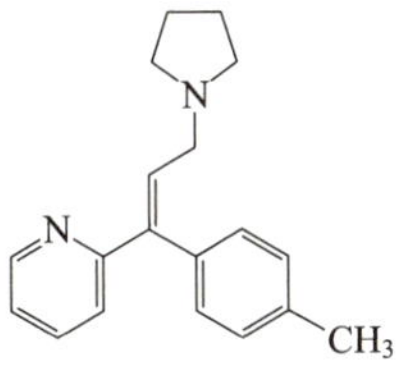　　　　　　曲普利啶 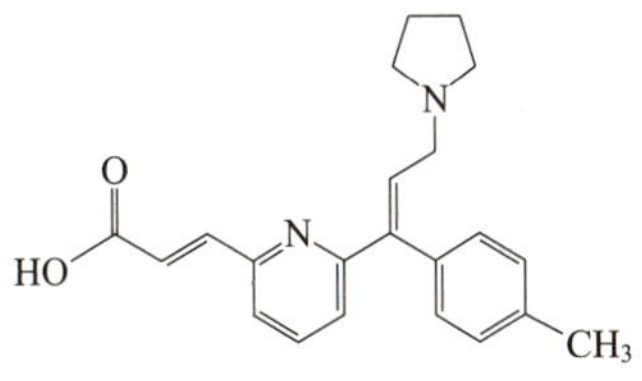　　　　　　阿伐斯汀

马来酸氯苯那敏　Chlorphenamine Maleate

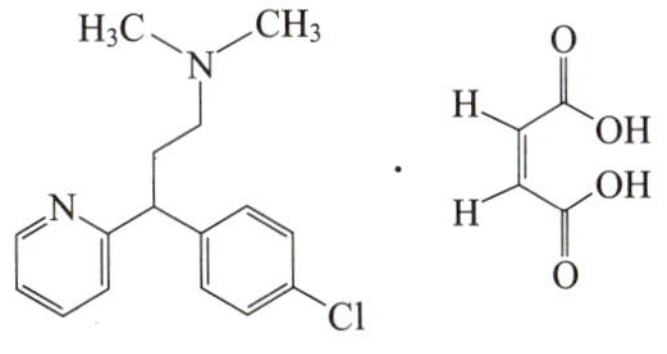

化学名为 2-[对-氯-α-[2-(二甲氨基)乙基]苯基]吡啶马来酸盐。

本品为白色结晶性粉末；无臭；在水、乙醇或三氯甲烷中易溶；熔点为 131.5～135℃。由于分子中具有较强酸——马来酸，其 1% 水溶液的 pH 为 4.0～5.0。本品具有升华性。

本品分子中含有叔胺结构，能呈现叔胺反应，即加枸橼酸醋酐试液，置水浴上加热，即显红紫色。本品分子中具有马来酸，其含有碳碳不饱和双键，因此加稀硫酸，滴加高锰酸钾试液，高锰酸钾红色即消失。

$$\begin{matrix} CH-COOH \\ \| \\ CH-COOH \end{matrix} \xrightarrow[H_2O]{[O]} \begin{matrix} HO-CH-COOH \\ | \\ HO-CH-COOH \end{matrix}$$

本品含有一个手性中心，存在一对光学异构体。S 构型右旋体的活性比消旋体约强二倍，毒性也较小。临床常用外消旋体。

本品通过对组胺 H_1 受体的拮抗起到抗过敏作用。

四、三环类

将上述抗组胺药的结构中的两个芳环的邻位互相连接，即构成三环类 H_1 受体拮抗剂。

氯雷他定 loratadine

化学名为 4-(8-氯-5,6-二氢-11H-苯并[5,6]环庚并[1,2-b]吡啶-11-亚基)-1-哌啶羧酸乙酯。

本品为白色或类白色结晶性粉末；无臭。本品在甲醇、乙醇或丙酮中易溶；在 0.1mol/L 盐酸溶液中略溶；在水中几乎不溶。熔点为 133～137℃。

取本品加稀盐酸溶液溶解后，加碘化铋钾试液 2～3 滴，产生橙黄色沉淀。

本品具有选择性地拮抗外周组胺 H_1 受体的作用。起效快、疗效强、持久，为非镇静性抗组胺药。

五、哌嗪类

哌嗪类的赛克利嗪（cyclizine）和西替利嗪（cetirizine）具有高效、长效、低毒、非镇静性等优点。

赛克利嗪　　　　　西替利嗪

典型药物西替利嗪是第二代 H_1 抗组胺药，无中枢作用，不易通过血脑屏障，为长效的具选择性的口服强效抗变态反应药。用于季节性或常年性过敏性鼻炎、由过敏原引起的荨麻疹及皮肤瘙痒。盐酸左旋西替利嗪是西替利嗪的活性光学异构体，是 UCB 公司首先于 2001

年在德国上市的第三代抗过敏药物，它用药量少，毒副作用较西替利嗪小，但继承了西替利嗪起效快、抗过敏作用强的特性，在体内很少被代谢，药物的相互作用较少，是理想的 H_1 受体拮抗剂，是西替利嗪的替代品。能用于 6 岁以上儿童。

六、哌啶类

哌啶类 H_1 受体拮抗剂中第一个上市的是特非那定（terfenadine），具有选择性外周 H_1 受体拮抗剂活性，无中枢神经抑制作用，也无抗胆碱、抗 5-羟色胺和抗肾上腺素的作用，但此药可导致各种心律失常。其体内氧化代谢生成的羧酸产物，仍具有较强的抗组胺活性，已被开发为抗组胺药物非索非那定（fexofenadine），无中枢镇静作用，也无特非那定的心脏毒性。

特非那定　　　　　　　　　非索非那定

左卡巴斯汀（levocabastine）具有很强的 H_1 受体拮抗作用，起效快，专一性高，作用持续时间长，局部用药治疗过敏性鼻炎和结膜炎。依巴斯汀（ebastine）是由苯海拉明和特非那定的部分结构拼合而成的，对 H_1 受体具有选择性阻断作用，持续时间比特非那定长。

左卡巴斯汀　　　　　　　　依巴斯汀

第二节　H_2 受体拮抗剂

人体内的组胺通常是以非活性的结合态存在于肥大细胞的颗粒中。当发生变态反应或在其他因素的刺激下，组胺被释放出来，从而发生病理反应。当 H_2 受体兴奋时，则胃酸及胃蛋白酶分泌增加。胃酸分泌过度极易导致消化性溃疡。

组胺 H_2 受体拮抗剂，是通过与组胺竞争 H_2 受体，阻断组胺触发 H_2 受体激发 cAMP（引起胃酸分泌的生物信使）的产生，最终达到抑制胃壁细胞分泌胃酸的作用，从而治疗消化道溃疡等疾病。

根据结构的特点可以将组胺 H_2 受体拮抗剂分为五类：咪唑类、呋喃类、噻唑类、哌啶甲苯类。

抗溃疡药物简介

一、咪唑类

从组胺（histamine）结构出发，以组胺为先导化合物，改变侧链，发现用胍基取代氨基，得到的 N^α-胍基组胺（N^α-guanylhistamine）具有拮抗胃酸分泌的作用，从而成为研究 H_2 受体拮抗剂的先导化合物。后续发现布立马胺（burimamide），是一个高度选择性完全拮抗 H_2 受体的化合物，拮抗活性是 N^α-胍基组胺的 100 倍。但其口服难吸收，显然不适用于消化道疾病。

抗溃疡药物

组胺　　　N^α-胍基组胺　　　布立马胺

经进一步结构改造，在咪唑环的 5 位引入甲基，将布立马胺侧链中的一个次甲基换成电负性较大的硫原子，得到甲硫米特（metiamide），能明显增加十二指肠溃疡的愈合率，但由于分子中存在硫脲基团，从而引起肾损伤和粒细胞缺乏症。后来的研究转向寻找不含硫脲结构的 H_2 受体拮抗剂，1975 年以氰胍取代硫脲基，吸电子氰基的存在减小了胍基的碱性，增大了活性，得到西咪替丁（cimetidine），成为第一个应用于临床的高效的 H_2 受体拮抗剂。临床应用中发现中断用药后复发率高，需维持治疗。因其与雌激素受体有亲和作用，长期应用可引起男性乳腺发育和阳痿，妇女溢乳，还可引起精神紊乱等副作用。

甲硫米特　　　西咪替丁

西咪替丁胍基上的甲基用丙炔基取代生成依汀替丁（etintidine），作用比西咪替丁增强。西咪替丁的胍基被取代为嘧啶酮氨基成为奥美替丁（oxmetidine），其亲脂性比西咪替丁高，抑制胃酸分泌作用强，持续时间长，两者均为新的 H_2 受体拮抗剂。

依汀替丁　　　奥美替丁

西咪替丁　Cimetidine

化学名为 1-甲基-2-氰基-3-[2-[[(5-甲基咪唑-4-基)甲基]硫代]乙基]胍。

本品为白色或类白色结晶性粉末，几乎无臭。在甲醇中易溶，在乙醇中溶解，在异丙醇中略溶，在水中微溶，在稀盐酸中易溶。熔点为139～144℃。

本品具有咪唑环和胍基，呈碱性，能与酸成盐而易溶于水，但在过量的稀盐酸中，氰基水解生成氨甲酰胍，加热则进一步水解，生成胍类化合物。

本品水溶液加氨试液少许，再加硫酸铜试液，生成蓝灰色沉淀，加过量氨试液，沉淀即溶解。本品经灼烧后产生的气体遇醋酸铅试纸生成黑色硫化铅。

本品主要用于预防和治疗胃溃疡和十二指肠溃疡，西咪替丁为肝药酶P450抑制剂，可减小多种药物的代谢速率，需注意合并用药。使用时应注意西咪替丁的不良反应。

> **课堂拓展**
>
> **五个原因均可引发胃溃疡**
>
> 在消化系统常见疾病之中，胃溃疡是很常见的一种疾病，致病原因有多种。
>
> 1. 不良情绪：持续的、强烈的紧张、焦虑、沮丧等不良的情绪，长期的用脑过度等都可能会影响到胃肠道的正常运转，刺激胃酸分泌，诱发或加重胃溃疡。
>
> 2. 不健康饮食：腌渍、霉变食物容易造成严重的胃溃疡，暴饮暴食，喜好辛辣刺激性食物、不规律饮食等，也都容易造成胃溃疡。幽门螺杆菌的感染是绝大多数胃溃疡患者的致病因素。
>
> 3. 遗传因素：胃溃疡具有一定的家族遗传性，特别是男性的亲属之中如有人患病，那么即便是没有在一起生活，也容易患病。
>
> 4. 服用某些药物：长期服用阿司匹林、糖皮质激素等药物，易引发胃溃疡。
>
> 5. 环境变化：环境、气候的影响也对胃溃疡的发病有影响。在秋末春初时间段，发病的人也会明显增多。
>
> 素质培养：培养学生注重健康生活，积极乐观，保持良好的心情，科学合理饮食，不随意用药等，注意分餐使用公筷，远离胃溃疡。

二、呋喃类

将西咪替丁的甲基咪唑环换成二甲氨基甲基呋喃环，氰基亚氨基换为硝基甲叉基，合成了雷尼替丁（ranitidine）。其抑制胃酸分泌作用较西咪替丁强5～8倍，对胃溃疡和十二指肠溃疡疗效高，且有速效、长效的特点，没有西咪替丁的抗雄激素作用和引起精神紊乱的副作用，为第二代H_2受体拮抗剂。该药上市不久，其销售量就超过西咪替丁，连续十多年排在世界畅销药物的首位。

盐酸雷尼替丁 Ranitidine Hydrochloride

化学名为 N'-甲基-N-[2[[[5-[(二甲氨基)甲基]-2-呋喃基]甲基]硫基]乙基]-2-硝基-1,1-乙烯二胺盐酸盐。

本品为类白色或淡黄色结晶性粉末，有异臭；极易潮解，吸潮后颜色变深。本品在水或甲醇中易溶，在乙醇中略溶，在丙酮中几不溶。熔点为 137～143℃。

本品用小火缓缓加热，产生的硫化氢气体，能使湿润的醋酸铅试纸显黑色。本品的水溶液显氯化物的鉴别反应。

本品能抑制基础胃酸分泌及刺激后的胃酸分泌，还可抑制胃蛋白酶的分泌。其抑酸强度比西咪替丁强 5～8 倍。

三、噻唑类

将西咪替丁的甲基咪唑环和氰胍基分别换成胍基噻唑环和氨磺酰脒基，得到法莫替丁（famotidine），为高效、高选择性的 H_2 受体拮抗剂，其抑制胃酸分泌作用比西咪替丁强 30～100 倍，比雷尼替丁强 6～10 倍，作用时间也延长，对 H_1 受体、M 受体、N 受体、5-HT 受体以及 α、β 受体均无作用，亦无抗雄激素的副作用。

将西咪替丁的咪唑环用噻唑环代替，得到的尼扎替丁（nizatidine），为高效、高选择性的 H_2 受体拮抗剂。尼扎替丁亲脂性强，生物利用度高，对心血管、中枢神经系统和内分泌系统无不良影响，对胃及十二指肠溃疡的疗效与雷尼替丁相近。法莫替丁和尼扎替丁均为第三代 H_2 受体拮抗剂抗溃疡药。

法莫替丁   尼扎替丁

四、哌啶甲苯类

哌啶甲苯类为新型结构的 H_2 受体拮抗剂，为强效和长效的抗溃疡药。如罗沙替丁（roxatidine）有强效、长效抑制胃酸分泌作用，其生物利用度高达 90% 以上。

罗沙替丁

罗沙替丁乙酸酯 Roxatidine Acetate

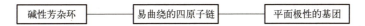

化学名为 2-乙酰氧基-N-[3-[3-(1-哌啶基甲基)苯氧基]丙基]乙酰胺。

本品通过水解作用脱乙酰基后迅速转化为具有活性的代谢产物罗沙替丁（roxatidine, RXT），后者能选择性阻断组胺 H_2 受体，可抑制动物和人体内的胃酸分泌，临床上主要用于预防和治疗由于胃酸高分泌状态引起的胃溃疡、十二指肠溃疡、吻合部溃疡、反流性食管炎、急性胃炎、慢性胃炎急性发作等消化系统疾病，也用于麻醉前给药预防吸入性肺炎。生物利用度高，没有抗雄激素的作用，且不干扰其他药物在肝脏内的代谢。

五、构效关系

H_2 受体拮抗剂的化学结构一般由三部分组成：一部分是碱性芳杂环或碱性基团取代的芳杂环，如咪唑环或含氨基或胍基的呋喃环或噻唑环；另一部分是平面极性的基团，这两个基团对活性影响很大。中间由一条易曲绕的四原子链连接起来。

```
碱性芳杂环 —— 易曲绕的四原子链 —— 平面极性的基团
```

必须有一个和组胺受体结合的碱性芳杂环，如咪唑环。当咪唑环被碱性基团取代的呋喃环、噻唑环置换后，活性增强，能成为更优良的 H_2 受体拮抗剂。咪唑环上有甲基取代会增强活性，呋喃环上取代基和侧链位置以 2、5 位取代为佳。

位于桥链的另一端应是平面极性的基团。通常具有胍或脒基的 1,3-脒系统结构，常称为脒脲基团。脒脲基团是一类平面的，在生理 pH 条件下离子化程度低，然而含有极性强的偶极子的基团。在一定范围内，该基团的疏水性与活性有较好的相关性。

上述两个组成部分通过一条易曲绕旋转的柔性链连接。链的长度为组胺侧链的两倍，即四个原子，且以含硫的四原子链为佳。西咪替丁构效关系研究表明，链的长度与拮抗性有关。对咪唑而言，将硫原子的位置移动，或用碳原子取代硫，或限制链的自由旋转曲绕都将使活性下降。

本章小结

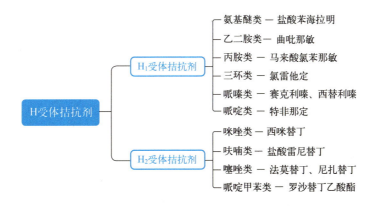

目标检测

一、单选题

1. 属于丙胺类 H_1 受体拮抗剂的药物是（　　）。
   A. 盐酸苯海拉明　　　B. 马来酸氯苯那敏　　　C. 盐酸西替利嗪
   D. 氯雷他定　　　　　E. 富马酸酮替芬

2. 属于氨基醚类 H_1 受体拮抗剂的药物是（　　）。
   A. 盐酸赛庚啶　　　　B. 富马酸酮替芬　　　　C. 盐酸苯海拉明
   D. 马来酸氯苯那敏　　E. 氯雷他定

3. 属于 H_2 受体拮抗剂的药物是（　　）。
   A. 盐酸雷尼替丁　　　B. 奥美拉唑　　　　　　C. 咪唑斯汀
   D. 甲氧拉明　　　　　E. 泮托拉唑

4. 抗过敏药氯苯那敏的对映异构体之间药理活性关系是（　　）。
   A. 左旋体活性大于右旋体　　　　　　　B. 右旋体活性大于左旋体
   C. 左旋体活性与右旋体相当　　　　　　D. 左旋体活性与右旋体相反
   E. 左旋体有活性，右旋体无活性

5. H_1 受体拮抗剂按照化学结构类型可分为（　　）。
   A. 乙二胺类、氨基醚类、哌嗪类、哌啶类　　B. 乙二胺类、氨基醚类、哌啶类
   C. 乙二胺类、氨基醚类、三环类、丙胺类　　D. 氨基醚类、哌啶类、丙胺类
   E. 氨基醚类、哌啶类、丙胺类、乙二胺类、哌嗪类、三环类

6. 属于非镇静 H_1 受体拮抗剂的药物是（　　）。
   A. 马来酸氯苯那敏　　B. 富马酸酮替芬　　　　C. 氯雷他定
   D. 盐酸赛庚啶　　　　E. 盐酸苯海拉明

7. 含有噻吩环的 H_1 受体拮抗剂是（　　）。
   A. 盐酸西替利嗪　　　B. 富马酸酮替芬　　　　C. 曲吡那敏
   D. 左卡巴司汀　　　　E. 氯马斯汀

8. 属于氨基醚类的非镇静性 H_1 受体拮抗剂是（　　）。
   A. 盐酸苯海拉明　　　B. 盐酸西替利嗪　　　　C. 氯马斯汀
   D. 特非那定　　　　　E. 盐酸异丙嗪

9. 可产生两种晶型的 H_2 受体拮抗剂为（　　）。
   A. 尼扎替丁　　　　　B. 西咪替丁　　　　　　C. 罗沙替丁
   D. 雷尼替丁　　　　　E. 法莫替丁

二、多选题

1. 抗溃疡药法莫替丁含有的结构有（　　）。
   A. 咪唑环　　　　　　B. 呋喃环　　　　　　　C. 噻唑环
   D. 氨磺酰基　　　　　E. 胍基

2. H_1 受体拮抗剂的构效关系主要有（　　）。
   A. 两芳环共平面活性大
   B. 两芳环非共平面活性大
   C. 手性中心位于苄位时两光学异构体之间活性差别大

D. 手性中心位于苄位时两光学异构体之间活性差别不大

E. 几何异构体之间活性差别大

3. 与 H_2 受体拮抗剂类构效关系相符的是（ ）。

A. 平面极性基团上应连有强吸电子基团，以防止在生理 pH 条件下的离子化

B. 平面极性基团应保持一定的亲水性，可使活性增强

C. 平面极性基团保持碱性可提高活性

D. 连接链含有 4~6 个原子对于保持活性十分重要

E. 连接链含有 4 个原子，其中一个为硫原子，使其保持柔性利于与受体作用

4. 抗溃疡药雷尼替丁具有的性质有（ ）。

A. H_2 受体拮抗剂　　　　　　　　　B. 结构中含有呋喃环

C. 用于治疗过敏性疾病　　　　　　　D. 为反式体，顺式体无活性

E. 本品为无活性前药，经 H^+ 催化重排为活性物质

5. 西咪替丁的结构特征为（ ）。

A. 有咪唑基　　　　　　B. 有呋喃基　　　　　　C. 有氰基

D. 有胍基　　　　　　　E. 有硫醚键

三、简答题

1. 经典的 H_1 受体拮抗剂为什么具有中枢抑制的副作用？通过怎样的结构修饰来克服？

2. 简述 H_2 受体拮抗剂的构效关系。

第十一章 拟胆碱药和抗胆碱药

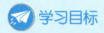

[知识目标]

1. 掌握拟胆碱药的分类,硝酸毛果芸香碱、溴新斯的明等典型药物的化学结构、理化性质及临床应用;掌握抗胆碱药的结构类型,硫酸阿托品、溴丙胺太林等典型药物的化学结构、理化性质及临床应用。
2. 理解拟胆碱药典型药物的结构特点与理化性质的关系。
3. 了解拟胆碱药和抗胆碱药的发展和现状。

[能力目标]

1. 能应用拟胆碱药和抗胆碱药典型药物的结构特点、理化性质解决该类药物的调剂、制剂、贮存保管及临床应用问题。
2. 会用药物的理化性质进行药物的分析检验。

[素质目标]

培养学生精益求精的工匠精神。

乙酰胆碱(acetylcholine)是胆碱能神经递质,机体中胆碱能神经兴奋时,其末梢释放出乙酰胆碱,它能选择性地与乙酰胆碱受体结合,产生一系列生理效应。之后,乙酰胆碱分子被乙酰胆碱酯酶催化水解为胆碱和乙酸而失活。

按乙酰胆碱对天然生物碱毒蕈碱(muscarine)或烟碱(nicotine)的敏感性不同,胆碱受体分为毒蕈碱型胆碱受体(简称 M 胆碱受体)和烟碱型胆碱受体(简称 N 胆碱受体)两类。

| 乙酰胆碱 | 毒蕈碱 | 烟碱 |

M 受体对毒蕈碱较为敏感,M 受体兴奋时,出现心脏收缩力减弱、心率减慢、血管扩张、血压下降、平滑肌(胃、肠、支气管)收缩、瞳孔缩小和汗腺分泌等。N 受体对烟碱较为敏感,N_1 受体兴奋时,自主神经节兴奋,肾上腺释放肾上腺素;N_2 受体兴奋时,骨骼肌收缩。当中枢神经系统的 M 受体和 N 受体与乙酰胆碱结合而兴奋时,则出现兴奋、不安、震颤,甚至惊厥。

第一节 拟胆碱药

拟胆碱药（cholinergic drugs）是一类具有与乙酰胆碱相似作用的药物，又称为胆碱能药物。

拟胆碱药能直接激动胆碱受体或抑制乙酰胆碱酯酶（acetylcholinesterase，AChE）的活性，使乙酰胆碱的水解受到抑制，增加内源性乙酰胆碱的量，间接引起胆碱能神经的兴奋。

根据作用机制不同，临床使用的拟胆碱药可分为作用于胆碱受体的拟胆碱药（又称为胆碱受体激动剂）和乙酰胆碱酯酶抑制剂（又称为抗胆碱酯酶药）。

一、胆碱受体激动剂

乙酰胆碱因分子内有酯键，性质不稳定，在体内极易水解，且其作用对胆碱受体无选择性，故无临床应用价值。通过对乙酰胆碱分子中乙酰基部分、季铵基部分进行结构修饰得到了卡巴胆碱（carbachol）、氯贝胆碱（bethanechol chloride）等药物。它们对受体有较高的选择性，氯贝胆碱临床主要用于术后腹气胀、尿潴留以及各种原因导致的胃肠道或膀胱功能异常。

卡巴胆碱　　　　　　　　　　氯贝胆碱

从植物中提取分离得到的一些生物碱，如毛果芸香碱、毒蕈碱，结构虽与乙酰胆碱有较大的差别，但都有拟胆碱作用，均为 M 受体激动剂。

拟胆碱药因副作用较多，临床现已少用。目前主要用于治疗青光眼。

硝酸毛果芸香碱　Pilocarpine Nitrate

化学名为 4-[(1-甲基-1H-咪唑-5-基)甲基]-3-乙基二氢-2(3H)-呋喃酮硝酸盐，又名匹鲁卡品。

本品为无色结晶或白色结晶性粉末；无臭，遇光易变质。易溶于水，微溶于乙醇，不溶于乙醚、三氯甲烷。熔点为 174~178℃，熔融时同时分解。

毛果芸香碱为芸香科植物毛果芸香及其同属植物叶子中分离出的一种生物碱，结构中含有咪唑环，具有碱性，N3 和 N1 的 pK_a 值分别为 7.15 和 12.57。结构中含有两个手性碳原子，具有右旋光性。

本品五元内酯环上的两个取代基处于顺式构型，当加热或在碱性条件下，C3 位发生差向异构化，生成无活性的异毛果芸香碱。后者的生理活性仅为毛果芸香碱的 1/20～1/6。

本品分子结构中的内酯环在碱性条件下，可被水解开环生成毛果芸香酸钠盐失去活性。pH 为 4.0～5.5 时较稳定。

本品对热稳定，可进行热压灭菌；但对光敏感，0.2% 水溶液避光保存放置 21 个月稳定，见光放置 21 个月则有 5% 分解，因此，该制剂应避光保存。

毛果芸香碱具有缩瞳、降低眼内压的作用，临床主要用于治疗原发性青光眼。

二、抗胆碱酯酶药

抗胆碱酯酶药具有抗胆碱酯酶作用，使胆碱能神经末梢释放的乙酰胆碱不被水解，导致乙酰胆碱浓度增高，使乙酰胆碱的作用延长并增强，因此是间接的拟胆碱药，主要用于诊断和治疗重症肌无力、青光眼，防治术后腹胀及麻痹性肠梗阻或膀胱收缩无力的尿潴留等。

根据抗胆碱酯酶药与胆碱酯酶结合程度不同，可分为可逆性抗胆碱酯酶药和不可逆性抗胆碱酯酶药两类。

（一）可逆性抗胆碱酯酶药

此类药物能与乙酰胆碱竞争胆碱酯酶的活性中心，使胆碱酯酶暂时失活，但因其结合不牢固，过一段时间后，胆碱酯酶可恢复活性。

第一个抗胆碱酯酶药毒扁豆碱（physostigmine）因其毒性大、性质不稳定、来源有限，现已少用。对毒扁豆碱的结构研究发现，甲氨基甲酸酯部分是抑酶活性所必需的。由于 N-甲基氨基甲酸酯稳定性较差，易水解而失去活性，经改造变成 N,N-二甲基氨基甲酸酯后则不易水解，因此找到了疗效更好的溴新斯的明（neostigmine bromide）及其类似物溴吡斯的明（pyridostigmine bromide）。溴吡斯的明比溴新斯的明作用时间更长，毒性只有溴新斯的明的 1/5，已成为治疗重症肌无力使用最多的药物。后来又得到了加兰他敏（galantamine），目前正研究用于治疗阿尔茨海默病。

毒扁豆碱　　　　　　　溴新斯的明　　　　　　　加兰他敏

溴新斯的明 Neostigmine Bromide

化学名为溴化-N,N,N-三甲基-3-[(二甲氨基)甲酰氧基]苯铵。

本品为白色结晶性粉末；无臭。本品极易溶于水，易溶于乙醇、氯仿，几乎不溶于乙醚。熔点为171～176℃，熔融时同时分解。

本品分子中有氨基甲酸酯结构，与氢氧化钠水溶液共热时，酯键被水解生成间二甲氨基苯酚钠及二甲氨基甲酸，前者再与重氮苯磺酸试剂发生偶合反应，生成红色偶氮化合物。

本品为抗胆碱酯酶药，用于重症肌无力、手术后腹胀及尿潴留等，并可作为肌肉松弛药中毒时的解毒剂。

（二）不可逆性抗胆碱酯酶药

有机磷酯类衍生物为不可逆性乙酰胆碱酯酶抑制剂，可与胆碱酯酶以共价键结合，生成的复合物难被水解，使酶活性难以恢复，致使体内胆碱酯的浓度长时间异常增高，产生一系列中毒症状。此类药物无临床应用价值，多用作农药杀虫剂，如倍硫磷（fenthion）、敌百虫（trichlorfon）、乐果（dimethoate）等。其中一些毒性更大被用作化学毒剂，对人畜有强烈毒性，需严加管理和防护，一旦中毒应尽早解救。

倍硫磷　　　　　　敌百虫　　　　　　乐果

（三）胆碱酯酶复活剂

胆碱酯酶复活剂能水解磷酸酯键，使中毒的胆碱酯酶恢复活性，可用于解救有机磷农药中毒，如碘解磷定（pralidoxime iodide）。但碘解磷定为季铵盐，水溶性大，吸收差，不易通过血脑屏障，对中枢神经系统的解毒效果不显著。又根据前药原理，设计合成了前派姆（former pyridine aldoxime methyliodide），其在体内易透过血脑屏障。

碘解磷定　　　　　　前派姆

第二节 抗胆碱药

抗胆碱药（anticholinergic drugs）也称为胆碱受体拮抗剂，是一类可与胆碱受体结合而不兴奋受体，却能选择性阻断乙酰胆碱或拟胆碱药与受体的结合，而产生抗胆碱作用的药物。

抗胆碱药和胆碱受体有高度亲和力，通过与胆碱受体结合，阻断乙酰胆碱与胆碱受体的相互作用，用于治疗胆碱能神经系统过度兴奋所造成的疾病。按照药物的作用部位及对 M 和 N 胆碱受体选择性不同，可分为 M 受体阻断剂（M 受体拮抗剂）和 N 受体阻断剂（N 受体拮抗剂）。

一、M 受体阻断剂

本类药物能可逆性阻断节后胆碱能神经支配的效应器上的 M 胆碱受体，从而竞争性地拮抗乙酰胆碱及各种拟胆碱药的 M 样作用。具有松弛内脏平滑肌、解除痉挛、抑制腺体分泌、扩大瞳孔、加快心率等作用。临床主要用于治疗各种内脏绞痛，如胃痛、肠绞痛和肾绞痛等，也用于散瞳和溃疡的辅助治疗。

M 受体阻断剂按来源可分为颠茄生物碱类和合成类 M 受体阻断剂。

（一）颠茄生物碱类

1. 药物的发展

颠茄生物碱类是一类从茄科植物颠茄、曼陀罗、莨菪、东莨菪和唐古特莨菪等植物中分离出的生物碱，用于临床的主要有阿托品（atropine）、山莨菪碱（anisodamine）、东莨菪碱（scopolamine）和樟柳碱（anisodine），均为二环氨基醇（也称莨菪醇）和莨菪酸组成的酯。

阿托品是（一）莨菪碱在提取过程中遇酸或碱发生消旋化反应而转变成的外消旋体，现已全人工合成，主要用于治疗各种内脏绞痛等；东莨菪碱从分离莨菪碱后剩余的母液中分离得到，为左旋体，临床常用其氢溴酸盐，其解痉作用和阿托品类似，但对中枢神经的抑制作用、扩瞳及抑制腺体分泌作用较阿托品强；山莨菪碱和樟柳碱均为左旋体。人工合成的山莨菪碱为外消旋体，其作用弱于阿托品，但毒性较低，临床适用于胃肠绞痛、感染性中毒休克、脑血管痉挛等症的治疗；樟柳碱的作用较阿托品弱，毒性较小，适用于血管性头痛、视网膜血管痉挛、震颤麻痹的治疗。

上述四种生物碱的化学结构相似，均为氨基醇酯类化合物，通过剖析它们的构效关系，表明当分子结构中 6，7 位间有氧桥的存在，使分子的亲脂性增强，易透过血脑屏障，使中枢作用增强。而当 6 位或莨菪酸 α 位有羟基存在时，使分子的亲水性增强，中枢作用减弱。因此几种药物的中枢作用顺序为：东莨菪碱＞阿托品＞樟柳碱＞山莨菪碱。

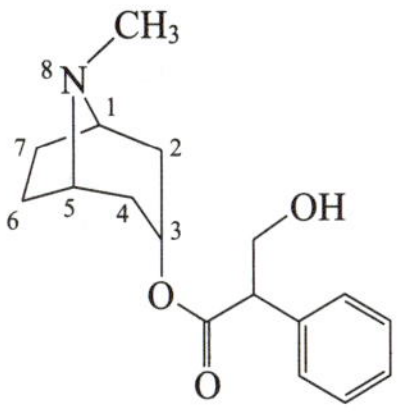

阿托品 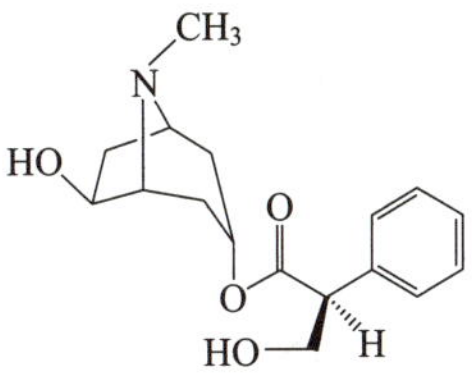　　　　　　山莨菪碱 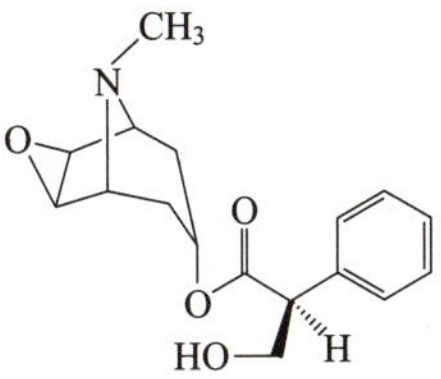　　　　　　东莨菪碱 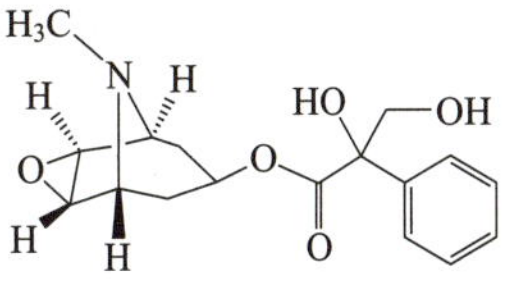　　　　　　樟柳碱

> **课堂讨论**
>
> 试比较阿托品、东莨菪碱、樟柳碱、山莨菪碱结构的异同点，并分析它们的极性、亲脂性、中枢作用和化学性质。
>
> 提示：这四种生物碱均为 M 胆碱受体拮抗剂，其化学结构相似，均为氨基醇酯类化合物，分析 6 位和 7 位氧桥、6 位羟基或莨菪酸 α 位羟基对极性、亲脂性、中枢作用和化学性质的影响。

2. 典型药物

硫酸阿托品　　Atropine Sulfate

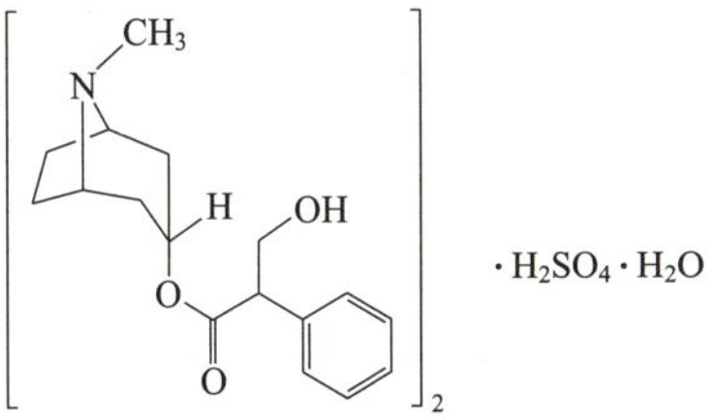

化学名为(±)-α-(羟甲基)苯乙酸-8-甲基-8-氮杂双环[3.2.1]-3-辛酯硫酸盐一水合物。

本品为无色结晶或白色结晶性粉末，含一分子结晶水，无臭。极易溶于水，易溶于乙醇。熔点为 190～194℃，熔融时同时分解。

本品分子结构中有酯键，在碱性条件下易被水解生成莨菪醇（托品）和消旋莨菪酸（亦称托品酸），其水溶液在弱酸性、近中性较稳定，pH 3.5～4.0 最稳定。

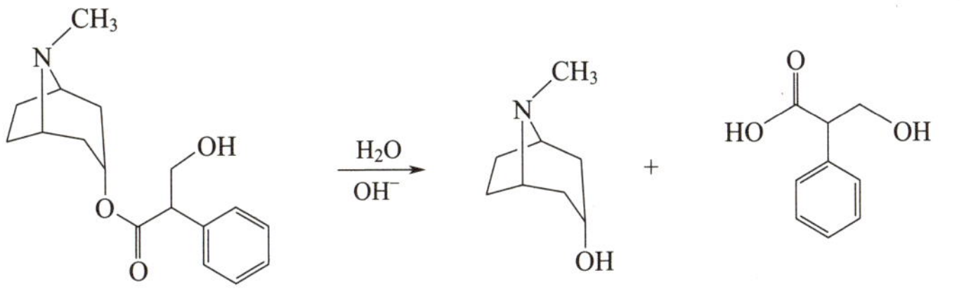

阿托品　　　　　　　　　莨菪醇　　　　莨菪酸

本品用发烟硝酸加热处理后加入乙醇液和一小粒固体氢氧化钾，即显深紫色，称为 vitali 反应，是莨菪酸的专属反应。含有莨菪酸结构的阿托品、东莨菪碱、山莨菪碱均可发生 vitali 反应，《中国药典》称此反应为托烷生物碱类鉴别反应。

阿托品碱性较强，与氯化汞作用，可析出黄色氧化汞沉淀，加热后转变为红色，而碱性弱的东莨菪碱无此反应，可用以区别。

$$C_{17}H_{23}NO_3 + HgCl_2 + H_2O \longrightarrow HgO\downarrow + C_{17}H_{23}NO_3 \cdot HCl$$

阿托品亦能与多数生物碱显色剂及沉淀试剂反应，其水溶液显硫酸盐的鉴别反应。

本品临床常用于胃肠痉挛引起的绞痛、眼科诊疗、抗心律失常、抗休克，也可用于有机磷中毒的解救和手术前麻醉给药等。

课堂讨论

硫酸阿托品注射液配制时应注意哪些问题？

由于阿托品分子中含有酯键，在碱性溶液中易水解，在弱酸性、近中性条件下较稳定，pH3.5～4.0最稳定，所以在制备注射液时，应注意调整溶液的pH，加入适量氯化钠作稳定剂，使用中性硬质玻璃安瓿瓶，采用流通蒸汽灭菌30min。

素质培养：学会应用药物的理化性质解决其临床应用问题，培养学生精益求精的工匠精神。

（二）合成类 M 受体阻断剂

颠茄生物碱类抗胆碱药由于生理作用广泛，常引起口干、视物模糊、心悸等不良反应。因此对这类药物进行结构改造，目的是寻找选择性高、作用强、毒性低的合成类抗胆碱药。

1. 半合成的 M 受体阻断剂

将阿托品、东莨菪碱制成季铵盐，如溴甲阿托品（atropine methobromide）、丁溴东莨菪碱（scopolamine butylbromide）解痉作用增强，中枢副作用降低。

溴甲阿托品　　　　　丁溴东莨菪碱

2. 全合成的 M 受体阻断剂

阿托品和乙酰胆碱都有氨基醇酯结构，只是阿托品的酰基部分带有较大取代基——苯基，这对 M 受体阻断功能十分重要。后来发现酯键并不是抗胆碱活性所必需，而氨基部分可以是叔胺也可以是季铵，因此设计合成了许多种叔胺类和季铵类抗胆碱药。叔胺类 M 受体阻断剂的解痉作用较明显，同时也具有抑制胃酸分泌作用。常见药物中苯海索（trihexyphenidyl）临床用于治疗帕金森病，哌仑西平（pirenzepine）对胃及十二指肠溃疡疗效显著。溴丙胺太林（propantheline bromide）不易透过血脑屏障，中枢作用小，临床用作治疗胃肠平滑肌痉挛。

苯海索　　哌仑西平

溴丙胺太林　Propantheline Bromide

化学名为溴化-N-甲基-N-(1-甲基乙基)-N-[2-(9H-咕吨-9-甲酰氧基)乙基]-2-丙铵，又名普鲁苯辛。

本品为白色或类白色结晶性粉末；无臭；微有引湿性，极易溶于水、乙醇，不溶于乙醚。熔点为 157～164℃，熔融时同时分解。

本品分子中含有酯键，与氢氧化钠溶液煮沸则水解生成咕吨酸钠，用酸酸化生成咕吨酸白色沉淀。咕吨酸遇硫酸即显亮黄色或橙黄色，并显微绿色荧光。

咕吨酸

本品为 M 胆碱受体拮抗剂，临床用作治疗胃肠平滑肌痉挛、胃炎、胰腺炎等。

二、N 受体阻断剂

N 胆碱受体阻断剂按照对受体的选择性不同，可分为 N_1 胆碱受体阻断剂和 N_2 胆碱受体阻断剂。N_1 胆碱受体阻断剂常被称为神经节阻断剂，在交感和副交感神经节选择性拮抗 N_1 胆碱受体，稳定突触后膜，阻断神经冲动在神经节中的传递，主要呈现降低血压的作用，临床用于治疗重症高血压。

N_2 胆碱受体阻断剂也被称为神经肌肉阻断剂（neuromuscular blocking agents），与骨骼肌运动终板膜上的 N_2 胆碱受体结合，阻断神经冲动在神经肌肉接头处的传递，可使骨骼肌松弛，也称为肌松药。用于辅助麻醉，与全麻药结合使用可减少全麻药用量。

神经肌肉阻断剂按作用机制分为非去极化型和去极化型神经肌肉阻断剂两类。

（一）非去极化型神经肌肉阻断剂

这类药物能与运动终板膜的胆碱受体相结合，但是结合后它们本身并不能产生去极化作用，而且由于与乙酰胆碱竞争同一受体，故能阻止神经冲动时所释放的乙酰胆碱对运动终板膜所引起的去极化作用，结果使骨骼肌松弛。非去极化型药物分为生物碱类和合成类两类。

1. 生物碱类神经肌肉阻断剂

较早用作神经肌肉阻断剂的右旋氯化筒箭毒碱（d-tubocurarine chloride）是产于南美洲防己科植物中的一种生物碱，化学结构属双-1-苄基四氢异喹啉类季铵化合物，有两个手性中心，肌松作用强、时间长，但有使心率减慢、血压下降，及麻痹呼吸肌等副作用，现已少用。

20世纪70年代以来，先后又发现了一些具有肌肉松弛作用的药物，如碘化二甲基粉防己碱（汉肌松）（tetrandrine dimethiodide）等，临床作为辅助麻醉药。

氯化筒箭毒碱　　　　　碘化二甲基粉防己碱(汉肌松)

2. 合成类神经肌肉阻断剂

按化学结构可分为对称的 1-苄基四氢异喹啉类和甾类。

对称 1-苄基四氢异喹啉类合成肌松药用于临床的有苯磺阿曲库铵（atracurium besilate），其肌松作用强，起效快（1～2min），维持时间短，对心血管系统无影响。

苯磺阿曲库铵

甾类合成肌松药最早用于临床的是泮库溴铵（pancuronium bromide），其肌松作用强，起效快（4～6min），持续久（120～180min），治疗剂量时对心血管系统影响较小，现已作为大手术辅助药的首选药物。随后甾类合成肌松药陆续有新药问世，如维库溴铵（vecuronium bromide）、哌库溴铵（pipecuronium bromide）和罗库溴铵（rocuronium bromide）等。

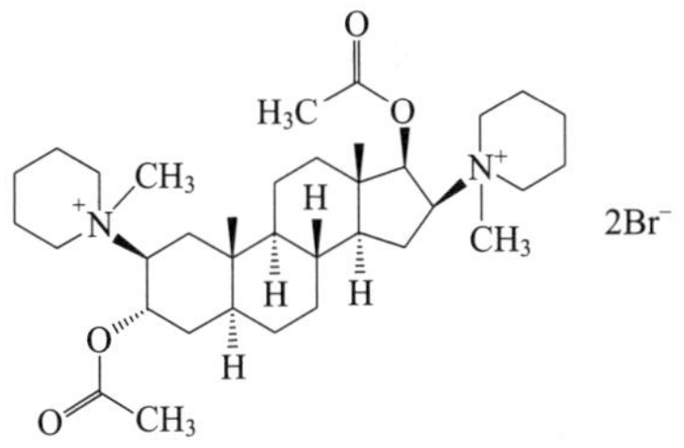

泮库溴铵 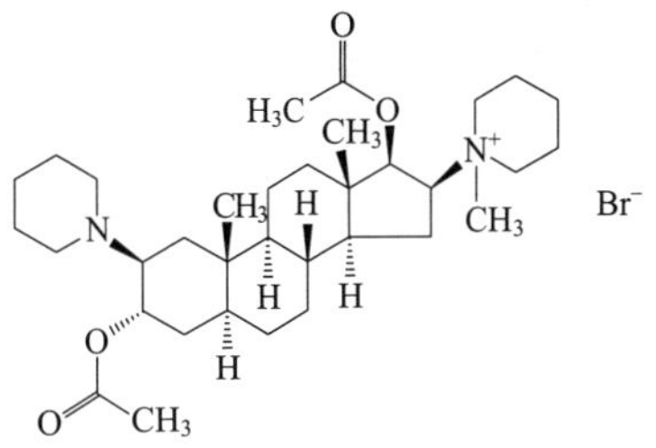　　　　　　　　　　　　　维库溴铵

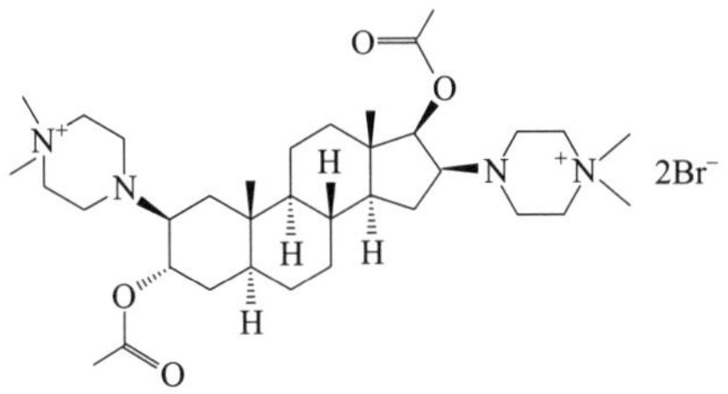

哌库溴铵 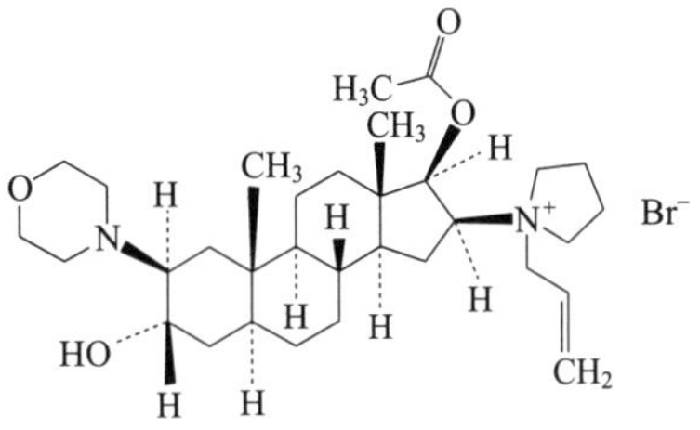　　　　　　　　　　　　　罗库溴铵

（二）去极化型神经肌肉阻断剂

这类药物能与运动终板膜的 N_2 胆碱受体牢固而持久地结合，并使终板膜对乙酰胆碱的敏感性降低，阻断神经冲动的传递，使骨骼肌张力下降而产生肌肉松弛。

氯化琥珀胆碱　Suxamethonium Chloride

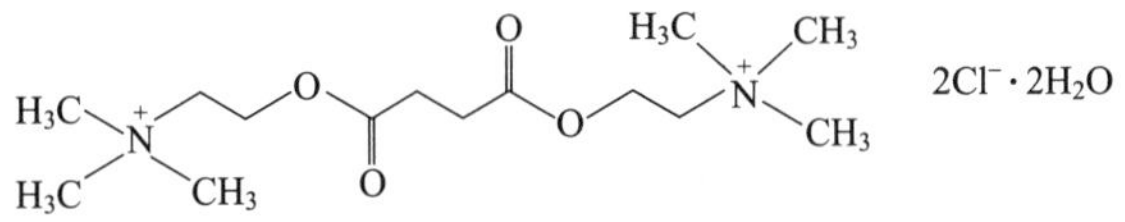

化学名为二氯化 2,2'-[(1,4-二氧代-1,4-亚丁基)双(氧)]双[N,N,N-三甲基乙铵]二水合物。

本品为白色或类白色的结晶性粉末；无臭，极易溶于水，微溶于乙醇和三氯甲烷，不溶于乙醚。熔点为 157～163℃。

本品结构中的酯键在碱性条件下极易被水解，注射剂应注意冷藏或制成粉针剂。

本品在酸性溶液中与硫氰酸铬铵反应，生成淡红色复盐沉淀。与氯化钴及亚铁氰化钾试液反应，显持久的翠绿色。与氢氧化钠溶液共热时，发生 Hofmann 消除反应，有三甲胺特异臭生成。

本品与硫酸及间苯二酚加热水解时，生成的丁二酸与间苯二酚缩合，溶液经碱化后显橙色并有绿色荧光。

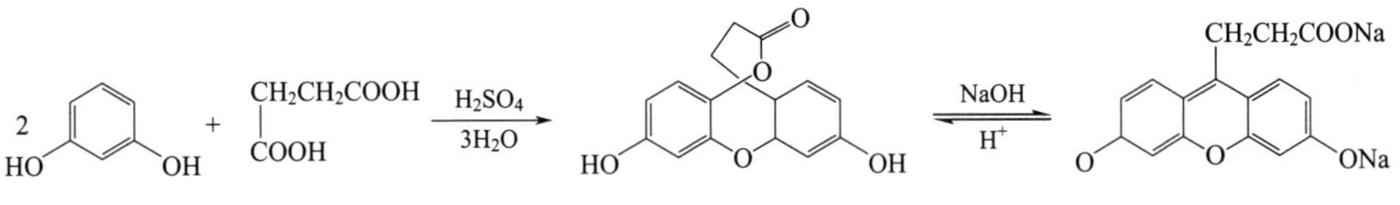

[橙色并带有绿色荧光]

本品为去极化型骨骼肌松弛药，在血浆中迅速被胆碱酯酶水解，起效快，持续时间短，易于控制。为全身麻醉的辅助药，但不良反应较多，大剂量时可引起呼吸肌麻痹，而且不能用抗胆碱酯酶药对抗。

本章小结

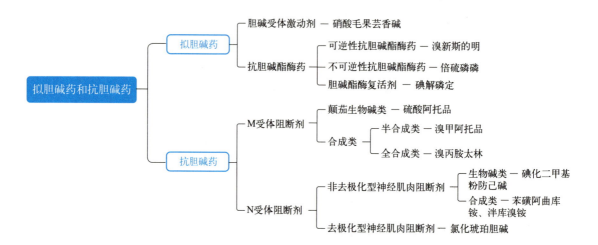

目标检测

一、单选题

1. 分子中含有内酯环结构而易被水解的药物是（　　）。
   A. 硝酸毛果芸香碱　　B. 溴新斯的明　　C. 碘解磷定
   D. 硫酸阿托品　　E. 氢溴酸山莨菪碱

2. 下列叙述与溴新斯的明性质不符的是（　　）。
   A. 为白色结晶性粉末　　B. 在水中极易溶解
   C. 遇 $FeCl_3$ 试液显蓝紫色　　D. 性质较稳定，不易水解
   E. 与氢氧化钠水溶液共热后生成的产物能与重氮苯磺酸试剂发生偶合反应，生成红色偶氮化合物

3. 关于硫酸阿托品的叙述不正确的是（　　）。
   A. 为平滑肌解痉药　　B. 具有旋光性　　C. 分子中有一叔胺氮原子
   D. 具 vitali 反应　　E. 分子中含有酯键易被水解

4. 配制硫酸阿托品注射液时通常要调 pH＝3.5～4.0，并需用流通蒸汽灭菌 30min，这是因为硫酸阿托品易被（　　）。
   A. 氧化　　B. 水解　　C. 还原
   D. 脱水　　E. 聚合

5. 分子中含有结晶水，在空气中易风化的药物是（　　）。
   A. 溴丙胺太林　　B. 溴新斯的明　　C. 硝酸毛果芸香碱
   D. 硫酸阿托品　　E. 氢溴酸山莨菪碱

6. 分子中虽含有酯键，但在一般条件下较稳定，不易水解的药物是（　　）。
   A. 硝酸毛果芸香碱　　B. 硫酸阿托品　　C. 氯化琥珀胆碱

D. 氢溴酸山莨菪碱　　　　　E. 溴新斯的明

7. 下列叙述与氯化琥珀胆碱性质不符的是（　　）。
A. 为白色结晶性粉末　　　B. 极易溶于水　　　　C. 酸或碱性条件下较稳定
D. 在酸性溶液中与硫氰酸铬铵反应，生成淡红色复盐沉淀
E. 与氯化钴及亚铁氰化钾试液反应，显持久的翠绿色

8. 阿托品分子中含有什么结构，易发生 vitali 反应（　　）。
A. 莨菪酸　　　　　B. 莨菪醇　　　　　C. 碱性 N 原子　　　　　D. 酯键

二、多选题

1. 分子中含有酯键的药物有（　　）。
A. 硝酸毛果芸香碱　　B. 溴新斯的明　　　C. 碘解磷定
D. 硫酸阿托品　　　　E. 东莨菪碱

2. 阿托品的水解产物为（　　）。
A. 莨菪碱　　　　　B. 莨菪醇　　　　　C. 山莨菪碱
D. 莨菪酸　　　　　E. 消旋莨菪酸

3. 可以发生 vitali 反应的药物有（　　）。
A. 硫酸阿托品　　　　B. 氢溴酸山莨菪碱　　C. 溴新斯的明
D. 溴丙胺太林　　　　E. 碘解磷定

4. 遇光易变质需遮光、密封保存的药物有（　　）。
A. 硝酸毛果芸香碱　　B. 溴新斯的明　　　　C. 硫酸阿托品
D. 碘解磷定　　　　　E. 盐酸苯海索

5. 配制硫酸阿托品注射液时要求（　　）。
A. 加入 1% 氯化钠作稳定剂　B. 用 0.1mol/L 盐酸溶液调 pH 为 3.5～4.0
C. 加入亚硫酸钠作抗氧剂　　D. 灌封于硬质中性玻璃的安瓿中
E. 采用流通蒸汽灭菌 30min

三、简答题

1. 毛果芸香碱为什么要避光保存？
2. 硫酸阿托品水溶液不稳定易被水解失效，配制注射液应采取哪些措施防止其水解？

第十二章 肾上腺素能药物

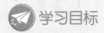

[知识目标]

1. 掌握肾上腺素能受体激动剂的结构类型，盐酸肾上腺素、盐酸麻黄碱等典型药物的化学结构、理化性质及临床应用；掌握肾上腺素能受体拮抗剂的分类，盐酸哌唑嗪、普萘洛尔等典型药物的化学结构、理化性质及临床应用。
2. 理解肾上腺素能受体激动剂典型药物的结构特点与理化性质的关系。
3. 理解肾上腺素能受体选择性与药物活性的关系。

[能力目标]

1. 能应用肾上腺素能受体激动剂和拮抗剂典型药物的结构特点、理化性质解决该类药物的调剂、制剂、贮存保管及临床应用问题。
2. 会用肾上腺素能受体激动剂和拮抗剂的理化性质进行药物的分析检验。

[素质目标]

培养学生树立药品安全意识和社会责任感。

第一节 肾上腺素能受体激动剂

机体的肾上腺素能神经具有重要的生理功能，能调节机体的血压、心律、胃肠运动及支气管平滑肌张力。拟肾上腺素药是一类能与肾上腺素受体结合，使受体兴奋，产生与肾上腺素作用相似的药物，又称肾上腺素能受体激动剂。因其作用和交感神经兴奋时的效应相似，曾叫作拟交感神经药。由于拟肾上腺素药在结构上属于胺类，部分药物又具有儿茶酚胺结构。故又被称为拟交感胺或儿茶酚胺。

肾上腺素受体分为 α 受体和 β 受体。α 受体兴奋时皮肤黏膜血管和内脏血管收缩，血压升高，可用于升高血压和抗休克；β 受体兴奋时，心肌收缩力增强，血管和支气管扩张，可用于强心、平喘和改善微循环。根据生理效应的不同，α 受体又分为 α_1 和 α_2 两种亚型，α_1 分布在突触前膜和血管平滑肌上，兴奋时主要引起血管收缩；α_2 主要分布在去甲肾上腺素能神经的突触前膜上，兴奋时对去甲肾上腺素的分泌产生负反馈调节抑制作用。β 受体分 β_1、β_2 和 β_3 三种亚型。β_1 和 β_3 主要分布在心肌细胞上，β_1 受体激动后可对心肌产生正性作用，导致心肌兴奋产生一系列反应，如收缩加剧、心脏崩血速度加快、心率上升等；β_3

受体激动后可产生负性肌力作用，可能参与了心力衰竭的病理生理过程。β_2 受体主要分布在平滑肌上，如血管平滑肌、消化管平滑肌、支气管平滑肌等，该受体激动后可引起平滑肌舒张。

一、苯乙胺类

肾上腺素（epinephrine）是最早发现的激素，是从肾上腺髓质中提取分离出来的活性物质。1904 年，首次人工合成了肾上腺素消旋体，1908 年，肾上腺素消旋体拆分成功，并证实了人工合成的左旋体与天然品完全相同。肾上腺素髓质末梢分泌肾上腺素和少量去甲肾上腺素（noradrenalin），而后又发现了多巴胺（dopamine）。去甲肾上腺素和多巴胺均存在于外周及中枢神经组织中。

肾上腺素作用于 α 受体和 β 受体，用于意外心脏骤停和过敏性休克的急救。去甲肾上腺素作用于 α 受体，用于治疗休克时低血压。多巴胺在体内为肾上腺素和去甲肾上腺素的前体，作用于多巴胺受体和 β_1 受体，具有强心利尿作用，可用于休克的治疗。三者在体内易受酶的作用失活，时效短，经消化道破坏，故只能注射给药。

肾上腺素 Epinephrine

化学名为 (R)-4-[2-(甲氨基)-1-羟基乙基]-1,2-苯二酚，又名副肾碱。

本品为白色或类白色的结晶性粉末；无臭，味苦。在水中极微溶解，在乙醇、氯仿、乙醚、脂肪油和挥发油中不溶；在无机酸和氢氧化钠溶液中易溶，在氨溶液和碳酸钠溶液中不溶。熔点 206～212℃，熔融时同时分解。与空气和日光接触，易氧化变质。在中性或碱性水溶液中不稳定，饱和水溶液显弱碱性反应。药用的左旋体从外消旋体中拆分而得，比旋光度为 $-50.0°\sim-53.5°$。

本品的制备是以邻苯二酚为原料，在三氯化铝催化下与氯乙酰氯发生傅克酰基化反应，再经甲胺胺化生成肾上腺素酮；经催化氢化，最后用酒石酸拆分即可制得。

本品分子中含有酚羟基和二甲氨基，故显酸碱两性，易溶于氢氧化钠溶液，但不溶于碳酸钠及氨溶液，亦可与有机酸成盐而溶于水，临床上常用其盐酸盐。

本品具有邻苯二酚结构，遇空气中的氧或其他弱氧化剂、日光、热及微量金属离子均能使其氧化变质，生成红色的肾上腺素红，继而聚合成棕色多聚体。其水溶液露置空气及日光中也会氧化变质。为延缓本品的氧化变质，药典规定注射液pH 2.5～5.0，制备时一般调pH 3.6～4.0。加入焦亚硫酸钠等抗氧剂，还需加金属离子螯合剂，注射用水通二氧化碳或氮气饱和，安瓿内充惰性气体，100℃流通蒸汽灭菌15min等措施均可防止氧化。储藏时应避光，并避免与空气接触。

肾上腺素红　　棕色多聚体

本品具有酚羟基，其含少量盐酸的水溶液，遇三氯化铁试液显翠绿色，再加氨试液即变紫色，最后成紫红色。本品的稀盐酸溶液，加过氧化氢煮沸，显血红色。

本品分子结构中有一不对称碳原子，所以有两个异构体，供药用的为左旋体，作用比右旋体约大15倍。但在酸性条件下，也可发生消旋化，形成外消旋体，作用消失一半左右。温度和pH值对消旋化有影响，加热可加速消旋化，pH为4时消旋化反应最慢。因此，本品水溶液应注意控制温度和pH。

本品用于过敏性休克、支气管哮喘、心率骤停的急救，还可用于局部鼻黏膜充血和牙龈出血等。

重酒石酸去甲肾上腺素　Norepinephrine Bitartrate

化学名为(R)-4-(2-氨基-1-羟基乙基)-1,2-苯二酚重酒石酸盐一水合物，又名酒石酸正肾上腺素。

本品为白色或类白色结晶性粉末；无臭，味苦。易溶于水，微溶于乙醇，不溶于乙醚或氯仿。比旋光度为－10.0°～－12.0°，熔点100～106℃，熔融同时分解并显浑浊。

本品在酒石酸氢钾的饱和溶液中遇碘液后（过量的碘用硫代硫酸钠试液除去），溶液无色或显微红色，可与肾上腺素或异丙肾上腺素区别。

本品遇三氯化铁显翠绿色，缓缓加入碳酸氢钠或氨试液后，显蓝色，最后转为红色。

本品还显酒石酸的鉴别反应。

本品由于具有邻苯二酚结构，遇光、空气或弱氧化剂易被氧化变质，故注射液需加抗氧剂焦亚硫酸钠，避光保存，防止与空气接触。

本品用于抗休克和毛细血管、上消化道等局部血管的止血。

盐酸异丙肾上腺素　Isoprenaline Hydrochloride

化学名为 4-[(2-异丙氨基-1-羟基)乙基]-1,2-苯二酚盐酸盐，又名喘息定。

本品为白色或类白色结晶性粉末；无臭，味苦。易溶于水，略溶于乙醇，不溶于氯仿或乙醚。熔点 165.5～170℃，熔融时同时分解。药用消旋体。

本品具有烃氨基，显弱碱性，可与多种酸成盐；具有邻苯二酚结构，露置在空气中遇光易被氧化变质。

本品水溶液遇三氯化铁试液，显深绿色；滴加新制的 5% 碳酸氢钠溶液，即变蓝色，进而变成红色；本品遇过氧化氢试液显橙黄色，肾上腺素显血红色，去甲肾上腺素显黄色，去氧肾上腺素无色。可作为鉴别使用。

本品水溶液加盐酸至 pH 3～3.5，加碘试液放置，则被碘氧化成异丙肾上腺素红，再加入硫代硫酸钠除去多余的碘，溶液显淡红色，肾上腺素也有此反应。

本品遇硅钨酸试液，即生成白色沉淀，放置后逐渐变为淡棕色，肾上腺素无此反应。

本品用于治疗支气管哮喘、心搏骤停、房室传导阻滞等。

硫酸沙丁胺醇　Salbutamol Sulfate

化学名为 4-羟基-α′-[(叔丁氨基)甲基]-1,3-苯二甲醇硫酸盐，又名舒喘灵。

本品为白色结晶性粉末，无臭，几乎无味。溶于乙醇，略溶于水，不溶于乙醚。熔点为 154～158℃，熔融时同时分解。

本品具有酚羟基，遇三氯化铁试液，溶液显紫色，加碳酸氢钠试液，溶液转为橙红色。

本品显硫酸盐的鉴别反应。

本品主要用于防治支气管哮喘、哮喘性气管炎及肺气肿患者的支气管痉挛等。口服有效，作用时间长。

盐酸克仑特罗　Clenbuterol Hydrochloride

本品为 α-[(叔丁氨基)甲基]-4-氨基-3,5-二氯苯甲醇盐酸盐，又名盐酸双氯醇胺、氨哮素。

本品为白色或几乎白色结晶性粉末；无臭，味微苦。熔点 172～176℃。在水中或乙醇中溶解，在氯仿和丙酮中微溶，乙醚中不溶。

本品被高锰酸钾试液氧化，生成 3,5-二氯-4-氨基苯甲醛，加适量草酸使溶液褪色，加 2,4-二硝基苯腈的高氯酸液，生成腙析出。本品显芳香第一胺、氯化物的反应。

本品在氯化汞存在下，能与高氯酸定量的生成克伦特罗高氯酸盐。

本品用于防治支气管哮喘和喘息型支气管炎。

 课堂拓展

"瘦肉精"的危害

"瘦肉精"不是指某一种特定的药物，任何能够抑制动物脂肪生成，促进瘦肉生长的物质都可以称为"瘦肉精"。能够实现此类功能的物质主要是β-受体激动剂类药物，其中较常见的有盐酸克伦特罗、沙丁胺醇、莱克多巴胺等。"瘦肉精"对人的危害很大，急性中毒时会出现心悸、头晕、恶心、呕吐、乏力，严重者可引发猝死。由于盐酸克伦特罗性质稳定，要加热到172℃才会分解，所以普通烹调方法根本无法破坏它的结构。因此早在2001年，农业农村部等国家部委就禁止使用β-受体激动剂类药物作为兽药和饲料添加剂。2005年，《中华人民共和国畜牧法》也规定养殖企业不得添加、使用"瘦肉精"类违禁品。

素质培养：作为药品从业者，内心要有道德底线，将药品安全意识和社会责任感贯穿职业生涯中。

二、苯丙胺类

麻黄碱（ephedrine）是存在于草麻黄和木贼麻黄等植物中的生物碱，于 1887 年发现，1917 年证实其具有与肾上腺素相似的升压作用，平喘作用持久，1930 年用于临床。麻黄碱作用于 α 受体和 β 受体，可通过血脑屏障，用于防治低血压、哮喘和鼻塞。

盐酸麻黄碱　Ephedrine Hydrochloride

化学名为 [R-($R*$,$S*$)]-α-[1-(甲氨基)乙基]苯甲醇盐酸盐，又名麻黄素。

麻黄碱分子中有两个手性碳原子，有四个光学异构体，其中仅 1R,2S(-) 麻黄碱活性最强。

(−)-麻黄碱(1R,2S)　　(−)-伪麻黄碱(1R,2R)　　(+)-麻黄碱(1S,2R)　　(+)-伪麻黄碱(1S,2S)

本品为白色针状结晶或结晶性粉末；无臭，味苦。易溶于水，溶于乙醇，不溶于乙醚和氯仿。熔点 217～220℃，比旋光度为－33.0°～－35.5°。

本品干燥品较稳定，遇空气、光、热均不易被破坏。但由于本品分子结构上 β 碳原子上含有 α-羟基，可被氧化剂氧化。如与碱性高锰酸钾共热生成甲胺和苯甲醛，前者可使红色石蕊试纸变蓝，后者有苦杏仁的特殊气味。

$$\text{C}_6\text{H}_5\text{CH(OH)CH(CH}_3\text{)NHCH}_3 \xrightarrow{\text{K}_3[\text{Fe(CN)}_6], \text{NaOH}} \text{CH}_3\text{NH}_2 + \text{C}_6\text{H}_5\text{CHO}$$

本品水溶液与硫酸铜试液和氢氧化钠试液作用，仲氨基与铜离子形成蓝紫色配位化合物，加乙醚震摇，静置，配合物溶于乙醚而使醚层显紫红色，水层显蓝色。

$$2\ \text{C}_6\text{H}_5\text{CH(OH)CH(CH}_3\text{)NHCH}_3 \cdot \text{HCl} \xrightarrow[\text{CuSO}_4]{\text{NaOH}} \text{配合物}$$

本品显氯化物的鉴别反应。

本品作用与肾上腺素相似。主要用于支气管哮喘、过敏性疾病、鼻黏膜充血及低血压等。优点是性质稳定，作用缓慢而温和，持续时间长，口服有效。

课堂拓展

麻黄碱的"功"与"过"

我国现代中药药理学研究的创始人陈克恢，首先从中药麻黄中分离出麻黄碱，并发现其药理作用。麻黄碱被列入世界卫生组织的基本药物清单，含麻黄碱类药品至少有500种以上，多为感冒药、止咳平喘药、滴鼻剂等。麻黄碱为从天然产物中寻找开发新药起到了典范作用，也为研究开发传统中药指明了道路。

但另一方面，麻黄碱用药过量会引起神经兴奋、失眠等副作用，运动员再服用麻黄碱后，会明显增加兴奋程度，促使自己超水平发挥。因此，麻黄碱类药品也属于国际奥委会严格禁止的兴奋剂。在1994年美国世界杯上，马拉多纳被查出服用的就是麻黄碱。此外，麻黄碱经过化学处理，即可制成冰毒。所以麻黄碱被纳入我国二类精神药品进行管制。并且我国还颁布了《麻黄素管理办法》，对麻黄素的生产、购销、出口作了严格的规定，违者将追究其法律责任。

素质培养：培养学生正确认识药品的作用与副作用，树立正确的人生观和价值观，珍惜生命，远离毒品，增强道德法制修养和社会责任感。

三、构效关系

通过儿茶酚胺类和麻黄碱和对其合成代用品的研究，总结其构效关系如下：

① 常用的拟肾上腺素药具有一个苯环和乙胺侧链的基本结构。

$$X-\text{C}_6\text{H}_3(Y)-\underset{\beta}{\text{CH}}-\underset{\alpha}{\text{CH}}(R_1)-NHR_2$$

苯环和氨基相隔两个碳原子，作用最强，苯胺无升压作用，苄胺稍有作用。碳链增至三个碳原子，作用下降。

② 苯环上酚羟基的引入一般使作用增强，但易代谢而使作用时间缩短。如含有两个酚羟基的肾上腺素作用强度是不含酚羟基的麻黄碱的 100～300 倍。含有一个酚羟基的去氧肾上腺素（phenylephrine，新福林），其作用强度介于肾上腺素和麻黄碱之间。

去氧肾上腺素　　　　　异丙肾上腺素

③ 乙胺侧链 β 碳原子上的醇羟基对活性的影响表现在立体光学异构体的差别。通常左旋体的活性高于右旋体，左旋体的手性 β 碳原子都是 R 构型。如异丙肾上腺素（isoprenaline）和去甲肾上腺素（norepinephrine）的左旋体较右旋体分别强 800 倍和 70 倍，麻黄碱的四个光学异构体中只有 $(-)(1R,2S)$-麻黄碱活性最强。

④ 乙胺侧链 α 碳原子引入甲基成为苯丙异胺类。甲基的空间位阻作用使其不易被代谢破坏，稳定性增加，时效增长，但作用强度减弱，毒性增加，且取代基越大，毒性越强，强度减弱。麻黄碱、甲氧明（methoxamine）和间羟胺（metaraminol）都是临床常用的 α 受体激动剂，用于防治低血压。甲氧那明（methoxyphenamine，喘咳宁）是 β 受体激动剂，用于治疗支气管哮喘。

	R	R_1	R_2	R_3
甲氧明	H	OH	OCH_3	OCH_3
间羟胺	H	OH	H	OH
甲氧那明	CH_3	H	OCH_3	H

⑤ 乙胺侧链上有无烃基取代直接影响 α 和 β 受体效应。无取代基的去甲肾上腺素，主要表现为 α 受体效应，β 受体效应弱；甲基取代的肾上腺素兼有 α 和 β 受体效应；异丙基取代的异丙肾上腺素则主要表现为 β 受体效应。可见，随着取代基的增大，α 受体效应减弱，β 受体效应增强。

⑥ 选择性 β_2 受体激动剂沙丁胺醇（salbutamol）、克仑特罗（clenbuterol）和特布他林（terbutaline）的共同结构特点是 N-叔丁基取代和 β 碳醇羟基，稳定性增加，口服有效，用作平喘药。

	R_1	R_2	R_3
沙丁胺醇	H	OH	CH_2OH
克仑特罗	Cl	NH_2	Cl
特布他林	OH	H	OH

⑦ 碳链上无甲基和羟基的多巴胺有强心和利尿的作用，用于治疗慢性心功能不全及休克。多巴酚丁胺（dobutamine）为多巴胺的 N-取代衍生物，为 β_1 受体激动剂，对心肌梗死并发症有效。

多巴酚丁胺

第二节 肾上腺素能受体拮抗剂

肾上腺素受体拮抗剂又称抗肾上腺素药，能与肾上腺素受体结合，产生与肾上腺素能神经递质作用相反的生理活性。根据药物对肾上腺素 α、β 受体的选择性不同，分为 α 受体拮抗剂和 β 受体拮抗剂。

一、α 受体拮抗剂

α 受体拮抗剂可以选择性地与肾上腺素 α 受体结合，并不激动或减少激动肾上腺素 α 受体，却能阻滞相应的神经递质及药物与 α 受体结合，从而产生抗肾上腺素作用。α 受体有 α_1 和 α_2 两种受体亚型，根据对受体的选择性不同，可分为非选择性 α 受体拮抗剂与选择性 α 受体拮抗剂。非选择性 α 受体拮抗剂同时阻断 α_1、α_2 受体，代表药物有酚妥拉明（phentolamine）、酚苄明（phenoxybenzamine）等。这类药物临床主要用于改善微循环，治疗外周血管痉挛性疾病及血栓闭塞性脉管炎等。选择性 α 受体拮抗剂能选择性阻断 α_1 受体，对 α_2 受体无影响，从而降低总外周血管阻力，使血压下降，但对心排血量无明显影响，并很少引起心动过速的副作用，起到良好的降压效果，代表药物主要有特拉唑嗪（terazosin）。

酚妥拉明　　　特拉唑嗪

盐酸酚苄明 Phenoxybenzamine Hydrochloride

化学名为 N-(1-甲基-2-苯氧乙基)-N-(2-氯乙基)苯甲胺盐酸盐。

本品为白色或类白色结晶性粉末；无臭，无味。在乙醇或三氯甲烷中易溶，在水中极微溶解。熔点为137～140℃。

本品是非选择性α受体拮抗剂，能与α受体以牢固的共价键结合，作用强而持久，一次用药可持续3～4日，可使血管扩张，外周阻力下降。临床主要用于外周血管痉挛性疾病，预防嗜铬细胞瘤的高血压，中毒性、出血性和创伤性休克，神经性尿潴留等。

盐酸哌唑嗪 Prazosin Hydrochloride

化学名为1-(4-氨基-6,7-二甲氧基-2-喹唑啉基)-4-(2-呋喃甲酰基)哌嗪盐酸盐。

本品为白色或类白色结晶性粉末；无臭，无味。在乙醇中微溶，在水中几乎不溶。

本品在251nm的波长处有最大吸收。

本品能与1,2-萘醌-4-磺酸钠反应，生成紫堇色的对醌型缩合物。

本品适用于各型高血压及充血性心力衰竭等。

二、β受体拮抗剂

β受体拮抗剂（β受体阻滞剂）竞争性地与β受体结合，阻止内源性儿茶酚胺类肾上腺素等递质和拟肾上腺素药与β受体结合，减慢心率，减弱心肌收缩力，并降低外周血管阻力，从而减少心肌耗氧量，缓解心绞痛，还具有抗心律失常和抗高血压作用。目前临床上使用的β受体拮抗剂有30多种，可分为非选择性β受体阻滞剂、选择性β_1受体阻滞剂和非典型的β受体阻滞剂三类。常用药物有普萘洛尔（propranolol）、阿替洛尔（atenolol）、美托洛尔（metoprolol）、拉贝洛尔（labetalol）等。阿替洛尔和拉贝洛尔分别属于选择性β_1受体阻滞剂和非典型的β受体阻滞剂。

阿替洛尔　　　　　　　　　拉贝洛尔

盐酸普萘洛尔 Propranolol Hydrochloride

化学名为1-异丙氨基-3-(1-萘氧基)-2-丙醇盐酸盐。

本品为白色或类白色的结晶性粉末；无臭，味微甜后苦。溶于水、乙醇，微溶于氯仿。熔点为162～165℃。

本品侧链含一个手性碳原子，S 构型左旋体活性比 R 构型右旋体的活性强，药用品为外消旋体。

本品对热较稳定，对光、酸不稳定，在稀酸中易分解，遇光易变质。

本品溶液与硅钨酸试液作用生成淡红色沉淀。

本品水溶液显氯化物的特殊鉴别反应。

本品为非选择性 β 受体阻滞剂，主要用于治疗心绞痛、高血压、心律失常等。

酒石酸美托洛尔 Metoprolol Tartrate

化学名为(±)-1-异丙氨基-3-[4-(2-甲氧乙基)苯氧基]-2-丙醇-L-酒石酸盐。

本品为白色或类白色的结晶性粉末；无臭。在水中极易溶解，在乙醇或三氯甲烷中易溶，在无水乙醇中微溶。熔点为 120~124℃。

本品为选择性的 β_1 受体阻滞剂，对心脏的 β_1 受体有较大的选择作用。适用于轻中度原发性高血压，预防心绞痛，并可减少心肌梗死的危险。

本章小结

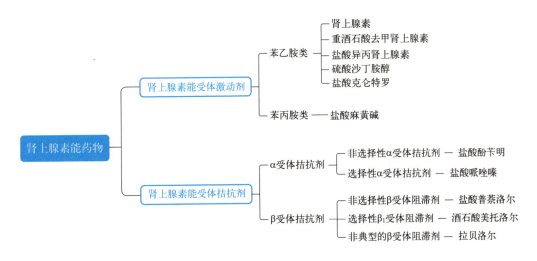

目标检测

一、单选题

1. 无儿茶酚胺结构的药物是（　　）。
   A. 去甲肾上腺素　　B. 多巴胺　　C. 沙丁胺醇　　D. 异丙肾上腺素

2. 喘息定是下列哪种药物的别名（　　）。
   A. 特布他林　　B. 麻黄碱　　C. 克仑特罗　　D. 盐酸异丙肾上腺素

3. 含有两个手性碳原子的药物是（　　）。
   A. 去甲肾上腺素　　B. 多巴胺　　C. 麻黄碱　　D. 异丙肾上腺素

4. 下列选项中不属于肾上腺素的临床用途的是（　　）。

A. 过敏性休克 B. 心脏骤停
C. 支气管哮喘急救 D. 胃溃疡

5. 下列选项中不属于α受体激动剂和β受体激动剂的是（ ）。

A. 肾上腺素　　B. 麻黄碱　　C. 多巴胺　　D. 甲状腺激素

二、多选题

1. 能够用于舒张支气管平滑肌的是（ ）。

A. 沙丁胺醇　B. 氯丙那林　C. 克仑特罗　D. 丙卡特罗　E. 麻黄碱

2. 下列选项中哪些含有芳氧丙醇胺的结构（ ）？

A. 普瑞特罗　B. 扎莫特罗　C. 安非他命　D. 普萘洛尔　E. 阿替洛尔

3. 下列药品中，可以用来治疗青光眼的有（ ）。

A. 安普乐定　B. 甲基多巴胺　C. 溴莫尼定　D. 安非他命　E. 麻黄碱

三、填空题

1. 目前临床应用的肾上腺素受体激动剂药物绝大多数都具有_____的结构。

2. 将肾上腺素苯环上两个_____酯化，可以改善其透膜吸收，并延长作用时间。

3. 交感神经节后神经元的神经递质为_____。

4. 肾上腺素具有_____结构，遇到空气中的氧或其他弱氧化剂会发生氧化变质。

四、简答题

1. 什么是儿茶酚胺结构？有什么特点？
2. 肾上腺素受体激动剂有何作用？

第十三章　抗肿瘤药物

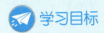

[知识目标]
1. 掌握抗肿瘤药的类型及典型药物。
2. 掌握氮芥类的基本通式及各部分的作用。
3. 熟悉环磷酰胺、塞替派、卡莫司汀、氟尿嘧啶、盐酸阿糖胞苷、巯嘌呤、甲氨蝶呤的化学结构和化学名称，并区分其理化性质、体内代谢特点、作用特点及临床用途。
4. 了解抗肿瘤药物的最新研究进展及发展方向。

[能力目标]
1. 能够应用抗肿瘤药物的理化性质解决该类药物的制剂、调配、分析检验及贮存保管问题。
2. 能根据抗肿瘤药物的结构判断药物的临床应用特点。
3. 学会鉴别不同抗肿瘤药物的基本操作。

[素质目标]
1. 培养学生树立正确使用药物的理念。
2. 培养学生树立民族自信和自豪感。

　　肿瘤是一种常见病和多发病，按照其细胞特性及对人体的危害程度可以分为良性和恶性肿瘤两类。通常意义上来说的"癌症"是一种可影响身体任何部位的多种疾病的通称，可以指全部的恶性肿瘤。

　　抗肿瘤药物是指用于治疗恶性肿瘤的药物，又可以称作抗癌药。近年来，由于生命科学从理论到技术的快速发展，一些新的肿瘤相关基因和细胞信号通路被发现，极大地影响着抗肿瘤药物的研发。抗肿瘤药物也从低选择性、高毒性的传统化疗药向高选择性、低毒性的分子靶向药及新兴的肿瘤免疫治疗转变，并努力开创彼此联合及协同治疗的新局面。此外，将传统抗肿瘤药物与不断发展、优化的放射治疗相结合，进一步延长了肿瘤患者的生命，并提高了患者的生存质量。

　　传统化疗药物根据作用原理和来源，可以分为烷化剂、抗代谢药物、抗生素、天然抗肿瘤药和其他抗肿瘤药。

第一节　烷化剂

　　烷化剂（alkylating agents）是抗肿瘤药物中应用最早的一类药物。这类药物具有高度的化学活性，在体内能与生物大分子如脱氧核糖核酸（DNA）、核糖核酸（RNA）和某些酶类中的氨基、巯基、羧基及磷酸基等发生烷化反应，故又称生物烷化剂。生物大分子发生烷化反应后，使细胞的结构和生理功能发生变异，抑制细胞分裂，从而导致细胞死亡。烷化剂在抑制肿瘤细胞的同时，对增生较快的正常细胞如肠上皮细胞、骨髓细胞、毛发细胞等也有影响，因而会产生许多严重的副作用，如恶心、呕吐、骨髓抑制、脱发等。

按化学结构分类，目前在临床使用的该类抗肿瘤药可分为氮芥类、亚乙基亚胺类（乙撑亚胺类）、甲磺酸酯及多元醇类、亚硝基脲类等。

一、氮芥类

（一）药物的发展

氮芥类药物是临床最早用于治疗恶性肿瘤的烷化剂，其发现源于第二次世界大战使用的化学武器硫芥（芥子气），硫芥毒性强，将其结构中的硫改为氮，即得到氮芥，由此发展出了氮芥类抗肿瘤药物，目前氮芥仍是临床应用的一类重要的抗肿瘤药物。

氮芥类（nitrogen mastards）药物结构中含有双-(β-氯乙基)氨基，是 β-氯乙胺类化合物的总称。通式为：

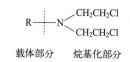

载体部分　烷基化部分

其结构可以分为两部分，烷基化部分和载体部分。烷基化部分，即通式中的双-β-氯乙氨基，也称氮芥基，是抗肿瘤活性的功能基团；载体部分，主要影响药物在体内的吸收、分布等，通过选择不同的载体，可以达到提高药物选择性和疗效，降低毒性的目的。

（二）作用机制

该类药物的作用机制是通过在体内形成高度活泼的乙撑亚胺离子或碳正离子，成为亲电性的强烷化剂，进而与生物大分子（如 DNA、RNA 或某些重要的酶类）中的富电子基团（如羟基、氨基、羧基、磷酸基等）发生共价结合，使其丧失活性或使 DNA 分子发生断裂，从而达到抗肿瘤目的。

（三）药物分类

氮芥类药物具有抗瘤谱广、对肿瘤细胞杀伤力强等优点，但它仍存在治疗效率低、选择性差、毒副作用大等缺点。为了寻找疗效好、毒性低、选择性高的新型抗肿瘤药物，科学家们先后合成了数千种氮芥衍生物。根据载体的不同，氮芥类又可分为脂肪氮芥、芳香氮芥、氨基酸氮芥、杂环氮芥和甾体氮芥等。一些常见的氮芥类抗肿瘤药物见表13-1。

表 13-1　常见的氮芥类抗肿瘤药物

结构类型	药物名称	药物结构	主要用途
脂肪氮芥	盐酸氮芥 chlormethine hydrochloride		淋巴肉瘤、网状细胞瘤
芳香氮芥	苯丁酸氮芥 chlorambucil		慢性淋巴细胞白血病
氨基酸氮芥	溶肉瘤素 melphalan		卵巢癌、乳腺癌、淋巴肉瘤
杂环氮芥	环磷酰胺 cyclophosphamide		广谱抗癌药,如恶性淋巴瘤等
甾体氮芥	泼尼莫司汀 prednimustine		恶性淋巴瘤、慢性淋巴细胞白血病

（四）典型药物

环磷酰胺　Cyclophosphamide

化学名为 P-[N,N-双(β-氯乙基)]-1-氧-3-氮-2-磷杂环己烷-P-氧化物一水合物,又名癌得星。

本品的合成是以二乙醇胺为原料,在无水吡啶中用过量的三氯氧磷同时进行氯化和磷酰化,直接转化为氮芥磷酰二氯,再与 3-氨基丙醇缩合,即成油状的无水物。加丙酮溶解后,再加适量的水,析出水合物结晶。

$$\begin{matrix}\text{HOCH}_2\text{CH}_2\\\text{HOCH}_2\text{CH}_2\end{matrix}\text{NH} \xrightarrow[\text{ClCH}_2\text{CH}_2\text{Cl}]{\text{POCl}_3,\text{C}_5\text{H}_5\text{N}} \begin{matrix}\text{HOCH}_2\text{CH}_2\\\text{HOCH}_2\text{CH}_2\end{matrix}\text{N}-\overset{\overset{O}{\|}}{\underset{\underset{Cl}{|}}{P}}-Cl \xrightarrow{\text{H}_2\text{NCH}_2\text{CH}_2\text{OH}}$$

（结构反应图）$\xrightarrow{\text{H}_2\text{O, CH}_3\text{COCH}_3}$（结构图）·H$_2$O

本品含一个结晶水时为白色结晶或结晶性粉末；失去结晶水即液化。

本品不经干燥，熔点为 48.5～52℃。

本品在乙醇中易溶，在水或丙酮中溶解，干燥状态时，室温下稳定，水溶液不稳定。在 pH4.0～6.0 时，磷酰基不稳定，遇热更易分解，而失去生物烷化作用，故一般应在溶解后尽快使用，注射使用时应制成粉针剂，配制 3h 后不可再使用。

本品与无水碳酸钠加热熔融后，冷却，加水使溶解，过滤；滤液加硝酸使其成酸性后，显磷酸盐和氯化物的鉴别反应。

环磷酰胺是一个前体药物，在体外几乎无抗肿瘤活性，进入体内后在肝脏内经酶的作用，4 位氧化成 4-羟基环磷酰胺。通过互变异构与醛型平衡存在，在正常组织中，4-羟基环磷酰胺在酶催化下分别生成无毒的 4-酮基环磷酰胺及羧基磷酰胺，对正常组织无影响。而肿瘤细胞中缺乏正常组织所具有的酶，不能进行上述转化，4-羟基环磷酰胺开环成醛磷酰胺，又分解成磷酰胺氮芥和丙烯醛。磷酰胺氮芥转化成乙烯亚胺离子，发挥抗肿瘤作用。故环磷酰胺对肿瘤细胞或组织有高度的选择性，对人体的毒性比其他氮芥类小。

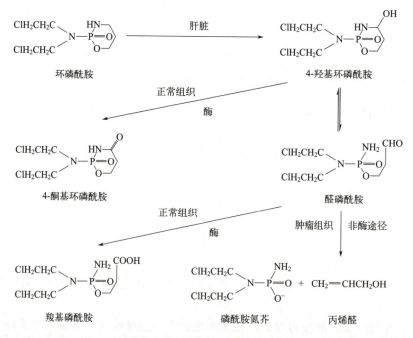

本品抗肿瘤的范围较广，主要用于恶性淋巴瘤、多发性骨髓瘤、急性淋巴细胞白血病、神经母细胞瘤、肺癌等，对卵巢癌、乳腺癌、鼻咽癌也有效。

> **课堂讨论**
>
> 环磷酰胺可否制备成水溶液注射剂？
> 提示：从环磷酰胺水溶液稳定性方面思考。

> **课堂拓展**
>
> **氮芥的发现与应用**
>
> 1949 年，第一个肿瘤化疗药物氮芥的发现开启了肿瘤化疗的历史。而氮芥的发现，离不开战争和一场意外的空袭。
>
> 氮芥的前身就是被称为"战争恶魔"的芥子气。自第一次世界大战被一些"战争狂人"研制出来后，芥子气因为杀伤力巨大，在第二次世界大战中成为多个国家的战略性武器。1943 年 2 月，德国对意大利巴里港口发动了空袭，其中一艘秘密装载了 2000 枚液态芥子气炸弹的船舰遇难，液态芥子气流入海中，导致很多幸存者皮肤接触了已经污染的油污后且未做任何的处理和防护，出现了皮肤红肿、水疱等中毒症状，甚至死亡。巴里的驻军请来化学专家史都华·亚历山大进行调查后发现：这是明显的芥子气中毒症状。但这件事被美国军方掩盖了下来。
>
> 亚历山大经过对事故受害者的研究和死亡患者的解剖发现，芥子气对细胞分裂有抑制作用。亚历山大的上司罗兹上校正好也在从事癌症及相关疾病的诊治，他觉得既然芥子气可以抑制白细胞有丝分裂，那么它在低剂量下应该能够用于抑制快速增殖的恶性白细胞，用于治疗白血病。
>
> 后来，经过试验，罗兹发现氮芥比芥子气更为稳定，在微小剂量下可以用于癌症治疗，并在 1949 年成功获得美国药监局的批准，用于治疗非霍奇金淋巴瘤。氮芥的意外发现开启了癌症化疗时代，也激发了人们研制其他化疗药物的动力。
>
> 素质培养：药物本无善恶，只有恰当合理应用才能实现药用价值。

二、亚乙基亚胺类

亚乙基亚胺类药物的抗肿瘤作用是在研究氮芥类药物的生物体内代谢过程中发现的。氮芥类药物，尤其是脂肪氮芥类在体外多无抗肿瘤作用，必须在体内经酶活化转变为亚乙基亚胺活性中间体（亦可称为乙撑亚胺活性中间体）而发挥烷基化作用，因此合成了一系列亚乙基亚胺类药物。合成过程中也通过在氮原子上用吸电子基团取代，使此类药物毒性降低，目前用于临床的主要有替派（tepa）、塞替派（thiotepa）、六甲嘧啶（altretamine）等。

替派　　　　　　六甲嘧啶

塞替派　Thiotepa

化学名为 1,1′,1″-硫次膦基三氮丙啶，又名三胺硫酸。

本品为白色鳞片状结晶或结晶性粉末；无臭或几乎无臭。熔点为 52～57℃。本品在水、乙醇或三氯甲烷中易溶，略溶于石油醚，难溶于己烷。

本品水溶液与硝酸共热后，分解可产生磷酸盐，加入钼酸铵试液，得到淡黄色沉淀，放置一段时间以后，转变为蓝绿色。

本品水溶液分别加入稀硝酸和高锰酸钾试液，混匀后再加氯化钡试液，则有白色硫酸钡沉淀产生，可做鉴别反应。

本品含有硫代磷酰基，由于体积较大，对酸不稳定，遇酸乙烯亚胺环易破裂，并进一步聚合而失效，脂溶性强，故不能口服，需注射给药。本品为前体药物，在肝脏代谢，被肝脏 P450 酶系代谢生成替派而发挥作用。主要用于治疗乳腺癌、卵巢癌、肝癌、膀胱癌和消化道癌，是治疗膀胱癌的首选药物，直接灌注入膀胱，疗效较好。

三、甲磺酸酯及多元醇类

（一）药物的发展

由于甲磺酸酯基具有较好的离去性质，使 C—O 键容易断裂，并参与细胞内多种成分反应，人们就着手研究双磺酸酯类化合物。研究表明，1～8 个亚甲基的双甲磺酸酯具有较强的抗肿瘤活性，其中活性最强的为 4 个亚甲基的化合物白消安（busulfan）。

现阶段临床使用的多元醇类药物主要是卤代多元醇，进入体内后能转化为烷基化能力很强的双环氧化合物，从而起到抗肿瘤的作用。如二溴甘露醇（mitobronitol）和二溴卫矛醇（galactitol），两者的 D-型异构体有效，L-型异构体均无效，通过在体内脱去溴化氢，形成双环氧化物而产生烷化作用。二溴甘露醇主要用于治疗慢性粒细胞白血病。二溴卫矛醇抗瘤谱更广，对某些实体瘤，如胃癌、肺癌、结直肠癌、乳腺癌等有一定的疗效。

二溴甘露醇　　　　　　二溴卫矛醇

（二）典型药物

白消安　Busulfan

化学名为1,4-丁二醇二甲磺酸酯,又名马利兰。

本品为白色结晶性粉末,几乎无臭。熔点为114~118℃。溶于丙酮,在水或乙醇中微溶。在碱性条件下不稳定,易水解失效,加热会加速水解,生成丁二醇,再经脱水生成具有特臭的四氢呋喃。

$$\begin{array}{c}CH_2CH_2OSO_2CH_3\\|\\CH_2CH_2OSO_2CH_3\end{array} \xrightarrow{NaOH} NaOSO_2CH_3 + \begin{array}{c}CH_2CH_2OH\\|\\CH_2CH_2OH\end{array} \xrightarrow{-H_2O} \text{(四氢呋喃)}$$

本品发生水解得到的溶液遇氯化钡试液可产生白色沉淀。

本品口服吸收良好,可迅速分布到各组织中。在体内发生水解代谢生成甲磺酸,自尿液缓慢排出,每天的排出率低于50%,反复用药可在体内蓄积。属周期非特异性药物,临床上主要用于治疗慢性粒细胞白血病,其治疗效果好于放射治疗,也可用于治疗慢性骨髓增殖性疾病,主要不良反应表现为消化道反应和骨髓抑制。

四、亚硝基脲类

(一) 药物的发展

本类药物具有 β-氯乙基亚硝基脲结构,具有广谱抗肿瘤活性,是典型的烷化剂。亚硝基脲类药物脂溶性大,可通过血脑屏障进入脑脊液,可用于恶性淋巴瘤、中枢神经系统肿瘤、脑瘤和转移性脑瘤的治疗,但对骨髓、肾、肺有毒。用于临床的此类药物主要有卡莫司汀(carmustine)、洛莫司汀(lomustine)、司莫司汀(semustine)和尼莫司汀(nimustine)等。

(二) 典型药物

卡莫司汀　Carmustine

化学名为1,3-双(2-氯乙基)-1-亚硝基脲,又名卡氮芥、BCNU。

本品为无色至微黄或微黄绿色结晶或结晶性粉末,无臭。熔点为30~32℃,熔融时同时分解。本品脂溶性高,在甲醇或乙醇中溶解,在水中不溶。其注射液是聚乙二醇的灭菌溶液。

在酸性和碱性条件下均不稳定,分解时产生二氧化碳和氮气气体。水溶液在氢氧化钠条件下水解,后加稀硝酸酸化,再加硝酸银试液,可生成氯化银白色沉淀。

本品临床上主要用于治疗脑瘤和转移性脑瘤、其他中枢神经系统肿瘤、恶性淋巴瘤、肺癌等,与其他抗肿瘤药物合用时可增强疗效。

第二节 抗代谢药物

抗代谢抗肿瘤药是基于代谢拮抗原理并通过生物电子等排原理设计的。这类药物化学结构与正常代谢物嘧啶、嘌呤及叶酸相似,可作为伪代谢物掺入脱氧核糖核酸(DNA)或核糖核酸(RNA)中,干扰 DNA 或 RNA 的生物合成,形成假的无功能的生物大分子,进而抑制肿瘤细胞的生长。由于该类药物的选择性差,对增殖较快的消化道黏膜、骨髓等正常组织也有毒害作用,同种药物长期使用易发耐药。

常用的抗代谢抗肿瘤药物可以根据其结构不同分为嘧啶类抗代谢物、嘌呤类抗代谢物及叶酸类抗代谢物。

一、嘧啶类抗代谢物

嘧啶类抗代谢物主要有尿嘧啶类和胞嘧啶衍生物。

尿嘧啶渗入肿瘤组织的速度较其他嘧啶快。利用生物电子等排原理,以卤原子代替氢原子合成的一系列卤代尿嘧啶中,以氟尿嘧啶(fluorouracil)抗肿瘤效果最好,可作为治疗实体肿瘤的首选药物,但其毒性也相对较大。为了提高疗效和降低毒性,在此基础上合成了大量的衍生物,效果较好的有替加氟(tegafur)、双呋啶(difuradin)、卡莫氟(carmofur)等。

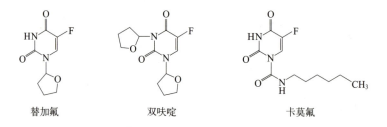

氟尿嘧啶 Fluorouracil

化学名为 5-氟-2,4(1H,3H)-嘧啶二酮,简称 5-FU。

本品为白色或类白色结晶或结晶性粉末。熔点为 281~284℃,熔融时同时分解。本品在水中略溶,乙醇中微溶,三氯甲烷中几乎不溶;稀盐酸或氢氧化钠中溶解。本品在空气及水溶液中都非常稳定,在亚硫酸钠水溶液中较不稳定。在强碱溶液中,酰亚胺结构可水解开环。

本品结构中有烯键。遇溴试液发生加成反应,溴的红色消失。本品与碱熔融破坏后的水溶液显氟化物的特殊反应。

本品是治疗绒毛膜上皮癌、恶性葡萄胎等的首选化疗药物。

盐酸阿糖胞苷 Cytarabine Hydrochloride

化学名为 1-β-D-阿拉伯呋喃糖基-4-氨基-2(1H)-嘧啶酮盐酸盐。

本品为白色或类白色细小针状结晶或结晶性粉末。熔点 189~195℃,熔融时同时分解。比旋光度为 +127°至 +133°。本品在水中极易溶解,在乙醇中略溶,在乙醚中几乎不溶。

本品在体内转化为具有抗肿瘤活性的三磷酸阿糖胞苷发挥作用。三磷酸阿糖胞苷通过抑制 DNA 多聚酶及少量掺入 DNA,阻止 DNA 合成,抑制细胞生长。

本品主要用于治疗急性粒细胞白血病,与其他抗肿瘤药合用可提高疗效。

本品口服吸收差,通常是通过静脉连续滴注给药,才能得到较好的效果,因为该药物会被肝脏内的胞嘧啶脱氨酶脱氨,生成无活性的代谢物。为了克服其脱氨基失活,将氨基用长链脂肪酸酰化,如依诺他滨(enocitabine)和棕榈酰阿糖胞苷(N-palmitoyl-arac),在体内代谢为阿糖胞苷而起作用,抗肿瘤作用比阿糖胞苷强而持久。

二、嘌呤类抗代谢物

嘌呤类抗代谢物主要是鸟嘌呤和次黄嘌呤的衍生物。次黄嘌呤是腺嘌呤和鸟嘌呤合成的重要中间体,腺嘌呤和鸟嘌呤是脱氧核糖核酸(DNA)和核糖核酸(RNA)的主要成分。最早应用于临床的药物是巯嘌呤(mercaptopurine),但其存在着耐药性、水溶性差和起效慢的缺点。通过在巯基上以二硫键引入磺酸基合成了磺巯嘌呤钠(sulfomercaprine sodium),增加了水溶性,该药物在体内遇酸或巯基化合物均可分解成巯嘌呤而发挥作用。

根据巯嘌呤在体内能抑制嘌呤核苷酸生物合成的原理,对鸟嘌呤的结构进行类似的改造,得到硫鸟嘌呤(thioguanine),主要作用于 S 期,是细胞周期特异性药物。临床用于各类型白血病,与阿糖胞苷合用可提高疗效。

磺巯嘌呤钠　　　硫鸟嘌呤

巯嘌呤　Mercaptopurine

化学名为 6-嘌呤硫醇一水合物，简称 6-MP，又名乐疾宁。

本品为黄色结晶性粉末；无臭。本品在水或乙醇中极微溶解，在乙醚中几乎不溶。遇光易变色。本品的乙醇溶液与醋酸铅作用，生成黄色的巯嘌呤铅沉淀。

本品具巯基（—SH），可被硝酸氧化生成 6-嘌呤亚磺酸，进一步氧化生成黄色的 6-嘌呤磺酸，再与氢氧化钠作用生成黄棕色的 6-嘌呤磺酸钠。

本品分子中的巯基可与氨反应生成铵盐，溶解度增大，溶液变澄清；加硝酸银试液生成巯嘌呤银白色絮状沉淀；加硝酸共热，沉淀不溶解。

本品用于治疗各种类型的急性白血病、绒毛膜癌和恶性葡萄胎，对恶性淋巴瘤、多发性骨髓瘤、慢性粒细胞白血病也有效，但易产生耐药性。

三、叶酸类抗代谢物

叶酸（folic acid）是核酸生物合成的代谢产物，也是红细胞发育生长的重要因子，常用于抗贫血和防畸胎。当叶酸缺乏时，白细胞减少，因此使用叶酸的拮抗剂能缓解急性白血病。现已合成多种叶酸拮抗剂，如氨基蝶呤（aminopterin）和甲氨蝶呤（methotrexate）。甲氨蝶呤与二氢叶酸还原酶结合，使二氢叶酸还原为四氢叶酸受阻，从而影响辅酶 F 的生成，干扰胸腺嘧啶脱氧核苷酸和嘌呤核苷酸的合成，进而抑制 DNA 和 RNA 的合成，阻碍肿瘤细胞的生长。氨基蝶呤主要用于治疗银屑病，甲氨蝶呤多用于治疗急性白血病。

叶酸

甲氨蝶呤 Methotrexate

$$\text{结构式}$$

R=H 氨基蝶呤
R=CH₃ 甲氨蝶呤

甲氨蝶呤化学名为 L-(＋)-N-[4-[[(2,4-二氨基-6-蝶啶基)甲基]甲氨基]苯甲酰基]谷氨酸,简称 MTX,又名氨甲叶酸、氨克生。

本品在水、乙醇、三氯甲烷或乙醚中几乎不溶;在稀碱溶液中易溶,在稀盐酸中溶解。

本品强酸性溶液中不稳定,发生酰胺基水解,生成蝶呤酸及谷氨酸而失去活性。

本品临床主要用于治疗儿童急性白血病、绒毛膜上皮癌、恶性葡萄胎等,对头颈部肿瘤、乳腺癌、宫颈癌、消化道癌和恶性淋巴癌也有效果。鞘内注射可预防和缓解中枢神经系统白血病,为联合化疗方案中常用的周期特异性药物。不良反应包括腹泻、便血、胃炎等消化道症状和骨髓抑制。

第三节 天然抗肿瘤药物

来源于天然植物的抗肿瘤药物因其低毒高效而表现出了独特的优势和广阔的应用前景,因此从植物中寻找抗肿瘤药物,已成为抗癌药物研究的重要组成部分。植物中找到的抗肿瘤药物结构复杂,天然来源有限,虽然表现出良好的抗肿瘤活性,但是不良反应大。近年来对天然药物的结构进行修饰,得到了一些疗效更好、毒性较小的半合成衍生物。抗肿瘤天然药物主要包括喜树碱类、长春碱类、鬼臼毒素类、紫杉烷类等有效成分及其衍生物。

一、喜树碱类

天然的喜树碱和羟基喜树碱是从我国特有的珙桐科植物喜树中分离得到的一类色氨酸-萜烯生物碱,其基本母核结构为:

天然抗肿瘤药物

R_1	R_2	R_3	药物
—H	—H	—H	喜树碱
—OH	—H	—H	羟基喜树碱

喜树碱及其衍生物以 DNA 拓扑异构酶为靶点,抑制生物体内 DNA 的合成,达到抑制肿瘤细胞快速分裂的目的,喜树碱对消化道肿瘤、肝癌、膀胱癌等均有效。但细胞毒性较强,泌尿系统毒性尤其明显,兼之水溶性差,也几乎不溶于有机溶剂,极大地限制了它的使

用。羟基喜树碱的毒性比喜树碱低，但水溶性仍然不能满足临床使用的要求。

伊立替康（irinotecan）为半合成水溶性喜树碱类衍生物，在体外抗肿瘤活性很小，在体内代谢成为7-乙基-10-羟基喜树碱显示抗肿瘤作用，主要用于晚期结肠癌、直肠癌的治疗。

伊立替康　　　　　　　　拓扑替康

拓扑替康（topotecan），水溶性好，抗瘤谱广，主要用于转移性卵巢癌的治疗，对小细胞肺癌、直肠癌、结肠癌和乳腺癌也有明显疗效，对头颈癌和神经胶质瘤也有效。

二、长春碱类

长春碱类药物是从夹竹桃科植物长春花中分离出来的一类具有抗肿瘤活性的生物碱。主要有长春碱（vinblastine）和长春新碱（vincristine）、长春地辛（vindesine）及长春瑞滨（vinorelbine）。此类药物能与微管蛋白结合，降低微管蛋白双聚体聚合成微管的概率，也能促使微管裂解，组织细胞有丝分裂进行到下一个过程，从而起到抗肿瘤的作用。

R	R_1	R_2	药物
—CH_3	—OCH_3	—$COCH_3$	长春碱
—CHO	—OCH_3	—$COCH_3$	长春新碱
—CH_3	—NH_2	—H	长春地辛

长春碱可用于治疗各种实体肿瘤和单核细胞白血病，不良反应主要为骨髓抑制。

长春新碱主要用于治疗急性淋巴细胞白血病、霍奇金病和恶性淋巴瘤。与长春碱比较，长春新碱骨髓抑制轻，但神经毒性比长春碱严重。

长春地辛的骨髓抑制介于长春碱和长春新碱之间。主要用于耐药的急性淋巴细胞白血病、慢性粒细胞白血病的突发危象。

长春瑞滨神经毒性低，抗肿瘤作用强，主要适用于急性淋巴细胞白血病、绒毛膜上皮癌及恶性淋巴瘤等，在非小细胞肺癌的治疗中表现尤为突出。

长春瑞滨

三、鬼臼毒素类

鬼臼毒素（podophyllotoxin）为美洲鬼臼和喜马拉雅鬼臼根茎中分离得到的生物碱，但毒性较严重，不能用于临床，为较强的微管抑制剂。对鬼臼毒素进行结构改造后得到的依托泊苷（etoposide）和替尼泊苷（teniposide）因在同类药物中毒性较低，抗肿瘤活性较好而用于临床。

依托泊苷对单核细胞白血病有效，特别是对小细胞肺癌有显著疗效，为小细胞肺癌化疗的首选药物。替尼泊苷则具有较高的脂溶性，可透过血脑屏障，是脑瘤的首选药，主要用于治疗小细胞肺癌、急性淋巴细胞白血病、神经母细胞瘤和淋巴瘤。

四、紫杉烷类

紫杉醇（paclitaxel）是从美国西海岸的短叶红豆杉树皮中分离得到的具有紫杉烯环的二萜类化合物。与传统抗肿瘤药物的区别是不影响 DNA 与 RNA 的合成，也不会损伤 DNA，而是选择性地促进微管蛋白聚合并抑制其解聚，抑制肿瘤细胞的有丝分裂过程。

紫杉特尔（taxotere）是用 10-去乙酰基浆果赤霉素进行半合成得到的。其水溶性比紫杉醇好，抗瘤谱更广，对除结肠癌、直肠癌、肾癌以外的其他实体瘤都有效，其促进微管蛋白聚合和抑制微管解聚的能力为紫杉醇的 2 倍。

第四节 其他抗肿瘤药物

一、金属抗肿瘤药物

自 1969 年首次报道顺铂对动物肿瘤有强烈的抑制作用后，引起人们对这类药物研究的重视。截至目前,研究证明包括锡、金、铂、铑、钌、锗等元素的化合物或配合物均具有抗肿瘤作用,尤其铂的配合物引起了人们极大关注。

(一) 顺铂

顺铂 Cisplatin

$$\begin{array}{c} H_3N \\ H_3N \end{array} Pt \begin{array}{c} Cl \\ Cl \end{array}$$

化学名为(Z)-二氨二氯铂,又名顺氯氨铂。本品为由两个氨分子及两个氯原子以二价铂为中心,形成的重金属络合物。

本品为亮黄色至橙黄色的结晶性粉末,无臭。微溶于水,不溶于乙醇,略溶于N,N-二甲基甲酰胺,易溶于二甲基亚砜。

本品加硫酸可显现出灰绿色。

本品水溶液稳定性差,通过水解和转化逐渐变为两种无抗肿瘤活性的反式异构体。转化为反式构型时生成水合物,进一步水解生成的两种低聚物有剧毒,且无抗肿瘤活性,NaCl存在时(0.9%NaCl溶液)可使之迅速完全转化为顺铂,所以使用顺铂治疗时不会发生中毒。

本品抗瘤谱较广,属于非特异性细胞周期药物,可抑制肿瘤细胞DNA复制并损伤其膜结构。目前是睾丸癌和卵巢癌治疗的首选药物,还可用于治疗肺癌、食道癌、恶性淋巴瘤等。

(二) 药物的结构改造

为了改善顺铂耐药性,降低毒副作用,后又相继开发出了卡铂(carboplatin)、奈达铂(nedaplatin)以及奥沙利铂(oxaliplatin)等其他金属铂配合物。

卡铂   奈达铂   奥沙利铂

第二代铂类抗癌药中,卡铂水溶性是顺铂的16倍,与顺铂具有交叉耐药性。肾毒性均低于顺铂,在小细胞肺癌、卵巢癌的治疗中表现优于顺铂,但存在骨髓抑制。

奈达铂对头颈部肿瘤、食管癌的治疗效果均优于顺铂,在水中的溶解度大约是顺铂的10倍,且改变了药物在肾脏的分布,其肾毒性和胃肠道副反应较顺铂有所降低。

第三代铂类化合物——奥沙利铂,是第一个对结肠癌有效的铂类烷化剂,目前是治疗晚期大肠癌的首选药物。虽然仍有恶心、呕吐、骨髓抑制等副作用,但发生率低,肾毒性也低于顺铂,由于可引起感觉神经病变,限制了其使用范围和使用剂量。

二、抗肿瘤抗生素

抗肿瘤抗生素是由微生物（细菌、真菌、放线菌）产生的具有抗肿瘤活性的代谢产物。根据其化学结构可以分为：多肽类、蒽醌类和其他类别抗肿瘤抗生素。

（一）多肽类抗肿瘤抗生素

本类药物是具有多肽结构特征的一类抗生素。主要包括放线菌素 D（dactinomycin D）、博来霉素（bleomycin）等。

放线菌素 D　Dactinomycin D

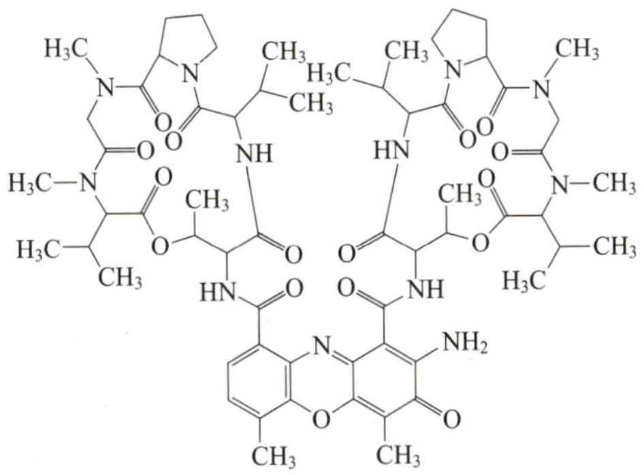

本品又称更生霉素。

本品为鲜红色或深红色结晶或橙红色结晶性粉末，无臭。几乎不溶于水，微溶于乙醇，略溶于甲醇，易溶于丙酮和异丙醇，有引湿性，遇光、热、氧化剂均易变质。

本品的抗瘤谱较窄，主要用于恶性淋巴瘤、霍奇金病、绒毛膜上皮癌等的治疗，可提高肿瘤细胞对放疗的敏感性，对横纹肌肉瘤、睾丸肿瘤、神经母细胞瘤、恶性黑色素瘤也有效。本品副作用主要为骨髓抑制，胃肠道反应较重，局部刺激性较大。

（二）蒽醌类抗肿瘤抗生素

这类药物是 20 世纪 70 年代发展起来的一类抗肿瘤抗生素，主要有柔红霉素（daunorubicin）、多柔比星（doxorubicin）、表柔比星（epirubicin）等。这类药物大多以 DNA 为作用的主要靶点，通过与癌细胞 DNA 发生相互作用破坏其结构，进而抑制肿瘤细胞 DNA 的转录和复制，表现出抗癌活性，但由于对心脏和肾脏有毒性而限制了其临床应用。

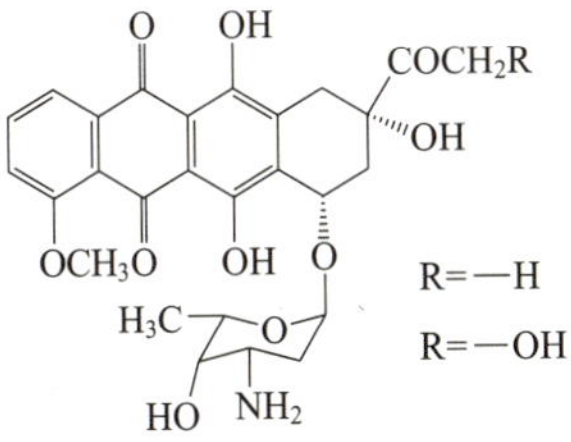

R=—H 柔红霉素
R=—OH 多柔比星

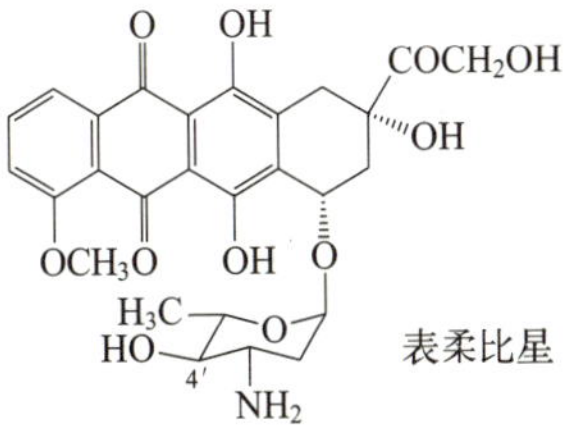

表柔比星

盐酸多柔比星 Doxorubicin Hydrochloride

化学名为(8S,10S)-10-[(3-氨基-2,3,6-三去氧基-α-L-来苏己吡喃基)-氧]-7,8,9,10-四氢-6,8,11-三羟基-8-(羟乙酰基)-1-甲氧基-5,12-萘二酮盐酸盐,又名阿霉素、羟基柔红霉素等。

多柔比星是由放线菌产生的蒽环糖苷抗生素,临床多用其盐酸盐。

本品为橘红色晶体性粉末,易溶于水,在碱性条件下可迅速分解,熔点为201～205℃。

本品抗瘤谱较广,可用于治疗急慢性白血病、恶性淋巴瘤、乳腺癌、膀胱癌等。不良反应主要为心脏毒性与骨髓抑制,也有高热、静脉炎、呕吐、脱发等症状。

为降低蒽醌类抗生素的心脏毒性,科学家人工合成了一些蒽醌类衍生物——米托蒽醌(mitoxantrone),其抗肿瘤活性为多柔比星的5倍,心脏毒性小,固体状态很稳定,在碱性水溶液中有可能降解。临床用于治疗晚期乳腺癌和成人急性非淋巴细胞白血病复发,可与很多抗肿瘤药物合用。

米托蒽醌

三、分子靶向抗肿瘤药物

靶向抗肿瘤药物是指利用肿瘤组织或细胞所具有的特异性结构分子作为靶点,使用某些能与这些靶分子特异性结合的抗体、配体等达到直接治疗或导向治疗目的的一类疗法。根据药物分子的大小,可将分子靶向抗肿瘤药物分为两类:小分子化合物类和大分子单克隆抗体类。

(一)小分子靶向抗肿瘤药物

小分子靶向抗肿瘤药物是当前国内外创新药研发的热点,近些年来不断有新产品上市,还有数百个产品正处于临床研发阶段,如盐酸埃克替尼等。

盐酸埃克替尼　Icotinib Hydrochloride

盐酸埃克替尼是一种高效特异性的表皮生长因子受体酪氨酸激酶抑制剂（EGFR-TKI），是我国第一个具有自主知识产权的小分子靶向抗癌新药。

其作用机制与细胞毒性药物完全不同，为能够进入细胞内的小分子化合物，它表皮生长因子受体 ATP 酶结合位点上的三磷酸腺苷竞争，阻断其酪氨酸激酶活性，进而阻断表皮生长因子受体的信号转导通路，阻断肿瘤细胞生长和进展的关键过程。主要分布于胃肠道、膀胱、胃壁、小肠、卵巢、肝和脂肪组织中。

其理化特性、作用机制及治疗晚期非小细胞肺癌（NSCLC）的临床有效性等方面均可与同类药物吉非替尼（gefitinib）和厄洛替尼（erlotinib）媲美，其安全性等方面甚至优于上述两种药物。

吉非替尼　　　　　厄洛替尼

（二）抗肿瘤单克隆抗体药物

传统抗肿瘤药普遍对正常细胞也具有较大的毒性，不少肿瘤患者还出现了耐药现象。因此，肿瘤药物治疗的目标是寻找能够特异识别并杀灭肿瘤细胞、又不误伤正常细胞的物质，而单克隆抗体药物的出现，为此提供了可能。

单克隆抗体是由单一 B 细胞克隆产生的高度均一、仅针对某一特定抗原表位的抗体，通常采用杂交瘤技术来制备。该药物一般包括两类：一是抗肿瘤单克隆抗体药物（抗肿瘤单抗）；二是抗肿瘤单抗偶联物，或称免疫偶联物。

1. 利妥昔单抗（rituximab）

全球第一个上市的单克隆抗体药物，是抗体类药物中的主要品种。该药品进入人体后可通过抑制细胞生长，改变细胞周期以及凋亡等方式杀死淋巴瘤细胞。主要用于治疗复发性、顽固性低度或滤泡性非霍奇金淋巴瘤，目前该药也被批准用于类风湿性关节炎。

2. 曲妥珠单抗（trastuzumab）

该药品是信号转导抑制药，针对 HER-2/neu 的重组人源化 IgG 单克隆抗体，能特异性识别 Her-2 调控的细胞表面蛋白 HER-2，使其通过内吞噬作用离开细胞膜进入核体内，抑制其介导的信号转导，从而起到治疗肿瘤的作用。

3. 贝伐单抗（bevacizumab）

是首个上市的人源化血管内皮生长因子。主要通过中和 VEGF 来阻断其与内皮细胞上的受体结合，使得肿瘤细胞不能得到养分和氧，起到治疗肿瘤的作用。

4. 恩美曲妥珠单抗（trastuzumab emtansine，T-DM1）

恩美曲妥珠单抗是首个在国内获得批准上市的抗体偶联药物。其中，曲妥珠单抗是抗体部分，而恩美是强化疗药物部分。该药物是一种靶向HER2抗体药物结合物。

中国抗肿瘤新药研发

近百年来，随着肿瘤发病率的逐渐升高，肿瘤成为一类严重威胁人类健康的多发病、常见病。不断研发高效、低不良反应的新药是提高肿瘤防治的关键。从1960年开始进行抗肿瘤新药临床试验，到2020年已经整整60年，中国抗肿瘤新药经历了从无到有，由小到大，从仿制走向创新的发展历程。随着分子生物学的发展，抗肿瘤新药的开发成为最富成果的热门课题。

21世纪开始，中国抗肿瘤新药临床试验进入了一个全新的时代。在国家政策指引和激励下，社会各界广泛参与，中国抗肿瘤新药研发快速发展，从仿制向原始创新转变。根据NMPA药物临床试验登记与公示平台的数据显示，2013年1月1日至2021年2月3日，中国共开展了2079项肿瘤临床试验，比较常见的肿瘤均有临床试验开展，按照瘤种划分，临床试验数量NSCLC位列第1、淋巴瘤位列第2。这其中有些药物已经上市，为中国恶性肿瘤患者提供了越来越多的治疗选择，改善了患者预后，增加了治疗药物可及性。

经过60年的发展，中国抗肿瘤新药临床试验的硬件和软件建设得到了不断加强。新药临床试验的人才队伍建设得到快速发展，研发能力迅速提高。中国自主研发的抗肿瘤新药得到了国际上的广泛认可，越来越多的国产抗肿瘤新药在临床上应用，造福了中国恶性肿瘤患者。未来应该更多着力于原创性新药的研发，尤其是新靶点与新作用机制药物的研发，更多开展全球多中心临床试验，加强学科建设和产学研一体化建设，加速科研成果转化，为"健康中国"建设贡献力量。

——摘选自《中国抗肿瘤新药临床试验60年发展历程和主要成果（1960—2020）》

素质培养：中医药在抗肿瘤疾病的治疗中发挥着特殊的作用，中医学提高了国人的民族自信、文化自信和自豪感。

本章小结

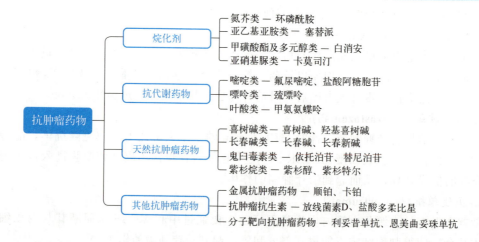

目标检测

一、单选题

1. 下列药物中，哪种是通过诱导和促使微管蛋白聚合成微管，同时抑制微管的解聚产生抗肿瘤作用的（　　）？
   A. 盐酸多柔比星　　　B. 紫杉醇　　　C. 伊立替康　　　D. 鬼白毒素

2. 下列哪种不属于抗肿瘤植物药（　　）？
   A. 紫杉醇　　　B. 白消安　　　C. 依托泊苷　　　D. 喜树碱

3. 抗肿瘤药物卡莫司汀属于（　　）。
   A. 亚硝基脲类烷化剂　　　　　　B. 氮芥类烷化剂
   C. 嘧啶类抗代谢物　　　　　　　D. 嘌呤类抗代谢物

4. 下列药物属于抗代谢抗肿瘤药物的是（　　）。
   A. 塞替派　　　　　　　　　　　B. 环磷酰胺
   C. 巯嘌呤　　　　　　　　　　　D. 氮甲

5. 环磷酰胺体外没有活性，在体内经代谢而活化。在肿瘤组织中所生成的具有烷化作用的代谢产物是（　　）。
   A. 4-羟基环磷酰胺　　　　　　　B. 4-酮基环磷酰胺
   C. 醛基磷酸胺　　　　　　　　　D. 磷酰氮芥、丙烯醛、去甲氮芥

6. 具有抗肿瘤作用的抗生素为（　　）。
   A. 氯霉素　　　　　　　　　　　B. 青霉素钠
   C. 红霉素　　　　　　　　　　　D. 博来霉素

7. 环磷酰胺的毒性较小的原因是（　　）。
   A. 在正常组织中，经酶代谢生成无毒的代谢物
   B. 烷化作用强，使用剂量小
   C. 在体内的代谢速度很快
   D. 在肿瘤组织中的代谢速度快

8. 下列哪一种药物为金属抗肿瘤药物（　　）？
   A. 塞替派　　　　　　　　　　　B. 顺铂
   C. 氟尿嘧啶　　　　　　　　　　D. 巯

二、多选题

1. 下列描述与环磷酰胺性质不相符的是（　　）。
   A. 淡黄色结晶或结晶性粉末　　　B. 失去结晶水即液化
   C. 对热不稳定　　　　　　　　　D. 水溶液稳定
   E. 注射剂溶解后应尽快使用

2. 下列哪些药物不是白色结晶性粉末（　　）？
   A. 顺铂　　　　　　　　　　　　B. 巯嘌呤
   C. 氟尿嘧啶　　　　　　　　　　D. 白消安
   E. 盐酸阿糖胞苷

3. 下列描述与巯嘌呤不相符的是（　　）。
   A. 黄色结晶性粉末　　　　　　　B. 遇光稳定
   C. 乙醇溶液遇醋酸铅生成白色沉淀　　　D. 烷化剂类抗肿瘤药物

E. 为含有硫元素的抗肿瘤药物

4. 下列药物中含有硫元素的有（　　）。

A. 环磷酰胺　　　　　　　　　　B. 巯嘌呤
C. 塞替派　　　　　　　　　　　D. 氟尿嘧啶
E. 顺铂

5. 下列药物属于抗肿瘤植物药有效成分及其衍生物的是（　　）。

A. 多柔比星　　　　　　　　　　B. 长春新碱
C. 紫杉醇　　　　　　　　　　　D. 羟喜树碱

三、简答题

1. 从结构修饰的角度，阐述降低氮芥类抗肿瘤药物毒副作用的方法。
2. 抗代谢抗肿瘤药的作用机制是什么？
3. 简单谈一谈抗肿瘤抗体药物的发展趋势和研发热点是什么？

第十四章 甾体激素

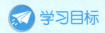
学习目标

[知识目标]
1. 了解甾体激素的基本碳架及基本母核,以及各类激素的发展史。
2. 掌握甲睾酮、苯丙酸诺龙、雌二醇、己烯雌酚、枸橼酸他莫昔芬、黄体酮、炔诺酮、米非司酮、醋酸氢化可的松、醋酸地塞米松的化学结构、理化性质和临床用途。
3. 理解睾酮、雌二醇、黄体酮和氢化可的松的结构修饰。

[能力目标]
1. 能写出甾体激素药物的基本结构、类型及相对应的基本母核。
2. 学会应用典型药物的化学结构分析其理化性质并解决该类药物的鉴别、贮存和临床应用问题。

[素质目标]
1. 初步养成药物改造和创新意识。
2. 培养化学结构决定理化性质,理化性质决定使用方法的思维理念。

甾体是指含环戊烷并多氢菲的四并环母核结构的一类化合物。激素是由高分化的内分泌腺上皮细胞产生并直接分泌入血液或淋巴液的内源性化学物质。具有甾体母核结构的激素统称为甾体激素(steroid hormone)。甾体激素由性腺和肾上腺皮质分泌,以性激素和肾上腺皮质激素为主。甾体激素是在研究哺乳动物内分泌系统时发现的内源性物质,在维持生命活动、调节物质代谢、促进发育、维持生殖等方面发挥着极其重要的医药价值。

甾体激素的基本结构是环戊烷并多氢菲(甾烷),分子中含有四个环,其中 A、B 和 C 均为六元环,D 为五元环。其基本骨架与编号如下:

甾体基本骨架

根据甾烷上取代基的不同,甾体激素可分为雄甾烷(androstane)、雌甾烷(estrane)和孕甾烷(pregnane)三个基本母核,并由此可将甾体激素分为雄甾烷类、雌甾烷类和孕甾烷类。当仅 C10、C13 位均有角甲基为雄甾烷类,当仅 C13 位有角甲基为雌甾烷类,当 C10、C13 位均有角甲基且 C17 为乙基时为孕甾烷类。

雌甾烷　　　　　雄甾烷　　　　　孕甾烷

第一节　雄甾烷类药物

雄甾烷类药物包括雄性激素、蛋白同化激素（anabolic androgenic steroids）和抗雄性激素药物。雄性激素（androgens）是维持雄性生殖器官及第二性征发育的物质，同时具有蛋白同化活性，能促进蛋白质的合成和减少分解代谢，刺激骨髓的造血功能，使肌肉发达，骨骼粗壮，体重增加。临床上用于内源性激素分泌不足的补充疗法，也有益于更年期男性及预防和治疗老年骨质疏松。不宜手术的乳腺癌、慢性囊性乳腺炎和乳房肿胀也可以使用雄性激素治疗。蛋白同化激素可促进蛋白质合成和骨质的生成，刺激骨髓造血，从而使肌肉增加，体重增加。临床用于治疗病后体弱及营养不良。

一、雄激素

雄激素和蛋白同化激素

1931 年，科学家从 15t 男性尿液中提取到了 15mg 雄素酮（androsterone）。1935 年，科学家从公牛睾丸中分离出睾酮（testosterone）纯品，阐明了其结构。但睾酮作用时间短，也容易在消化道被破坏，所以口服无效。为寻找口服有效、长效、高效、低毒的药物，对睾酮进行了一系列的改造。将其 17β-OH 酯化，增大脂溶性，达到延效的目的，如丙酸睾酮（testosterone propionate）、庚酸睾酮（testosterone enanthate）等；在 17α 位引入甲基后得到甲睾酮（methyltestosterone），增加空间位阻，代谢速度降低，稳定性增加，可以口服。

雄素酮　　　　　　　　　　　睾酮

丙酸睾酮　　　　　　　　　　庚酸睾酮

甲睾酮　Methyltestosterone

化学名为 17α-甲基-17β-羟基雄甾-4-烯-3-酮。

本品为白色或类白色结晶性粉末；无臭，无味；微有引湿性。不溶于水，易溶于乙醇、丙酮或三氯甲烷，微溶于植物油，略溶于乙醚。本品熔点 163～167℃，比旋光度为＋79°～＋85°（1%的乙醇溶液），遇光易变质。

本品加硫酸-乙醇溶液，即显黄色并带有黄绿色荧光。遇硫酸铁铵溶液，显橘红色，后变为樱红色。

本品吞服易经肝脏代谢失活，可使疗效降低，为提高口腔黏膜吸收量，使用时舌下含服为宜。主要用于男性性腺功能减缩症、无睾症及隐睾症、绝经妇女晚期乳腺癌，也适用于女性功能性子宫出血、迁移性乳腺癌、老年骨质疏松症等。本品能使体内雌激素水平下降，抑制异位子宫内膜组织生长，使其失活萎缩，为治疗子宫内膜异位症的首选药物，并能预防纤维性乳腺炎结节，可使肿块消失、软化。不良反应主要为肝脏毒性，大量使用时会致女性男性化。

> **课堂讨论**
>
> 　　睾酮很不稳定，且不易口服。若将其改造为甲睾酮后，不但使其代谢稳定，而且可以口服。为什么？
> 　　素质培养：培养学生具有药物创新和改造的意识。

二、蛋白同化激素

在结构改造过程中，人们发现在雄甾烷的 4 位引入卤素或者去掉 19 位甲基或改造 A 环，雄激素的雄性作用明显降低，而蛋白同化作用明显增强，从而获得蛋白同化激素，如苯丙酸诺龙（nandrolone phenylpropionate）。

蛋白同化激素能够促进蛋白质合成，减少蛋白质分解，还能促使钙磷的骨沉积与骨间质形成，加速骨骼钙化，加快新生组织和肉芽形成，也能促进加速创伤与溃疡愈合。临床上主要用于治疗蛋白质代谢系统以及内分泌系统的疾病，如先天不足、发育不全、病后虚弱、消耗性疾病、骨质疏松及部分消化道溃疡。还可以用于拮抗肾上腺皮质激素的蛋白异化作用。

苯丙酸诺龙　Nandrolone Phenylpropionate

化学名为 17β-羟基雌甾-4-烯-3-酮-3-苯丙酸酯。

本品为白色或类白色结晶性粉末，有特殊臭，微有引湿性，遇光易变质。几乎不溶于水，溶于甲醇和乙醇，略溶于植物油，熔点为 93～99℃，比旋光度为 +48°～+51°（1%的二氧六环溶液）。

本品的甲醇溶液与盐酸氨基脲缩合，生成缩氨脲衍生物。

本品为最早使用的蛋白同化激素，用于烫伤、恶性肿瘤手术前后、骨折后不愈合、严重骨质疏松症、早产儿、侏儒症及营养吸收不良、慢性腹泻和一些消耗性疾病。长期使用时有轻微男性化倾向及肝脏毒性。

三、抗雄性激素

抗雄性激素主要包含雄性激素受体拮抗剂和雄性激素合成抑制剂。

（一）雄性激素受体拮抗剂

以氟他胺（flutamide）为代表的雄性激素受体拮抗剂，通过拮抗雄性激素在体内的活性形式二氢睾酮（dihydrotestosterone，DHT）与受体的作用，或阻断、减弱雄性激素在敏感组织内的作用达到目的，临床主要用于前列腺癌、前列腺增生、女性男性化和痤疮的治疗。

氟他胺

（二）雄性激素合成抑制剂

5α-还原酶是将睾酮转化为其活性形式（二氢睾酮）的主要催化剂，选择性地抑制 5α-还原酶，即可有效减少血液和敏感组织中的二氢睾酮，治疗良性前列腺增生的非那雄胺（finasteride）就是利用这种原理。

非那雄胺

第二节　雌甾烷类药物

雌甾烷类药物主要有雌激素、非甾体类雌激素和抗雌激素。雌激素（estrogens）由雌性动物卵巢分泌，促进雌性动物性器官成熟及第二性征发育，与孕激素协同完成性周期、妊娠、泌乳等生理作用，也能够在一定程度上防衰老、抗辐射。药物临床上主要用于治疗雌激素缺乏症（月经量少、闭经、痛经）、性周期障碍、绝经、更年期综合征（女性）、骨质疏松及乳腺癌、前列腺癌等，也常与孕激素组成复方避孕药。

一、雌激素

（一）药物的发展

1923年，科学家发现从孕妇尿液和卵泡中分离得到物质能引起情动，即为第一个雌性激素雌酮（estrone），后来又分离得到了雌二醇（estradiol）和雌三醇（estriol），雌二醇、雌酮、雌三醇的生物活性强度比是100∶10∶3。雌二醇和雌酮可以互相转化，代谢后形成雌三醇，其中雌二醇生物活性最强。

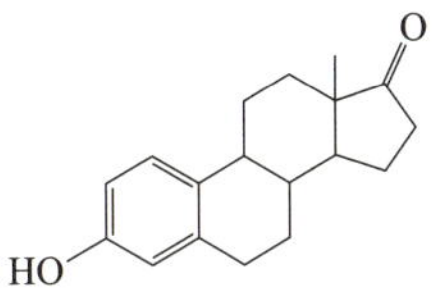

雌酮 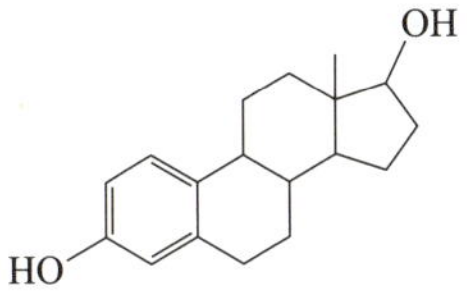　　　　　　　雌二醇 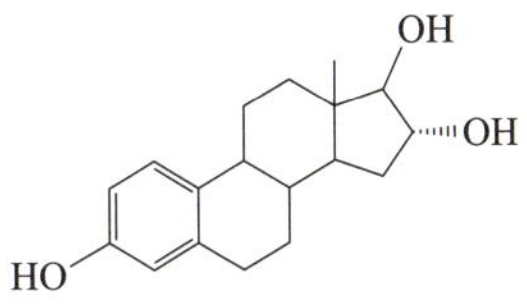　　　　　　　雌三醇

天然雌激素口服后在消化道迅速被破坏，因此不能口服。通过对其进行结构改造，得到了长效、高效、可口服的一系列衍生物。如酯化3位酚羟基或者17β位羟基，使其缓慢水解，达到延效的目的，代表药物有戊酸雌二醇（estradiol valerate）、苯甲酸雌二醇（estradiol benzoate）。在17α位引入乙炔基，增大空间位阻，阻碍酶对药物的代谢，使之能口服，代表药物有炔雌醇（ethinylestradiol）、炔雌醚（quinestrol）。无论是天然雌激素还是结构修饰后的合成产物，A环均是芳环且仍属于甾体化合物。

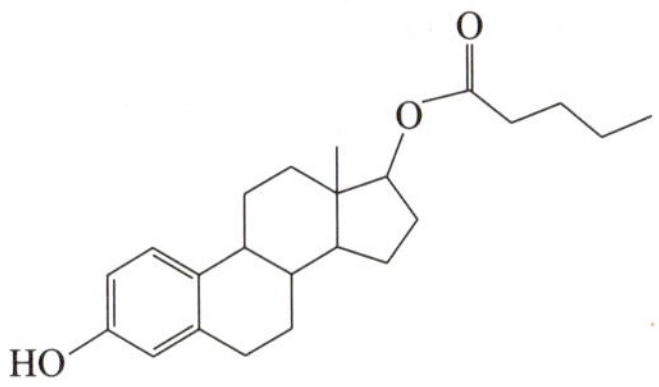

戊酸雌二醇 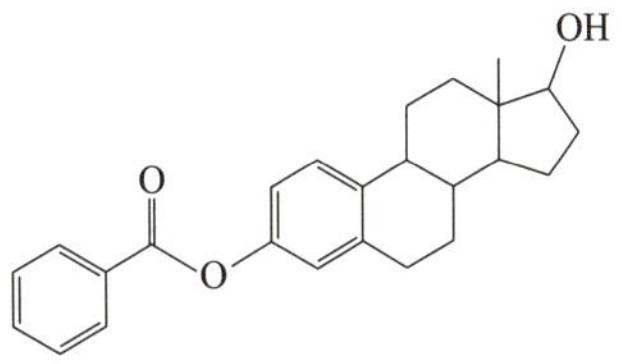　　　　　　　　　苯甲酸雌二醇

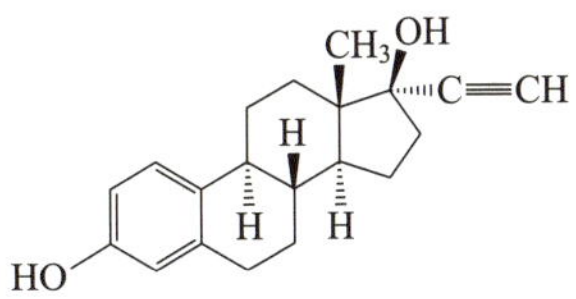

炔雌醇 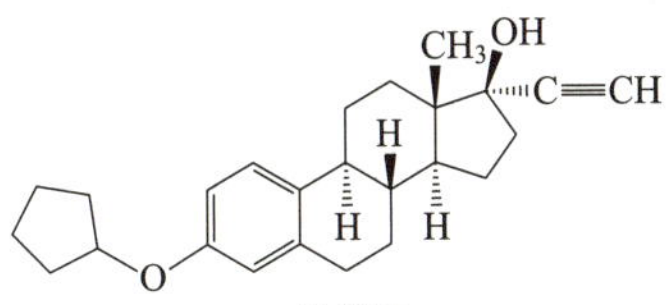　　　　　　　　　炔雌醚

（二）典型药物

雌二醇　Estradiol

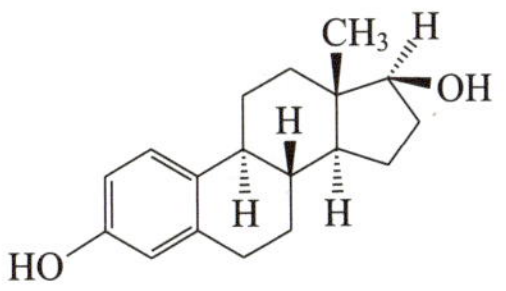

化学名为雌甾-1,3,5(10)-三烯-3,17β-二醇。

本品为白色或乳白色结晶性粉末，无臭，有引湿性。不溶于水，在碱性水溶液中可溶，略溶于乙醇，部分溶于植物油，溶于丙酮、三氯甲烷、乙醚和二氧六环。熔点为175～180℃。比旋光度为＋75～＋82°（1％二氧六环溶液），在280nm的波长处有最大吸收。

本品与硫酸作用显黄绿色荧光，结构上有酚羟基。加三氯化铁呈草绿色，再加水稀释，则变为红色。因有酚羟基，具还原性，见光易氧化。雌二醇的氢氧化钠溶液与苯甲酰氯反应生成苯甲酸酯。

本品是生物活性最强的内源性雌激素，可被肝和肠道代谢，口服无效，肌内注射给药起效迅速，但作用时间短。经肾脏随尿液排出，常制成霜剂或贴剂通过皮肤吸收，也可制成栓剂用于阴道给药，也有将雌二醇溶解于植物油中制成长效针剂。

本品主要用于治疗卵巢功能不全或雌激素不足引起的各种症状，如子宫发育不全、功能性子宫出血、月经不调、原发性闭经及绝经期综合征等。

炔雌醇　Ethinylestradiol

化学名为3-羟基-19-去甲-17α-孕甾-1,3,5(10)-三烯-20-炔-17-醇。

本品为白色或类白色结晶性粉末，无臭。不溶于水，溶于三氯甲烷、氢氧化钠溶液，易溶于乙醇、丙酮或乙醚。本品熔点为180～186℃，比旋光度为－26°～－31°（0.4％吡啶溶液）。

本品和硫酸作用显橙红色，在反射光线下出现黄绿色荧光，将此溶液倾入水中，产生玫瑰红色絮状沉淀。本品的乙醇溶液遇硝酸银试液生成白色的炔雌醇银盐沉淀。

本品口服吸收后，几乎全部被吸收。经肝脏首过效应，代谢产物大部分可随尿液排出，余下由肝肠循环重吸收，所以抗菌药会影响其发挥效果。活性为雌二醇的7～8倍，为己烯雌酚的20倍，生物利用率较高。临床用于月经紊乱、子宫发育不全、功能性子宫出血、绝经期综合征和前列腺癌，也是复方口服甾体避孕药的重要成分。

二、非甾体类雌激素

天然雌激素在动物体内含量较少、代谢分解迅速、作用时间短、口服效果差。科学家通过对雌激素构效关系的研究发现，甾核对于雌激素的活性是非必需的，3位和17位的含氧功能基才是雌激素的药效结构。经过合成和筛选，得到超过30类、1000多种有雌激素活性的非甾体化合物。其中比较重要的药物是己烯雌酚（diethylstilbestrol），其作用与雌二醇相近，比甾体雌激素造价更低，可以口服。

己烯雌酚　Diethylstilbestrol

化学名为(E)-4,4′-(1,2-二乙基-1,2-亚乙烯基)双苯酚。

本品为无色结晶或白色结晶性粉末，几乎无臭。在水中几乎不溶，微溶于三氯甲烷，可溶于稀氢氧化钠溶液，溶于乙醇、乙醚或脂肪油。本品熔点为169～172℃。

本品具有还原性，见光易氧化。与硫酸作用可显橙黄色，加水稀释后，颜色消失。本品的稀乙醇溶液，加三氯化铁溶液，生成绿色配合物，缓缓变成黄色。

本品是人工合成的非甾体类雌激素，反式异构体有效。顺式异构体生物活性低，只有反式的十分之一。经研究发现己烯雌酚反式异构体的立体结构与雌二醇的立体结构极其相似，故其药理作用与雌二醇相同，且活性更强，作用为雌二醇的2～3倍（如图14-1）。

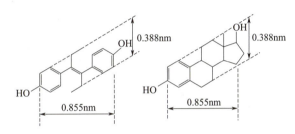

图14-1　己烯雌酚与雌二醇的立体结构

> 📖 **课堂讨论**
>
> 　　请结合己烯雌酚的化学结构，分析其可能具有的理化性质，并讨论它的保存方法。
> 　　提示：①己烯雌酚亲脂性基团占优势，不溶于水，易溶于有机溶剂。②己烯雌酚分子结构中含有酚羟基，显弱酸性，易溶于氢氧化钠水溶液；易氧化变质，应该避光贮存；能与$FeCl_3$反应，先显绿色，后缓缓变为黄色。③己烯雌酚含有双键，能使高锰酸钾溶液褪色。
> 　　素质培养：使学生熟知药物的稳定性与化学结构的关系，树立以化学结构为中心的思维方式。

本品制备方便，作为雌二醇的口服替代品已广泛应用于临床。口服胃肠道吸收良好，在肝脏中失活慢，临床多用片剂口服，溶解在植物油中的油针剂作用可持续15～30天。其主要用于乳腺癌和前列腺癌不能手术治疗的晚期患者、卵巢功能不全引起的病症，预防产后泌乳、回乳，也作应急避孕药用。

三、抗雌激素

以己烯雌酚为先导化合物进行结构改造,以期获得抗雌激素药物。抗雌激素药物是一类具有抑制或减弱雌激素作用的化合物。典型的结构类型是三苯乙烯类,代表药物是他莫昔芬(tamoxifen)。

枸橼酸他莫昔芬　Tamoxifen Citrate

化学名为(Z)-N,N-二甲基-2-[4-(1,2-二苯基-1-丁烯基)苯氧基]乙胺枸橼酸盐。

本品为白色或类白色结晶性粉末,无臭。在甲醇中溶解,在乙醇或丙酮中微溶,在三氯甲烷中极微溶,在水中几乎不溶,在冰醋酸中易溶。本品熔点为 142~148℃,熔融同时分解。遇光不稳定,对紫外线敏感。

本品与乙酸酐-吡啶(1:5)混合,水浴加热,溶液颜色由黄色变为红色。

本品属抗雌激素类药物(雌激素拮抗剂),药用为反式体,顺式体生物活性低。口服吸收良好,随胆汁排泄。肝肠循环半衰期在 7 天左右。主要用于治疗各期乳腺癌、卵巢癌、子宫内膜癌,也是术后放疗的首选药,不良反应小。用药同时能够增加骨密度,降低胆固醇,能够降低妇女骨折和冠心病的发病率。

第三节　孕激素及抗孕激素

孕激素(progestin)又称女性激素,天然的孕激素是黄体酮(progesterone),又称孕酮由雌性动物排卵后的卵泡形成的黄体细胞分泌。可促进子宫内膜腺体增长,为接纳受精卵做好准备,又有保胎作用,与雌激素一起共同维持性周期及维持妊娠,也是天然的避孕药,能够抑制妊娠期排卵。

黄体酮口服易经过肝脏代谢失活,使用时需注射油剂,于是获得使用方便的长效孕激素是对此类药物研究的主要目的。孕激素按照化学结构的不同可分为具有孕甾烷结构的黄体酮衍生物和 19-去甲睾酮的衍生物两类。

一、孕酮类

(一)药物的发展

1903 年,Fraenkel 首先发现,将受孕的黄体移去,导致妊娠终止。1934 年科学家提取出纯孕激素,并立即证实其化学结构,于 1935 年命名为黄体酮(progesterone),能维持动物的妊娠,对生殖系统起重要的作用。

本品口服无效，为了寻找可口服、长效的药物，人们对黄体酮的结构进行了大量的改造工作。黄体酮失活的主要途径是 6 位羟甲基化，因此在 C6 引入烷基、卤素、双键，都有很好的效果。甲基占据 6α 位得到 6α-甲基衍生物醋酸甲羟孕酮（medroxyprogesterone acetate），由于 19-角甲基位阻的关系，使 6 位羟基更稳定，活性是黄体酮的 20 倍，是强效孕激素，进一步修饰得到的醋酸甲地孕酮（megestrol acetate）和醋酸氯地孕酮（chlormadinone acetate），活性分别是黄体酮的 12 倍和 50 倍，都是常用的口服孕激素药物。此外将 17α-羟基黄体酮的 17α-羟基酯化，可得到己酸羟孕酮（hydroxyprogesterone caproate），口服有活性，作用时间持久。

醋酸甲羟孕酮　　　　　　　　　　醋酸甲地孕酮

醋酸氯地孕酮　　　　　　　　　　己酸羟孕酮

（二）典型药物

黄体酮　Progesterone

化学名为孕甾-4-烯-3,20-二酮，又名孕酮。

本品为白色或类白色的结晶性粉末，无臭。本品在三氯甲烷中极易溶解，在乙醇、乙醚、丙酮或植物油中溶解，在水中不溶。有棱柱状 α 型（熔点 128～131℃）和针状 β 型（熔点 121℃）两种可互相转化的晶型，比旋光度为＋186°～＋198°（1％乙醇溶液）。

> **课堂讨论**
>
> 　　某女怀孕期间出现先兆流产，医生处方中为使用黄体酮注射液。根据黄体酮的溶解性，黄体酮的注射液应该是水溶液还是油溶液？
> 　　黄体酮不溶于水，因此黄体酮注射液为油溶液。
> 　　素质培养：使学生树立化学结构决定理化性质，理化性质决定使用方法的理念。

黄体酮的甲醇溶液，加亚硝基铁氰化钠、碳酸钠及醋酸铵，摇匀，一段时间后，应显蓝紫色，为黄体酮特有的专属鉴别反应。

本品与异烟肼缩合生成黄色的异烟腙。

本品与盐酸羟胺反应，生成黄体酮二肟。

本品口服后在消化道代谢失活，多注射给药，也可舌下含服或阴道、直肠给药，具有保胎作用。常用于黄体机能不足引起的先兆流产、习惯性流产、子宫功能性出血、月经失调及痛经，与雌激素类药物合用可作避孕药，抑制排卵。

醋酸甲羟孕酮 Medroxyprogesterone Acetate

化学名为 6α-甲基-17α-羟基孕甾-4-烯-3,20-二酮-17-醋酸酯。

本品为白色或类白色结晶性粉末，无臭，不溶于水，极易溶解于氯仿，可溶解于丙酮，略溶于醋酸乙酯，微溶于无水乙醇。本品熔点为202～208℃。

本品与硫酸反应，加入乙醇，两液层接界面显蓝紫色。

本品加乙醇制氢氧化钾试液，水浴加热，冷却，加硫酸煮沸，即产生醋酸乙酯的香气。

本品为作用较强的孕激素，口服与注射均有效。临床用于痛经、功能性子宫出血，先兆流产或习惯性流产、子宫内膜异位症。大剂量可用其长效避孕针，肌内注射 1 次 150mg 可避孕 3 个月。

二、睾酮类

在睾酮 17α 位引入乙炔基得到的炔孕酮（ethisterone），雄性激素活性减弱，而口服孕激素活性比黄体酮强 15 倍，将炔孕酮 C19 甲基去掉得到炔诺酮（norethisterone），活性比炔孕酮更高。后来又合成了一系列睾酮类孕激素，如异炔诺酮（norethynodrel）、炔诺孕酮（norgestrel）等。

炔孕酮　　　　　异炔诺酮　　　　　炔诺孕酮

炔诺酮　Norethisterone

化学名为 17β-羟基-19-去甲-17α-孕甾-4-烯-20-炔-3-酮。

本品为白色或类白色结晶性粉末，无臭，味微苦。不溶于水，微溶于乙醇，略溶于丙酮，溶于三氯甲烷。本品熔点为 202～208℃，比旋光度为 −22°～−28°（1% 的三氯甲烷溶液）。

本品的乙醇溶液遇硝酸银试液，产生白色炔诺酮银盐沉淀，与盐酸羟胺和醋酸钠共热，生成炔诺酮肟。

本品口服有效，生物利用率可达 70%，但作用时间短（0.5～4h 即达最高浓度），需每日口服，随粪、尿排出体外。可抑制垂体释放黄体化激素和促卵泡成熟激素抑制排卵。临床用于治疗功能性子宫出血、妇女不孕症、子宫内膜异位症、痛经等，并与炔雌醇合用作为短效口服避孕药。

三、抗孕激素

抗孕激素（anti-pregnancy hormone，孕激素拮抗剂）是指与孕激素竞争受体并拮抗其活性的化合物，是终止早孕的重要药物。

1982 年，第一个抗孕激素药物米非司酮（mifepristone）在法国上市，它能干扰早孕并终止妊娠，但是有抗糖皮质激素活性。

米非司酮　Mifepristone

化学名为 11β-[4-(N,N-二甲氨基)-1-苯基]-17β-羟基-17α-(1-丙炔基)-雌甾-4,9-二烯-3-酮。

本品为淡黄色结晶性粉末,无臭,无味。在水中几乎不溶,溶于乙醇、乙酸乙酯,易溶于三氯甲烷和甲醇。熔点为 192~196℃,比旋光度为 +124~+129°(二氯甲烷溶液)。

本品可口服,90min 即达最大血药浓度,生物利用率高,无孕激素活性,不影响垂体-下丘脑内分泌调节,与前列腺素类似物米索前列醇合用,终止妊娠效果非常好,副作用小,是最佳的终止早孕方案,孕期越短效果越好。主要用于抗早孕,也可用于紧急避孕、终止中期妊娠和死胎引产。

第四节　肾上腺皮质激素及其拮抗剂

肾上腺皮质激素(adrenal cortical hormone)是肾上腺皮质受脑垂体前叶分泌的促肾上腺皮质激素(adrenocorticotropic hormone,ACTH)刺激所产生的甾体激素的总称,分为盐皮质激素(mineralocorticoid)和糖皮质激素(glucocorticoids)两大类。

二十世纪八十年代,科学家开始用肾上腺提取物治疗患者。随着此方面研究的深入,逐渐分离得到了可的松(cortisone)、氢化可的松(hydro cortisone)、皮质酮(corticosterone)、醛固酮(aldosterone)等化合物。

可的松　　　　　氢化可的松

皮质酮　　　　　醛固酮

天然皮质激素都具有孕甾烷基本母核,含有 $\triangle^4$-3 酮、20-酮、21-羟基功能基。糖皮质激素通常同时具有 C17-α 羟基和 C11-氧(羟基或氧代),主要调节糖、脂肪和蛋白质的生物合成代谢和生长发育，如可的松和氢化可的松。盐皮质激素具有 C17-α 羟基和 C11-氧（羟基或氧代）其中之一或全都没有，能够影响体内水、盐代谢，如皮质酮、醛固酮和去氧皮质酮。盐皮质激素几乎只用作治疗慢性肾上腺皮质功能不全，其拮抗剂可作利尿药使用。糖皮质激素在大剂量使用时可产生抗炎、抗病毒、抗免疫、抗休克和抗过敏的作用，所以又称为甾体抗炎药。由于糖皮质激素具有重要的生物活性和治疗作用，一般应用的是糖皮质激素。本节主要介绍糖皮质激素和抗肾上腺皮质激素药物。

一、糖皮质激素

（一）药物的发展

天然糖皮质激素稳定性差，作用时间短，具有保钠排钾（可致水肿）、引起骨质疏松、诱发精神症状等副作用。为了将糖皮质激素、盐皮质激素的生物活性分开，提高糖皮质激素的活性，延长作用时间，减少和降低副作用，科学家在原有结构的基础上进行了结构修饰，主要包含以下几点。

1. C21 位修饰的药物

氢化可的松分子中有三个羟基，但只有 C21 位羟基易被酯化，与乙酸酐反应，得到前药醋酸氢化可的松（hydrocortisone acetate），稳定性增加，作用时间延长，可口服、肌内或关节注射，也有洗剂和软膏，但亲水性弱。氢化可的松琥珀酸钠（hydrocortisone sodium succinate）或氢化可的松磷酸钠（hydrocortisone sodium phosphate）水溶性有所提升，可作注射剂急诊抢救用。

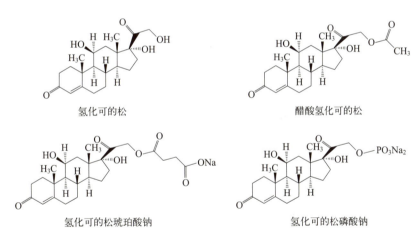

氢化可的松　　　　　　　　　醋酸氢化可的松

氢化可的松琥珀酸钠　　　　　氢化可的松磷酸钠

2. C1 位修饰的药物

将可的松和氢化可的松脱氢，在 C1 位和 C2 位形成双键，分别得到泼尼松（prednisone）和泼尼松龙（prednisolone），这种修饰提高了其与受体的亲和力，抗炎和抗风湿作用增强，不良反应减少。

泼尼松　　　　　　　　　　泼尼松龙

3. C9 位和 C16 位修饰的药物

在 C9-α 位引入氟原子，抗炎作用增加十分显著，但盐皮质激素作用也增加为原来的 300～800 倍，然后再在 C1 与 C2 位形成双键，在 C16-α 位引入羟基可得曲安西龙（triamcinolone），消除了钠潴留的副作用。如果继续将 C16-α 羟基和 C17-α 羟基与丙酮缩合，可得醋酸曲安奈德（triamcinolone acetonide acetate）。在曲安奈德的 C6-α 位引入氟原子得到的醋酸氟轻松（fluocinonide），抗炎作用增加十分显著，但钠潴留与尿潴留作用增加更多，只能外用治疗皮肤病，如其他甾体药物治疗无效的牛皮癣。

曲安西龙　　　　　曲安奈德　　　　　醋酸氟轻松

用甲基替换 16α-羟基，引入 C16-α 甲基的地塞米松（dexamethasone）合成的最初是为了提高 C17-β 酮醇侧链的稳定性，结果不仅减弱了侧链的降解，还进一步增强了抗炎的活性和降低了盐皮质激素作用。引入 C16-β 甲基的倍他米松（betamethasone），抗炎作用是地塞米松的 2～3 倍，钠潴留和尿潴留作用很小。

地塞米松　　　　　倍他米松

（二）典型药物

醋酸氢化可的松　Hydrocortisone Acetate

化学名为 11β,17α,21-三羟基孕甾-4-烯-3,20-二酮-21-醋酸酯。

本品为白色或类白色结晶性粉末，无臭，遇光易变质。不溶于水，微溶于乙醇、甲醇或三氯甲烷。熔点为 216～224℃，熔融时同时分解。比旋光度为 +158°～+165°（1%二氧六环溶液）。每 1ml 含本品 10μg 的无水乙醇溶液，在 241nm 的波长处测定吸光度，吸收系数（$E_{1cm}^{1\%}$）为 383～407。

本品加硫酸溶解后，即显黄色至棕黄色，并带绿色荧光。

本品的乙醇溶液加新制的硫酸苯肼试液，加热即显黄色。

本品加乙醇制氢氧化钾试液，水浴加热，冷却，加硫酸煮沸，即产生乙酸乙酯香气。

本品经肝脏、肌肉和红细胞代谢，随尿液及胆汁（粪）排出。用于抢救危重患者，如中毒性感染、过敏性休克、严重的肾上腺皮质功能减退症、结缔组织病、严重的支气管哮喘等过敏性疾病、关节炎及风湿病,并可用于预防和治疗移植物性排斥反应。

醋酸地塞米松 Dexamethasone Acetate

化学名为 16α-甲基-11β,17α,21-三羟基-9α-氟孕甾-1,4-二烯-3,20-二酮-21-醋酸酯。

本品为白色或类白色结晶或结晶性粉末,无臭,味微苦。不溶于水,极微溶于乙醚,略溶于乙醇或三氯甲烷,溶于甲醇或无水乙醇,易溶于丙酮。本品熔点为 223~233℃,熔融时同时分解。比旋光度为 +82°~+88° (1%二氧六环溶液)。

本品具有 17α-醇酮基,具有还原性。其甲醇溶液与斐林试剂(碱性酒石酸铜试剂)共热,生成红色的氧化亚铜沉淀,为肾上腺皮质激素类药物特征鉴别反应。

本品加乙醇氢氧化钾试液,水浴加热,冷却,加硫酸煮沸,有乙酸乙酯香气。经有机破坏后,可有氟离子的鉴别反应。

本品是目前临床上已经使用的活性最强的糖皮质激素之一,既可口服也可外用。主要用于过敏性与自身免疫性炎症性疾病,也可用于类风湿性关节炎、皮炎、湿疹、红斑狼疮、严重的支气管哮喘和某些感染性疾病的综合治疗。

二、抗肾上腺皮质激素

抗糖皮质激素 (antiglucocorticoids) 分为糖皮质激素受体拮抗剂和肾上腺皮质激素合成抑制剂。米非司酮 (mifepristone) 除表现为抗孕激素作用外,还有很强的抗糖皮质激素活性。氮唑类抗真菌药也能抑制皮质激素的合成。

抗盐皮质激素 (antimineralocorticoids) 以螺内酯 (spironolactone) 及其衍生物为代表,可与醛固酮受体结合,有利尿作用,保钾排钠。黄体酮浓度大于 10^{-4} mol/L 时也有类似性质。

米非司酮   螺内酯

本章小结

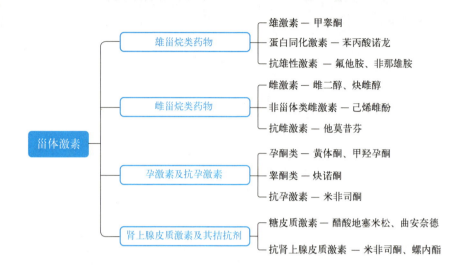

目标检测

一、单选题

1. 甾体的基本骨架是（   ）。
   A. 环己烷并菲　　B. 环己烷并多氢菲　　C. 环戊烷并多氢菲　　D. 苯并蒽

2. 甲睾酮的化学名是（   ）。
   A. 雄甾-4-烯-3-酮-17α-醇
   B. 17α-甲基-17β-羟基雄甾-4-烯-3-酮
   C. 雄甾-4-烯-3-酮-16α,17β 二醇
   D. 19-去甲-雄甾-4-烯-3-酮-17β-醇

3. 睾酮17α位增加一个甲基，其设计主要考虑的是（   ）。
   A. 阻止17位的代谢，可以口服
   B. 雄激素作用增加
   C. 雄激素作用降低
   D. 蛋白同化作用增强

4. 雌二醇的化学结构中不含有（   ）。
   A. 10位角甲基
   B. 13位角甲基
   C. A环芳构化
   D. 17β-OH

5. 对睾酮结构改造获得苯丙酸诺龙，苯丙酸诺龙的成功说明了（   ）。
   A. 雄激素的雄性作用和同化作用可以完全分离
   B. 雄激素结构专属性差
   C. 雄激素结构专属性强
   D. 增强酯溶性，有利增加蛋白同化作用

6. 雄性激素结构修饰得到同化激素，下面叙述不正确的是（   ）。
   A. 19位去甲基，同化作用增加
   B. 18位去甲基，同化作用增加
   C. A环骈合杂环，同化作用增加
   D. 2位取代，同化作用增加

7. 下列药物中，其顺式异构体活性低，药用其反式异构体的是（   ）。
   A. 己烯雌酚
   B. 枸橼酸他莫昔芬
   C. 黄体酮
   D. 甲睾酮

8. 对抗雄激素描述不正确的是（　　）。
A. 与体内天然雄激素竞争雄激素受体而起作用
B. 拮抗 5α-氧化酶而起作用
C. 雄性激素受体拮抗剂如氟他胺用于临床
D. 5-还原酶抑制剂如非那雄胺，用于治疗良性前列腺增生

9. 对雌二醇的叙述正确的是（　　）。
A. 结构中 C10 位及 C13 位上有角甲基
B. 易溶于水
C. 体内通过 16α-羟化酶作用生成雌酮失活
D. 口服后在肝及胃肠道中（受微生物降解）迅速失活，因而口服无效

10. 对炔诺酮的叙述不正确的是（　　）。
A. 临床应用的口服有效的避孕药　　　　B. 遇硝酸银试液生成白色沉淀
C. 其维持妊娠作用强，因而用于维持妊娠　　D. 17 位羟基酯化后为长效

二、多选题

1. 雌激素的化学结构特征是（　　）。
A. 17α 位有含氧功能基　　　　B. 13 位角甲基
C. A 环芳构化　　　　D. 11β-OH

2. 下列药物中属于雄激素类药物和蛋白同化激素的是（　　）。
A. 甲睾酮　　　　B. 雌二醇
C. 黄体酮　　　　D. 苯丙酸诺龙

3. 下面哪些药物属于孕甾烷类（　　）。
A. 甲羟孕酮　　　　B. 可的松
C. 雌二醇　　　　D. 黄体酮

4. 黄体酮体内失活的主要途径包括（　　）。
A. 6 位羟基化　　　　B. 16,17 位氧化
C. 3,20 位的羰基被还原　　　　D. 19 位的脱甲基化

5. 下列属于长效抗炎皮质激素的化合物的是（　　）。
A. 醋酸地塞米松　　　　B. 氟轻松
C. 倍他米松　　　　D. 丙酸氟替卡松

三、简答题

1. 某女性因卵巢功能不全需服用雌激素类药物，请问可否口服雌二醇？为什么？
2. 黄体酮为内源性生物活性物质，作用强，但在体内易代谢失活，试述黄体酮体内代谢途径，并讨论如何对其进行结构改造，以寻找具有口服活性的孕激素。

第十五章 维生素

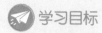

[知识目标]
1. 掌握水溶性、脂溶性维生素药物的分类、结构特点，以及化学结构与稳定性和毒副作用之间的关系。
2. 掌握维生素B类、维生素C类、叶酸、维生素A类、维生素D类、维生素E类、维生素K类等药物理化性质及临床用途。
3. 了解水溶性、脂溶性维生素药物的作用机制。
4. 了解水溶性、脂溶性维生素药物的最新研究进展。

[能力目标]
1. 学会应用典型药物的理化性质解决该类药物的鉴别、贮存保管及临床应用问题。
2. 学会鉴别药物的基本操作。

[素质目标]
1. 培养学生勤俭节约的美德，树立正确的消费观念。
2. 培养学生尊重科学、尊重生命，树立正确的人口观念。

维生素（vitamins）是维持人类机体正常代谢和生理功能所必需的微量营养物质，绝大多数是酶的辅基或辅酶的组成成分，主要作用是参与机体的能量转移和代谢调节，大多数人体不能合成，但它们广泛存在于动植物中，可由食物供给或肠道细菌产生。维生素除天然来源外，多数由人工合成。

通常人们根据发现的先后顺序，命名为维生素 A、维生素 B、维生素 C、维生素 D、维生素 E、维生素 K 等，现在已发现的维生素有六十多种，化学结构各不相同，缺乏类缘性。故采用溶解度分类法将它们分为脂溶性和水溶性维生素两大类。脂溶性维生素包括维生素 A、维生素 D、维生素 E、维生素 K 等。水溶性维生素包括维生素 B_1、维生素 B_2、维生素 B_6、维生素 B_{12}、维生素 C、叶酸等。

维生素概述

第一节 水溶性维生素

水溶性维生素（water soluble vitamins）是可溶于水而不溶于非极性有机溶剂的一类维

生素，包括维生素 B_1、维生素 B_2、维生素 B_6、维生素 B_{12}、维生素 C、叶酸等。这类维生素除碳、氢、氧元素外，有的还含有氮、硫等元素。与脂溶性维生素不同，水溶性维生素在人体内储存较少，从肠道吸收后进入人体的多余的水溶性维生素大多从尿中排出。水溶性维生素几乎无毒性，摄入量偏高一般不会引起中毒现象，若摄入量过少则较快出现缺乏症状。

一、维生素 B 类

（一）维生素 B_1

维生素 B_1 又称硫胺素（thiamine）或抗神经炎素，是最早被人们提纯的水溶性维生素，由真菌、微生物和植物合成，动物和人类则只能从食物中获取。维生素 B_1 主要存在于种子的外皮和胚芽中，如米糠和麸皮中含量很丰富，在酵母菌中含量也极丰富，现在经全合成制备。硫胺素由嘧啶环和噻唑环结合而成，在体内参与糖代谢。

维生素 B_1 Vitamin B_1

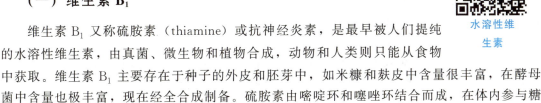

化学名为氯化-4-甲基-3-[(2-甲基-4-氨基-5-嘧啶基)甲基]-5-(2-羟基乙基)噻唑鎓盐酸盐。

本品为白色结晶或结晶性粉末。有微弱的特臭、味苦，有潮解性，干燥品在空气中迅即吸收 4% 水分。熔点 248℃～250℃（熔融时同时分解）。易溶于水，微溶于乙醇，不溶于醚和苯中。

本品干燥固体性质稳定，当 pH 升高，稳定性降低。pH=7 时，100℃加热 1h，则有 68% 分解。当 pH 进一步升高，分解加速。遇碱则噻唑环被破坏，生成硫醇性化合物而失效。本品遇碱性药物（如苯巴比妥钠、碳酸钠、氨茶碱等）引起变质，故不宜配伍使用。

本品的碱性溶液，与空气接触或在铁氰化钾碱性溶液中，氧化生成硫色素。氧气，光线，铜、铁、锰等金属离子存在，均能加速维生素 B_1 氧化作用生成硫色素而使活性消失。硫色素溶于正丁醇中，呈蓝色荧光，加酸呈酸性，荧光即消失；再加碱，又呈荧光。

本品的水溶液在 pH5.0～6.0 时，与碳酸氢钠或亚硫酸氢钠可发生分解反应，因嘧啶亚甲基与噻唑氮之间的 C—N 键缺电子，易受碳酸氢根或亚硫酸氢根阴离子进攻断裂，故本品的制剂不能用碳酸氢钠或亚硫酸氢钠作稳定剂。

本品的分子中含有嘧啶环和噻唑环，可与某些生物碱沉淀剂作用生成沉淀。如与碘化汞钾反应生成淡黄色沉淀；与碘生成红色沉淀；与三硝基苯酚作用生成扇形结晶。

硫胺素常以其盐酸盐的形式出现。自然界中以酵母中维生素 B_1 含量最多。可由 2-甲基呋喃和乙烯腈等合成或由 β-乙氧基丙酸乙酯和甲酸乙酯等合成。

维生素 B_1 口服不易吸收，而且在体内易被硫胺酶破坏而失效。为了克服其缺点，相继合成了一些易于吸收的长效硫胺类似物，如优硫胺（prosultiamine）、呋喃硫胺（fursultiamine）等。将它们由水溶性转变成脂溶性，这样就易于透过生物膜，易在肠壁吸收，进入组织。

优硫胺　　　　　　　　　　　　呋喃硫胺

> 🌱 **课堂拓展**
>
> **维生素 B_1 的故事**
>
> 维生素 B_1 广泛存在于谷物的种皮中，白米和白面由于已经完全磨掉了种皮，所以几乎不含维生素 B_1。在全谷物中维生素 B_1 的含量是比较丰富的。另外瘦肉、肝脏、坚果当中也有比较多的维生素 B_1。吃粗米、喝米糠水可以防治脚气病。
>
> 素质培养：培养学生勤俭节约、不浪费粮食、合理膳食的观念。树立正确的消费观念，不要一味追求昂贵的精米精面，对于人口大国既不经济，又不科学。

（二）维生素 B_2

1879 年英国著名化学家布鲁斯发现牛奶的上层乳清中存在一种黄绿色的荧光色素，他们用各种方法提取，试图发现其化学本质，都没有成功。几十年中，尽管世界许多科学家从不同来源的动植物中都发现这种黄色物质，但均无法确定其本质。1933 年，美国科学家哥尔倍格等从 1000 多公斤牛奶中得到 18mg 这种物质，后来命名为核黄素。

维生素 B_2　Vitamin B_2

化学名为 7,8-二甲基-10-[(2S,3S,4R)-2,3,4,5-四羟基戊基]-3,10-二氢苯并蝶啶-2,4-二酮，又名核黄素。

本品为橙黄色结晶性粉末，微臭；溶液易变质，在碱性溶液中或遇光变质更快。对光敏感，特别是紫外线。

本品在水、乙醇、三氯甲烷或乙醚中几乎不溶；本品为两性化合物（叔胺氮原子显碱性，邻二酰亚氨基上的氢显酸性），可溶于酸性或碱性溶液中。

本品饱和水溶液在透射光下显淡黄绿色并有强烈的黄绿色荧光，加入无机酸或碱溶液，荧光即消失；加连二亚硫酸钠结晶少许，摇匀后，生成二氢核黄素，黄色即消退，荧光亦消失。

本品对光极不稳定，在酸性或中性溶液中分解为光化色素，在碱性溶液中分解为感光黄素。

二氢核黄素　　光化色素　　感光黄素

本品可用于维生素 B_2 缺乏引起的口、眼和外生殖器部位的炎症病变，如口角炎、唇炎、舌炎、眼结膜炎和阴囊炎等。

（三）维生素 B_6

维生素 B_6 广泛存在于各种食物中，植物性食物主要以吡多醇、吡多胺及其糖基化形式存在，而在动物性食物中则主要以吡多醛及其磷酸化形式存在，酵母菌、肝脏、谷粒、肉、鱼、蛋、豆类及花生中含量较多。

维生素 B_6　　Vitamin B_6

化学名为 6-甲基-5-羟基-3,4-吡啶二甲醇盐酸盐。

本品为白色或类白色的结晶或结晶性粉末；无臭，遇光渐变质。本品在水中易溶，在乙醇中微溶，在三氯甲烷或乙醚中不溶。

维生素 B_6 包括吡多辛、吡多醛和吡多胺三种形式，它们的差别在于 4 位上一碳取代基的不同，分别为醇、醛和胺，它们在体内可以相互转化。由于最初分离得到的是吡多辛，因此一般以其作为维生素 B_6 的代表。

吡多辛　　吡多醛

$$\text{吡多醛亚胺} \underset{-2H}{\overset{+2H}{\rightleftharpoons}} \text{吡多胺}$$

维生素 B_6 的三种形式都具有热稳定性，其热降解与 pH 值有关，在酸性溶液中所有维生素 B_6 都是稳定的。但在中性或碱性溶液中遇光颜色变黄而失效，如在中性水溶液加热至 120℃，可发生聚合，生成两分子聚合物而失去活性。在碱性溶液中容易发生分解，其中吡多胺损失最大。

本品水溶液可被空气氧化变色，随 pH 升高，氧化加速；对光敏感，尤其是紫外线，光降解的最终产物是无生物活性的 4-吡多酸；可与蛋白质中的含硫氨基酸（如半胱氨酸）发生加成反应生成无生物活性的含硫衍生物，或与其他氨基酸作用生成 Schiff 碱，在酸性条件下这些 Schiff 碱会进一步解离或是发生重排生成环状化合物；也可与自由基反应而生成无活性产物，如维生素 C 降解产生的羟自由基可以直接进攻吡啶环的 C6 位，生成无生物活性的 6-羟基衍生物。

本品遇三氯化铁试液呈红色，所以在制备注射液时，不能用含微量铁盐的砂芯过滤。

本品与 2,6-二氯对苯醌氯亚胺试液作用生成蓝色化合物，几分钟后蓝色消失变为红色。

吡多辛 + 2,6-二氯对苯醌氯亚胺 → 蓝色化合物 + HCl

维生素 B_6 主要的活化形式磷酸吡多醛，本品在体内经代谢成 5-磷酸酯，以辅酶形式参与蛋白质的合成与分解代谢，参与所有氨基酸的代谢。此外，参与维生素 B_{12} 和叶酸的代谢，参与同型半胱氨酸的分解，参与糖原、脂质、神经鞘磷脂和类固醇的代谢。参与重要神经介质（5-羟色胺、牛磺酸、多巴胺、去甲肾上腺素和 γ-氨基丁酸）的合成。

本品临床上适用于维生素 B_6 缺乏（维生素 B_6 缺乏可引起黄嘌呤酸尿、铁粒幼细胞贫血、神经系统病变、脂溢性皮炎及唇干裂）的预防和治疗，防治异烟肼中毒；也可用于妊娠放射病及抗癌药所致的呕吐、脂溢性皮炎等。

（四）维生素 B_{12}

维生素 B_{12} 家族成员主要有氰钴胺（cyanocobalamin）、羟钴胺（hydroxocobalamin）、腺苷钴胺（cobamamide）、甲钴胺（mecobalamin），通常所说的维生素 B_{12} 一般是指氰钴胺。

R= —CN　　氰钴胺
R= —OH　　羟钴胺
R= 腺苷　　腺苷钴胺
R= —CH₃　　甲钴胺

氰钴胺、羟钴胺没有直接的生物活性，氰钴胺属于前药，在体内转化为甲钴胺和腺苷钴胺。甲钴胺和腺苷钴胺是体内维生素 B_{12} 的两种活性辅酶形式。

人体缺乏维生素 B_{12} 的时候，需要通过饮食或是其他的方式来补充，自身不会生成这种物质，维生素 B_{12} 的作用主要在于促进甲基的转移，加快红细胞的发育，让人体的造血功能保持在正常的状态。

甲钴胺为内源性辅酶维生素 B_{12}，是甲基化的维生素 B_{12}，可以不经过肝脏代谢，也不需要进行生物转化，可直接发挥辅酶活性作用。肝功能损伤患者可优先选用。甲钴胺比维生素 B_{12} 更容易进入神经，对神经组织具有良好的传递性，适用于周围神经病、各种神经炎神经痛、自律性神经障碍等。

维生素 B_{12}　　Vitamin B_{12}

化学名为 Coα-[α-(5,6-二甲基苯并咪唑基)]-Coβ-氰钴酰胺，又名氰钴胺。

本品为深红色结晶或结晶性粉末；无臭，引湿性强。略溶于水或乙醇中，不溶于丙酮、三氯甲烷或乙醚中。水溶液呈中性，具有左旋性。遇光易分解，应避光密闭保存。

本品在中性或弱酸性水溶液中较稳定，而在碱性或强酸性溶液中可缓慢分解。有重金属、氧化剂或还原剂存在时，亦不稳定，故与维生素 C、胱氨酸和半胱氨酸不宜配伍使用。

本品主要用于治疗恶性贫血和其他营养性巨细胞型贫血，也用于治疗三叉神经痛、多发性硬化症及其他神经性疾病。

二、维生素 C

人体缺乏维生素 C 会导致机体细胞连接障碍，使毛细血管的脆性增加，从而引起皮下、黏膜下出血，医学上称为坏血病。15~16 世纪，因缺乏维生素 C 引起的坏血病波及整个欧洲。1593 年英国海军坏血病患者高达 1 万多名。后来无意中发现柠檬汁可预防坏血病。匈牙利的科学家圣捷尔吉·阿尔伯特（Nagyrápolti Szent-Györgyi Albert）成功发现并分离出了维生素 C，获得了 1937 年的诺贝尔生理学或医学奖。

维生素 C Vitamin C

化学名为 L(＋)-苏型-2,3,4,5,6-五羟基-2-己烯酸-4-内酯。又名 L-抗坏血酸。

本品为白色结晶或结晶性粉末，无臭，味酸，久置色渐变微黄，水溶液显酸性反应。熔点为 190～192℃，熔融时同时分解。易溶于水，略溶于乙醇，不溶于三氯甲烷或乙醚。

本品分子中有两个手性碳原子，故有四个光学异构体。其中 L-(＋)-抗坏血酸的活性最高，D-(－)-异抗坏血酸的活性仅为其 1/20，D-(－)-抗坏血酸和 L-(＋)-异抗坏血酸几乎无效。

L-(+)-抗坏血酸　　D-(-)-抗坏血酸　　D-(-)-异抗坏血酸　　L-(+)-异抗坏血酸

本品存在于多种水果、新鲜蔬菜及许多植物中，尤以柑、橘、鲜枣、番茄中含量丰富。

1928 年分离出纯品，1937 年确定其结构并合成。药用品是以葡萄糖为原料，用双酮法或二步发酵法合成。

D-葡萄糖 →(H₂/Ni) D-山梨糖 →(黑醋酸菌 [O]) L-山梨糖 →(假单孢菌 [O]) 2-氧-L-古洛糖酸 →(HCl 烯醇化，内酯化)

本品可发生酮式-烯醇式的互变，有三个互变异构体，其水溶液主要以烯醇式存在。

烯醇式

本品分子中具有连二烯醇的结构，而呈酸性。因 C2 上的羟基可与 C1 的羰基形成分子内氢键，故 C2 羟基的酸性较 C3 上的羟基弱。C3 上羟基的酸性较强，可与碳酸氢钠或稀氢氧化钠溶液反应，生成 C3 烯醇钠盐。但在强碱如浓氢氧化钠溶液中，内酯环被水解，生成酮酸钠盐。

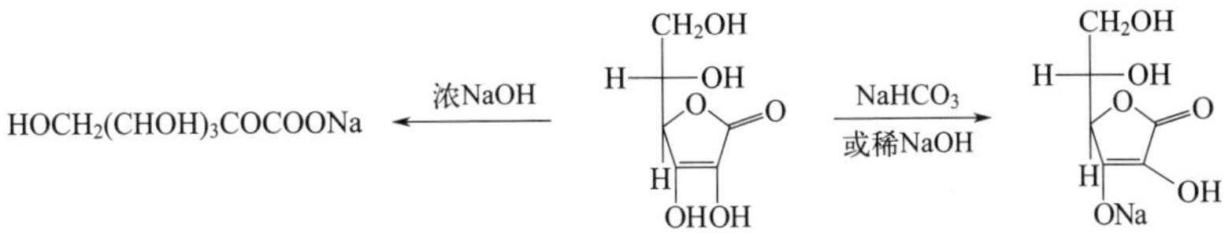

HOCH2(CHOH)3COCOONa
浓NaOH
NaHCO3
或稀NaOH

酮酸钠盐　　　　C_3烯醇钠盐

本品分子中的连二烯醇结构，具有很强的还原性。在水溶液中易被空气中的氧、硝酸银、三氯化铁、碱性酒石酸铜、碘、碘酸盐及 2,6-二氯靛酚所氧化，生成去氢抗坏血酸，去氢抗坏血酸在无氧条件下，发生脱水和水解反应，经脱羧生成呋喃甲醛，进一步聚合呈色，是维生素 C 贮存过程中变色的主要原因。

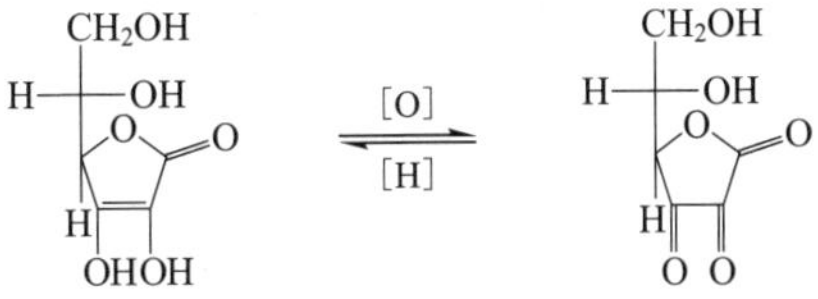

[O]
[H]

去氢抗坏血酸

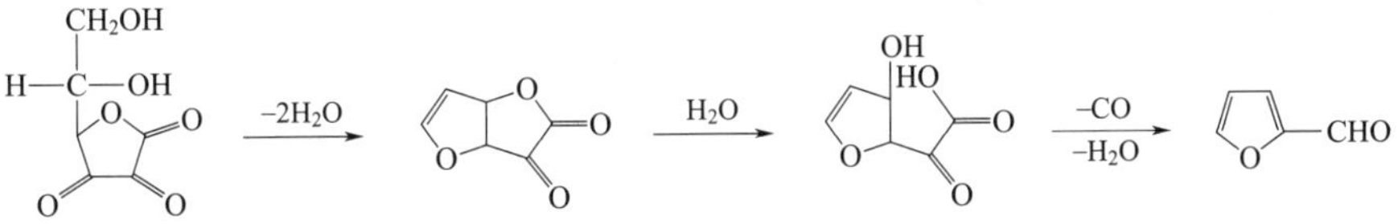

−2H2O
H2O
−CO
−H2O
CHO

呋喃甲醛

光照和加热促进维生素 C 的氧化。维生素 C 的氧化速度还受金属离子催化的影响，催化作用顺序为 $Cu^{2+} > Cr^{3+} > Mn^{2+} > Zn^{2+} > Fe^{3+}$。

去氢抗坏血酸在氢碘酸、硫化氢等还原剂的作用下，又可逆转为抗坏血酸。

本品水溶液加硝酸银试液即生成银的黑色沉淀，加二氯靛酚钠试液，试液的颜色即消失。

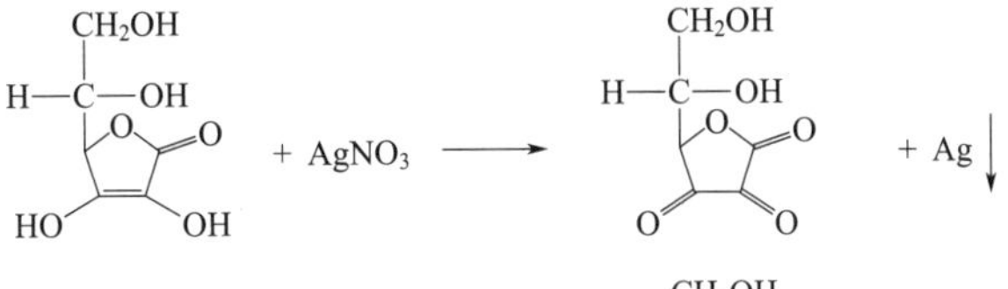

+ AgNO3
+ Ag

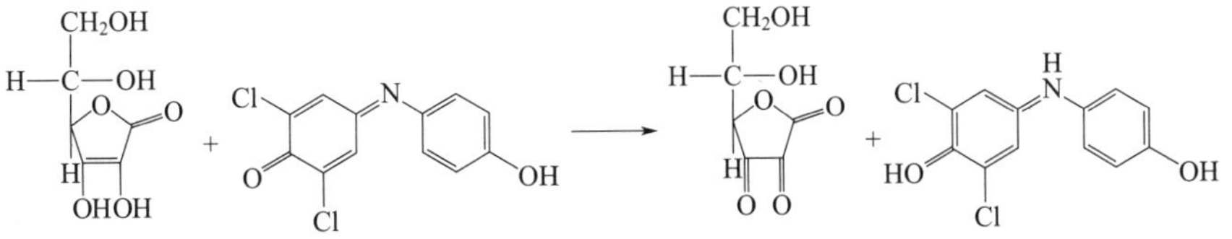

本品水溶液可使碘-淀粉蓝色褪去。利用此性质，采用碘量法可测定维生素 C 的含量，用淀粉作指示剂。

为了避免本品的分解，制备片剂时，采用干法制粒。制备注射液时，应使用 CO_2 饱和的注射用水；调 pH5.0~6.0 之间；加入 EDTA 和焦亚硫酸钠或半胱氨酸等作为稳定剂；通入 CO_2 或 N_2 等惰性气体置换安瓿液面上的空气；密闭避光贮存。为了提高维生素 C 的稳定性，可制成维生素 C 磷酸酯，以利贮存和制剂。

维生素 C 干燥固体较稳定。由于本品有较强还原性，容易被氧化，且不耐热。遇光及湿气，色渐变黄。故应用深色瓶，在避光阴凉处密闭、防潮保存。

三、叶酸

叶酸因绿叶中含量丰富而得名，叶酸含有 1 个或多个谷氨酰基，其母体化合物是由喋啶、对氨基苯甲酸和谷氨酸 3 种成分结合而成，天然存在的大多是多谷氨酸形式。

叶酸　Folic Acid

化学名为 N-[4-[(2-氨基-4-氧代-1,4-二氢-6-喋啶)甲氨基]苯甲酰基]-L-谷氨酸，又名喋酰谷氨酸。

叶酸为黄色至橙黄色结晶性粉末，在水、乙醇、丙酮、三氯甲烷或乙醚中不溶；在氢氧化钠试液或 10% 碳酸钠溶液中易溶。在酸性溶液中易破坏，对热也不稳定，在室温中很易损失，见光极易被破坏。

叶酸因吡嗪环上有不同形式的取代物及其邻位——氨基苯甲酰谷氨酸部分结合不同数量的谷氨酸残基而形成了不同形式的叶酸：吡嗪环被部分还原为二氢叶酸；吡嗪环被完全还原为四氢叶酸（THF）；吡嗪环被甲酸氧化为 5-甲酰基-四氢叶酸或 10-甲酰基-四氢叶酸或 5,10-次甲基-四氢叶酸；吡嗪环被甲醛氧化为 5,10-亚甲基-四氢叶酸；吡嗪环被甲醇氧化为 5-甲基-四氢叶酸。四氢叶酸（TFH）是其在体内最活泼形式，因为四氢叶酸是多谷氨酰化的最适底物。因此叶酸在蛋白质合成及细胞分裂与生长过程中具有重要作用，对正常红细胞的形成有促进作用。缺乏时可致红细胞中血红蛋白生成减少、细胞成熟受阻，导致巨幼红细胞贫血。

临床用于治疗巨幼红细胞贫血、血小板减少症等。

课堂拓展

为什么孕妇要补充叶酸？

因为在妊娠前三个月的时候，胎儿神经系统发育处于关键时期。叶酸缺乏会导致新生儿神经畸形，如无脑儿、脊椎裂等。在怀孕前半年就要开始增加动物性的肝脏、瘦肉、谷物、蔬菜类的摄入，也可以补充叶酸，弥补饮食结构中叶酸摄入不足的问题，一般每日 0.4mg。

素质培养：培养学生尊重科学、尊重生命的观念。

第二节 脂溶性维生素

脂溶性维生素（fat soluble vitamins）是不溶于水而溶于脂肪及非极性有机溶剂（如苯、乙醚及三氯甲烷等）的一类维生素。这类维生素一般只含有碳、氢、氧三种元素，在食物中多与脂质共存。其在机体内的吸收通常与肠道中的脂质密切相关，可随脂质吸收进入人体并在体内储存（主要在肝脏），排泄率不高；摄入量过多易引起中毒现象，若摄入量过少则缓慢出现缺乏症状。另外，脂溶性维生素大多稳定性较强。

脂溶性维生素包括维生素 A、维生素 D、维生素 E、维生素 K 等。

一、维生素 A 类

（一）药物的发展

1913 年，McCollum 等发现动物脂肪或鱼肝油的醚提取物可显著促进小鼠生长。该脂溶性物质后命名为维生素 A（vitamin A），后又发现其可预防和治疗干眼病。

维生素 A 主要包括从海洋鱼类鱼肝油中分离得到的视黄醇，现在命名为维生素 A_1，即一般所指的维生素 A；从淡水鱼肝中分离得到的维生素 A_2（3-脱氢视黄醇，dehydroretinol），维生素 A_2 的生物效价仅为维生素 A_1 的 30%～40%；从视网膜中分离得到的维生素 A_1 醛（视黄醛，retinol）。另外，存在于植物体内的 α-胡萝卜素、β-胡萝卜素、γ-胡萝卜素、玉米黄素，在人体内可在相关酶的作用下转化为维生素 A_1 醛，再被还原为维生素 A_1，这些物质被称为维生素 A 原，其中以 β-胡萝卜素转化率最高。

视黄醇　　　　　　3-脱氢视黄醇　　　　　　视黄醛

维生素 A 侧链上有 4 个双键，理论上应有 16 个顺反异构体，但由于立体障碍的原因，实际上只有 6 种异构体存在，以全反型的活性最大。

维生素 A 易被酶或氧化剂所氧化，如被体内脱氢酶或二氧化锰氧化生成维生素 A_1 醛（视黄醛），仍有活性。进一步氧化生成维生素 A 酸（retinoic acid），生物活性降低（1/10），但临床用作治疗痤疮、牛皮癣等病有效。维生素 A 酸能使化学诱发的皮肤癌消退，治疗粉刺效果较好。全反型维生素 A 酸还是目前缓解急性早幼粒细胞白血病的首选药物。

维生素A酸

（二）典型药物

维生素 A 醋酸酯　Vitamin A Acetate

化学名为全反式-3,7-二甲基-9-(2,6,6-三甲基-1-环己烯-1-基)-2,4,6,8-壬四烯-1-醇醋酸酯。

维生素 A 醋酸酯的化学稳定性比维生素 A 好，通常将其溶于精制植物油中供药用。

本品为淡黄色的结晶或结晶性粉末。熔点为 56～60℃。本品与三氯甲烷、乙醚、环己烷或石油醚能任意混合，在乙醇中微溶，在水中不溶。

本品为酯类化合物，水解后得到维生素 A，为淡黄色结晶。熔点为 63～64℃。在水中不溶，在油脂、无水乙醇、丙酮、三氯甲烷和苯等有机溶剂中溶解。

本品含有紫罗兰酮环和共轭多烯醇的侧链，所以性质不稳定。结构中含不饱和双键，对紫外线不稳定，易被空气氧化，氧化的初步产物为环氧化物，进一步重排生成呋喃型氧化物，生物活性消失。加热、重金属离子可加速氧化。所以应装于铝制容器内，充氮气密封置凉暗处保存。

本品的三氯甲烷溶液可与三氯化锑反应，呈现深蓝色，逐渐变为紫红色。

本品主要用于防治维生素 A 缺乏病，如角膜软化症、眼干燥症、夜盲症及皮肤粗糙、干燥等。

二、维生素 D 类

（一）药物的发展

维生素 D（vitamin D）类属于甾醇的开环衍生物。目前已知有十余种，它们有共同的基本结构，只是 17 位上侧链结构不同，其中最重要的是维生素 D_2（麦角骨化醇，ergocalciferol）和维生素 D_3（胆骨化醇，cholecalciferol）。最初分离出来的维生素 D 混合物误认为是纯的化合物，命名为维生素 D_1，后来研究发现是维生素 D_3 与光甾醇的复合物。1932 年人们分离得到维生素 D_3，1948 年确定了其结构。两者化学结构很相似，差别仅是维生素 D_3 比维生素 D_2 在侧链上少一个甲基和一个双键。

维生素D_2　　　　　　　　维生素D_3

人体所需的维生素 D 主要来源于食物，含量最丰富的是鱼类的肝脏；维生素 D 广泛存在于植物界和动物界，植物来源的维生素 D 需被紫外线照射后，生成有生物活性的维生素

D时，才能发挥药理作用。维生素 D 类药物已由人工合成。

（二）典型药物

维生素 D_2 Vitamin D_2

化学名为 9,10-开环麦角甾-5,7,10(19),22-四烯-3β-醇，又名骨化醇、麦角骨化醇。

本品为无色针状结晶或白色结晶性粉末；无臭；遇光或空气均易变质。熔点为 115～118℃，熔融时同时分解。本品极易溶于三氯甲烷，易溶于乙醇、乙醚或丙酮，略溶于植物油中，不溶于水。

本品分子中含有多个双键，在紫外线照射或露置日光下贮存时，均可生成超甾醇（suprasterol），失去药理活性；遇酸可生成异速甾醇（isotachysterol）；遇氧易氧化变质，毒性增加；所以在制备本品时紫外线照射时间不宜过长，贮存时应避光。

超甾醇　　　　　　异速甾醇

本品的三氯甲烷溶液加酸酐和硫酸振摇，溶液初显黄色，渐变红色，迅速变为紫色，最后成绿色。这是甾类化合物的共有性质。

本品用于预防和治疗佝偻病和骨质软化病及老年性骨质疏松症。

维生素 D_3 Vitamin D_3

化学名为 9,10-开环胆甾-5,7,10(19)三烯-3β-醇，又名胆骨化醇。

本品为无色针状结晶或白色结晶性粉末；无臭；遇光或空气均易变质。熔点为 84～88℃，熔融时同时分解。极易溶于三氯甲烷、乙醇、乙醚或丙酮，略溶于植物油，不溶于水。

本品在化学结构上与维生素 D_2 的区别是侧链上无双键，C24 上少一个甲基；故稳定性高于维生素 D_2，但是在空气中、遇光等均易变质。

本品的三氯甲烷溶液加酸酐和硫酸振摇，溶液初显黄色，渐变红色，迅速变为紫色、蓝绿色，最后变为绿色。

本品本身不具有生物活性，在体内经肝、肾代谢，代谢物有 25-羟基维生素 D_3、1α,25-二羟基维生素 D_3 和 1α,24,25-三羟基维生素 D_3 等；其中 1α,25-二羟基维生素 D_3 的活性最强。

本品主要用于调节钙、磷的代谢，适应证与维生素 D_2 相同。

三、维生素 E 类

维生素 E（vitamin E）是一类与生殖功能有关的维生素，化学结构均为苯并二氢吡喃衍生物，结构中有酚羟基，故亦称生育酚。维生素 E 有合成型和天然型。

维生素 E Vitamin E

维生素E(合成型)

化学名为 (±)-2,5,7,8-四甲基-2-(4,8,12-三甲基十三烷基)-6-苯并二氢吡喃醇醋酸酯，又称 *dl-α*-生育酚醋酸酯，为合成型。

维生素E(天然型)

化学名为 (＋)-2,5,7,8-四甲基-2-(4,8,12-三甲基十三烷基)-6-苯并二氢吡喃醇醋酸酯，又称 *d-α*-生育酚醋酸酯，为天然型。

本品为微黄色至黄色或黄绿色澄清的黏稠液体，几乎无臭，遇光色渐变深。天然型放置会固化，25℃左右熔化。易溶于无水乙醇、丙酮、乙醚或植物油，不溶于水。

本品为酯类化合物，与氢氧化钾溶液共热发生水解反应，生成的 α-生育酚易被氧化。α-生育酚与三氧化铁作用，生成对生育醌和二价铁离子，后者与 2,2'-联吡啶作用生成血红色络离子，可用于鉴别本品。

对生育醌

$$Fe^{2+} + 3 \text{(2,2'-联吡啶)} \longrightarrow [Fe(\text{联吡啶})_3]^{2+} \text{血红色络离子}$$

2,2′-联吡啶　　　　　　血红色络离子

本品的乙醇溶液与硝酸共热,则生成生育红,溶液显橙红色。

$$\text{维生素E} \xrightarrow{HNO_3, \Delta} \text{生育红}$$

本品具有还原性,易被氧化,故维生素 E 可以作为脂溶性的抗氧剂。

天然维生素 E 都为右旋体,而人工合成品为消旋体,其生物活性仅为右旋体的 40%。由于维生素 E 易被空气氧化,故多制成维生素 E 醋酸酯(vitamin E acetate)。

维生素 E 分子中的羟基为活性基团,必须与杂环氧原子成对位;苯环上的甲基数目减少和位置改变,均导致活性降低;缩短或除去分子中侧链,活性降低或消失;立体结构对活性也有影响,左旋体的活性为天然右旋体的 42%,因此,天然维生素 E 的活性最强。

本品主要用于防治习惯性流产、不孕症、进行性肌营养不良及牙周炎等;亦可用于心血管疾病、脂肪肝、新生儿硬肿病的辅助治疗;还可用于抗衰老。

四、维生素 K 类

(一) 药物的发展

维生素 K(vitamin K)是一类具有凝血作用,结构近似的维生素的总称。现已发现有 7 种,其中维生素 $K_1 \sim K_3$ 均属于 2-甲基-1,4-萘醌类衍生物,维生素 K_4 属于萘酚酯类衍生物,维生素 $K_5 \sim K_7$ 均属于萘胺类衍生物,维生素 K 的结构式如下所示。

维生素 K_1　R= (侧链结构)

维生素 K_2　R= (侧链结构)

维生素 K_3 (结构式)

	R₁	R₂	R₃	R₄
维生素 K_4	—OCOCH₃	—CH₃	—H	—OCOCH₃
维生素 K_5	—OH	—CH₃	—H	—NH₂
维生素 K_6	—NH₂	—CH₃	—H	—NH₂
维生素 K_7	—OH	—H	—CH₃	—NH₂

维生素 K 广泛存在于绿色植物体中,在紫苜蓿、菠菜中含量最为丰富。最初从紫苜蓿中得到维生素 K_1,从腐鱼肉中得到维生素 K_2。维生素 K_2 可由人体肠道细菌产生,并被机体吸收利用,所以一般不易引起维生素 K 缺乏,但长期应用广谱抗菌药会引发维生素 K 缺乏症。维生素 K_3、维生素 K_4 为化学合成品。其中维生素 K_3 的生理活性最强,化学结构也最简单,维生素 K_1 作用同维生素 K_3,但作用更迅速、持久。

(二) 典型药物

维生素 K_1 Vitamin K_1

化学名为 2-甲基-3-(3,7,11,15-四甲基-2-十六碳烯基)-1,4-萘二酮。

本品为黄色至橙色澄清的黏稠液体;无臭或几乎无臭,遇光易分解。易溶于三氯甲烷、乙醚或植物油,略溶于乙醇,不溶于水。

本品的侧链含有双键,对酸较稳定,但可被碱和还原剂破坏。本品的甲醇溶液遇氢氧化钾甲醇溶液变为绿色,置于热水浴中加热,变为深紫色,放置后显红棕色。

本品能参与肝内凝血酶原等凝血因子的合成,主要用于凝血酶原过低病和新生儿出血病的防治。

维生素 K_3 Vitamin K_3

化学名为 1,2,3,4-四氢-2-甲基-1,4-二氧-2-萘磺酸钠盐三水合物,又称亚硫酸氢钠甲萘醌。

本品以 2-甲萘为原料,在醋酸中被铬酐氧化,生成甲萘醌,与饱和亚硫酸氢钠反应,即得亚硫酸氢钠甲萘醌。

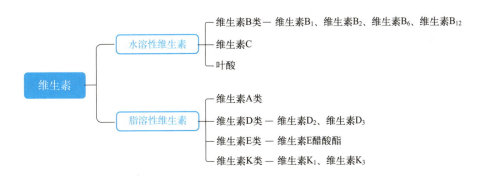

2-甲萘　　　　　　甲萘醌　　　　　　亚硫酸氢钠甲萘醌

本品为白色结晶性或结晶性粉末；无臭或微有特臭。本品在水中易溶，在乙醇或乙醚中几乎不溶，有吸湿性。

本品水溶液与甲萘醌和亚硫酸氢钠间存在着平衡，当遇空气中的氧气、酸或碱时，亚硫酸氢钠分解，平衡被破坏，甲萘醌从溶液中析出。光和热亦可促进分解，所以本品的水溶液不宜久存。适量加入焦亚硫酸钠或氯化钠可增加其水溶液的稳定性。

本品水溶液遇光和热，可部分发生异构化，生成 2-甲基-1,4-萘氢醌-3-磺酸钠，活性降低，其与邻二氮菲试液作用，产生红色沉淀，此沉淀溶于丁醇中。为了防止这一反应的发生，可将溶液的 pH 调至 2～5，并加入稳定剂亚硫酸氢钠。

本品主要用于凝血酶原过低病、维生素 K 缺乏病及新生儿出血病的防治。

本章小结

维生素
- 水溶性维生素
  - 维生素B类 — 维生素B_1、维生素B_2、维生素B_6、维生素B_{12}
  - 维生素C
  - 叶酸
- 脂溶性维生素
  - 维生素A类
  - 维生素D类 — 维生素D_2、维生素D_3
  - 维生素E类 — 维生素E醋酸酯
  - 维生素K类 — 维生素K_1、维生素K_3

目标检测

一、单选题

1. 维生素 A 是以下哪种结构类型（　　）？
   A. 为链状的二萜类　　　　　　　　B. 为双环二萜类
   C. 为单环二萜类　　　　　　　　　D. 为全反式的多不饱和脂肪酸酯类
   E. 为环戊烯二醇类

2. 抗坏血酸在贮存过程中颜色加深，是因为其分解生成（　　）并聚合呈色。
   A. 呋喃甲醛　　　　　　　　　　　B. 苏阿糖酸
   C. 脱氢抗坏血酸　　　　　　　　　D. 抗坏血酸-3-氧代物

E. 2,3-二酮古洛糖酸

3. 维生素 A 醋酸酯在体内被酶催化水解成维生素 A，进而氧化成（　　）。

A. 视黄醇和视黄醛　　　　　　　　B. 视黄醛和视黄酸

C. 视黄醛和醋酸　　　　　　　　　D. 视黄醛和维生素 A 酸

E. 维生素 A 醛和视黄醛

4. 维生素 D_3 又被称为（　　）。

A. 骨化甾醇　　　　　　　　　　　B. 活性维生素 D

C. 麦角骨化醇　　　　　　　　　　D. 胆甾醇

E. 胆骨化醇

5. 维生素 D 的结构为下列哪种物质（　　）?

A. 甾体的 1, 2 位脱氢化合物　　　　B. 甾体的 25-羟基化合物

C. 甾体的 1, 2 位开环化合物　　　　D. 甾体的 9, 10 位开环化合物

E. 甾体的 8, 9 位开环化合物

6. 植物油和酵母中含有不被人体吸收的麦角甾醇，其在日光的照射下，B 环开裂，可转化为人体可吸收的物质为（　　）。

A. 维生素 D_2　　　　　　　　　　B. 维生素 D_3

C. 维生素 D_2 源　　　　　　　　　D. 活性维生素 D

E. 活性维生素 D_2

7. α-生育酚醋酸酯水解成的 α-生育酚易被氧化，遇光、空气可部分氧化成（　　）。

A. α-生育酚的聚合体　　　　　　　B. α-生育醌

C. α-生育酸　　　　　　　　　　　D. α-生育氢醌

E. β-生育酚

8. 维生素 K 类化合物具有何种基本母核（　　）?

A. 2-甲基苯醌　　　　　　　　　　B. 2-甲基蒽醌

C. 2-甲基萘醌　　　　　　　　　　D. 2-甲基苯并呋喃酮

E. 2-甲基四氢萘-2-磺酸钠

9. 维生素 B_1 又被称为（　　）。

A. 核黄素　　　　　　　　　　　　B. 硫胺素

C. 盐酸硫胺　　　　　　　　　　　D. 甲基硫胺

E. 生物素

10. 维生素 C 具有较强酸性，是因为其结构中含有（　　）。

A. 内酯　　　　　　　　　　　　　B. 连二烯醇

C. 酚羟基　　　　　　　　　　　　D. 醇羟基

E. 呋喃酮

二、多选题

1. 由甾体化合物合成维生素 D 的关键一步是紫外线激发的 B 环的开环转化，反应可逆且复杂，主要的副产物可能有（　　）。

A. 1, 2 开环产物　　　　　　　　　B. 聚合物

C. 光甾醇　　　　　　　　　　　　D. 25-羟基维生素 D

E. 速甾醇

2. α-生育酚醋酸酯在体内的代谢产物可能有以下几种（　　）?

A. α-生育酚的二聚体 B. α-生育醌
C. α-生育酸 D. α-生育氢醌
E. 2,4-羟基-α-生育酚

3. 维生素 B_1 缺乏时，可发生下列哪些生理功能紊乱和疾病（　　）？
A. 糖代谢受阻，丙酮酸积累 B. 免疫功能低下
C. 食欲缺乏，消化不良 D. 多发性神经炎
E. 贫血

4. 维生素 B_6 可能有以下哪种形式存在（　　）？
A. 吡多酸 B. 吡多醛
C. 吡多辛 D. 吡多胺
E. 吡多酮

5. 以下哪几个属于水溶性维生素（　　）？
A. 维生素 D_3 B. 维生素 E
C. 维生素 H D. 维生素 B_2
E. 维生素 K_3

三、简答题

1. 根据结构分析维生素 C 的化学稳定性如何。说明制备维生素 C 注射剂时应采取哪些增加稳定性的措施。

2. 为什么要将维生素 A 和维生素 E 均制成醋酸酯的形式？

第十六章 药物的变质反应与代谢反应

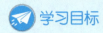
学习目标

[知识目标]
1. 掌握药物发生水解和自动氧化反应的结构类型，影响药物水解、自动氧化的外界因素和相应的预防措施；药物代谢反应的类型。
2. 理解药物的化学结构与水解、氧化等变质反应的关系和各种代谢反应类型特点。
3. 了解药物变质反应的类型、机理，药物代谢反应的催化酶系，药物代谢的生物效应。

[能力目标]
1. 能写出药物发生水解和自动氧化反应的结构类型、外界影响因素，药物代谢反应的类型。
2. 能应用预防变质反应发生的相关措施解决药物的制剂调配和贮存保管问题。
3. 能设计药物的化学稳定性实验，熟练从事药物的稳定性观察实训的基本操作。

[素质目标]
1. 培养学生珍惜药物的理念。
2. 培养学生合理处理过期药品、正确进行垃圾分类的意识。

第一节 药物的变质反应

研究药物的化学稳定性即变质反应对于安全用药是十分必要的。药物在生产、制剂、贮存、调配以及使用过程中，由于自身结构或外界因素的影响而发生各种变质反应，导致疗效降低或失效，甚至产生毒副作用，进而影响用药的安全性、有效性和经济性。

药物的变质反应有水解、自动氧化、异构化、脱羧、脱水、聚合以及二氧化碳对药物的影响等多种类型，其中水解和自动氧化是最常见的。探讨药物变质反应的规律，采用适当措施，防止或延缓药物变质，可以保证药物质量和疗效。

一、水解反应

（一）水解反应的类型与水解过程

水解反应是一类常见而重要的药物变质反应，范围很广，包括盐类、酯类、酰胺类及其衍生物、苷类、醚类、卤烃类以及其他结构类型药物的水解。

1. 盐类的水解

盐的水解是指盐和水作用产生酸和碱的反应。盐的水解反应一般可逆，若生成的酸或碱是难溶于水的沉淀，水解反应就向右进行，而几乎可以完全水解。有机药物的强酸强碱盐在水中只电离而不水解。有机弱酸强碱盐、强酸弱碱盐、弱酸弱碱盐在水溶液中都会发生不同程度的水解反应。如磺胺嘧啶钠的水解。

$$H_2N-C_6H_4-SO_2N(Na)-C_4H_3N_2 \xrightleftharpoons{H_2O} H_2N-C_6H_4-SO_2NH-C_4H_3N_2 \downarrow + NaOH$$

需要注意的是，单纯的盐类水解一般不改变有机药物的活性分子结构。虽然不会引起药物变质，但是水解产生的沉淀或浑浊会影响制剂的稳定性和使用。

2. 酯类的水解

酯类（RCOOR'）药物的水解最普遍。酯类药物包括无机酸酯、脂肪酸酯、芳酸酯、芳链烃酸酯、杂环羧酸酯及内酯等，均能发生水解反应，产生相应的酸和羟基化合物。无机酸酯还包括亚硝酸酯、硝酸酯、硫酸酯、磺酸酯及磷酸酯等。

酯类药物在酸、碱和亲核试剂催化下均易发生不同程度的水解。①酯在酸催化下的水解为可逆过程；②酯在碱催化下的水解最后一步为不可逆过程；③酯在亲核试剂催化下的水解与碱催化水解基本相似。

下面仅简要介绍酯在碱催化下的水解机理。

酯的碱催化水解过程如下：

$$R-\overset{O}{\underset{}{C}}-O-R' + OH^- \xrightleftharpoons{a} R-\overset{O^-}{\underset{OH}{C}}-O-R' \xrightleftharpoons{} \left[R-\overset{O}{\underset{OH}{C}} + {}^-OHR\right] \xrightarrow{b} R-\overset{O}{\underset{}{C}}-O^- + HOR'$$

首先氢氧根离子进攻带部分正电荷的羰基碳原子而形成负离子（a 阶段），负离子离去烷氧负离子（R'O⁻），质子转移而形成羧酸盐和羟基化合物（b 阶段）。由于 b 阶段是不可逆反应，水解速度更快，反应也更完全、彻底，故酯类药物在碱性条件下最不稳定。

3. 酰胺类及其衍生物的水解

胺类（RCONHR'）包括链酰胺、芳（杂）酰胺和内酰胺等，均能在一定条件下水解，水解机理与酯类相似，产物为羧酸和氨基化合物。其衍生物酰肼类（RCONHNH$_2$）、酰脲类（RCONHCONHR'）也都易水解。如对乙酰氨基酚和异烟肼的水解等。

对乙酰氨基酚的水解反应： 4-HOC$_6$H$_4$NHCOCH$_3$ $\xrightleftharpoons{OH^-}$ 4-HOC$_6$H$_4$NH$_2$ + CH$_3$COOH

异烟肼的水解反应： C$_6$H$_5$CONHNH$_2$ $\xrightleftharpoons{H^+/OH^-}$ C$_6$H$_5$COOH + NH$_2$NH$_2$

4. 苷类、醚类的水解

苷类、醚类，如氨基糖苷类、苯海拉明等含有类似的结构（R—O—R'）。其在酶或酸性条件下较易水解，一般是醚键受质子进攻形成烊盐，遇水分解为两分子含醇羟基的化合物。

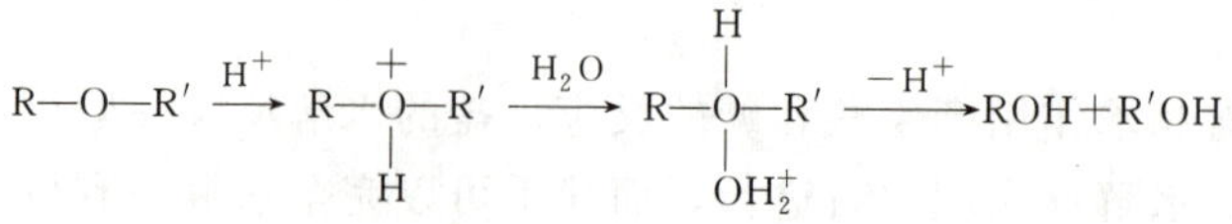

$$R\text{—}O\text{—}R' \xrightarrow{H^+} R\overset{+}{\underset{H}{\text{—}O\text{—}}}R' \xrightarrow{H_2O} R\overset{H}{\underset{OH_2^+}{\text{—}O\text{—}}}R' \xrightarrow{-H^+} ROH + R'OH$$

5. 卤烃类的水解

药物结构中含有活性较大的卤素时亦可水解。如卡莫司汀，因易水解，多制成粉针剂。

6. 其他结构类型药物的水解

其他类型的药物在一定条件下也可以发生水解，如肟类药物、腙类药物等也易水解。

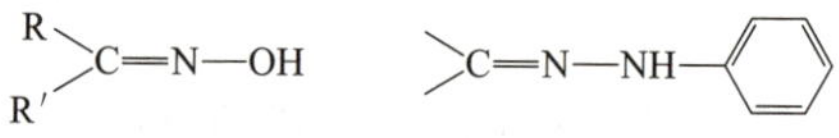

$$\underset{\text{肟类}}{\overset{R}{\underset{R'}{>}}C\text{=}N\text{—}OH} \qquad \underset{\text{腙类}}{>C\text{=}N\text{—}NH\text{—}\phi}$$

前药（prodrug）常常利用体内的水解酶，将原本没有生物活性的物质，经酶水解，代谢活化成有活性的物质，从而赋予药物优良的药剂学、药代动力学性质。

（二）影响水解的结构因素

药物的水解性主要由化学结构决定。易水解基团的特性及其邻近取代基的电性效应和空间效应是影响药物水解性的内因。下面主要讨论结构因素对羧酸衍生物类药物水解的影响。

1. 电性效应

羧酸衍生物类药物（RCOX）水解的难易程度取决于酰基碳原子所带正电荷的大小，若 R 和 X 使酰基碳原子所带正电荷增大，则有利于亲核试剂进攻，水解速率加快；反之，则水解速率减慢。因此有：

① 当 RCOX 的 R 相同，X 不同时，离去酸酸性越强，越易水解（C—X 键断裂，X 和质子形成 HX，称离去酸）。因为离去酸酸性大小是 $HOAr > HOR' > H_2NCONHR' > H_2NNH_2 > NH_3$，所以羧酸衍生物类药物水解速率的快慢是酚酯＞醇酯＞酰脲＞酰肼＞酰胺。

② 当 RCOX 的 R 不同，X 相同时，即不同羧酸与同一种化合物组成的羧酸衍生物，羧酸的酸性强者易于水解。

③ 无机酸酯比羧酸酯易水解，是因为无机酸酯极性较大，易于与水分子结合的缘故。

④ 环状结构都比相应的链状结构较易水解，即内酯和内酰胺类易水解。因为环状分子为刚性分子，键呈弯曲，酰基与所连原子不在同一平面，电子离域受限制，酰基碳原子的电子云密度较低，故易水解。

2. 空间效应

① 在水解基团邻位若引入体积较大的非亲核性取代基时，因产生空间位阻，不利于亲核试剂的进攻，而使水解减弱。如氯普鲁卡因和三甲卡因比普鲁卡因稳定，利多卡因比普鲁卡因稳定，哌替啶也较稳定，不易水解。

② 邻助作用加速水解。酰基邻近有亲核基团时，发生分子内亲核进攻，可起催化作用，使水解加速，称为邻助作用。

（三）影响水解的外界因素及预防水解的措施

1. 水分

水分是水解的必要条件。易水解的药物在生产、贮存和使用中应注意防潮防水。可使用塑料或金属膜分片包装易水解的药片；极易水解药物的注射剂须做成粉针剂，并控制含水量；某些易水解的药物需做成溶液剂时，可选用介电常数比水小的溶剂。

2. 酸碱度

水解速度和溶液的pH有关。一般情况下，羧酸衍生物、卤烃类和多肽类等药物在强酸、碱性下易水解，而苷类、醚类和多糖类在酸性下易水解。因此，加缓冲剂将药液调节至水解速度最小时的pH值（称为最稳定的pH值），是延缓水解的有效方法。选用缓冲剂时应考虑其对药物的稳定性、溶解度和疗效等的影响。

3. 温度

许多药物的水解速度因升温而加速，随温度的增高而加快，因而在药物的生产和贮存中应注意控制温度。注射剂的灭菌温度和灭菌时间应充分考虑药物水溶液的稳定性。

4. 赋形剂和溶剂的影响

硬脂酸钙与硬脂酸镁是片剂常用的赋形剂，与某些药物共存时可促进该药物的水解。药物溶解在介电常数大的溶剂中水解速度快。如氨苄青霉素用5%的葡萄糖作溶剂时，效价迅速损失。

二、氧化反应

（一）药物的氧化反应

很多有机药物具有还原性，能发生氧化反应。一般地，药物被氧化试剂氧化时发生化学氧化反应，其主要用于药物的制备和分析；而药物在贮存过程中被空气中氧气缓慢氧化时则发生自动氧化反应，它是导致药物变质的主要原因之一。

药物的氧化一般可分为自动氧化及化学氧化两类。自动氧化基本上是由空气中的氧自发引起的游离基链式自氧化过程，包括链开始、链传播、链终止三个阶段。而化学氧化多为化学氧化剂引起的离子型反应，用于定性鉴别和含量测定等。药物氧化的发生因药物的结构、氧化剂的种类、氧化条件而不同。氧化是药物降解的主要途径。药物的氧化过程通常为自氧化过程，即在空气中氧的影响下自动进行的、缓慢的氧化过程。有些金属离子是自由基自氧化反应的催化剂。

（二）氧化的结构类型

药物发生自动氧化的结构类型包括酚类与烯醇类、芳胺类、巯基类、碳碳双键类、杂环类及其他类型。

1. 酚类与烯醇类

酚类（ArOH）包括一元酚和二元酚结构的药物，均易发生自动氧化生成有色的醌类化合物。烯醇类（RCH=CH—OH）的自动氧化与酚类相似。如去甲肾上腺素在空气中易氧化为红色的去甲肾上腺素红，进一步聚合为棕色的多聚体。

2. 芳胺类

具芳伯氨基结构（$ArNH_2$）的药物易自动氧化为有色的醌类、偶氮和氧化偶氮类化合物。如普鲁卡因、磺胺类药物等。

3. 巯基类

含巯基的药物（R—SH）都较易氧化为二硫化合物。如二巯丁二钠、卡托普利等。

4. 碳碳双键类

具有碳碳不饱和双键类型的药物易被氧化为环氧化物。如维生素 A。

5. 杂环类

含呋喃环、吲哚环、噻吩环、噻唑环、咯嗪环以及吩噻嗪环等杂环结构的药物都能不同程度地被氧化。反应比较复杂，可生成开环化合物或醌型化合物或在杂原子上生成氧化物。

6. 其他类

醛类、仲醇类等易自动氧化为相应的酸和酮。

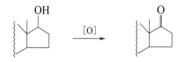

（三）影响自动氧化的结构因素

从自动氧化机理来看，如果药物结构有利于形成 C—H 键的均裂和 O—H、N—H 和 S—H 键的异裂，则自动氧化反应就容易发生。

1. C—H 键的自动氧化

一般地 C—H 键的离解能越小，越易均裂成自由基，越易自动氧化。醛基的 C—H 键、苯环侧链烷基 C—H 键以及醚、醇、胺、烯烃的 α 位 C—H 键，因受邻近极性基团的吸电子诱导效应影响，C—H 键电子云密度减少，致使键合能力减弱，离解能较小，故较易均裂氧化。其中含醛基的药物最易氧化。

2. O—H 键的自动氧化

酚类易被氧化，这是由于苯环和氧原子间存在 p-π 共轭，使电子云偏向苯环，O—H 键易断裂，有利于形成苯氧负离子，故易发生异裂自动氧化。儿茶酚胺类拟肾上腺素药都是邻二酚结构，相当于增加了一个供电子的羟基，即羟基数越多，越易发生自动氧化反应。苯环上若引入氨基、羟基、烷氧基及烷基等供电子基时，如吗啡、维生素 E 等，易发生自动氧化。若引入羧基、硝基、磺酸基及卤素原子等吸电子基则较难发生自氧化，如含羧基的丙磺舒的苯环难被氧化。

3. N—H 键的自动氧化

胺类的 N—H 键可异裂氧化。芳胺比脂胺更容易自动氧化。因为芳胺的 N 原子上 p 电子与苯环发生 p-π 共轭，致使苯环上的电子云偏高，故易被氧化。与苯酚相似，苯环上的取代基类型对芳胺的氧化有重要影响。如磺胺类药物的芳伯氨基因对位磺酰胺基的吸电子效应，还原能力明显不如苯胺强。

4. S—H 键的自动氧化

巯基的 S—H 键比酚类或醇类的 O—H 键更易自动氧化，是由于硫原子半径比氧原子大，其原子核对核外电子约束力较弱，易给出电子。如半胱氨酸极易被氧化，常用作油溶性抗氧剂。

（四）影响自动氧化的外界因素及防氧化的措施

1. 氧气

氧气是发生自动氧化的必要条件，应尽量避免具还原性的药物与氧接触。可采取将药物密封，安瓿充惰性气体，注射用水预先煮沸排氧，加适当的抗氧剂等措施防止氧化。

2. 光线

日光中的紫外线能催化自由基的形成，从而加速药物的自动氧化；且光的热辐射导致药物温度升高亦可加速氧化。采取黑纸包裹或棕色容器盛放药品，是避光抑制氧化的有效措施。

3. 酸碱度

自动氧化一般在碱性条件下易发生，在酸性下较稳定。故应将药液调至最稳定的 pH 值，是延缓氧化的有效方法。

4. 温度

氧化因升温而加速，在药物的生产、制剂及贮存中应注意控制温度条件。

5. 重金属离子

微量重金属离子如铁、铜、锌等可催化药物的自动氧化。可以在药液中添加 EDTA 等螯合剂来掩蔽重金属离子，以消除或减弱其催化作用。

三、其他变质反应

（一）异构化反应

一些药物在光照、受热及溶液 pH 值改变时会发生顺反异构、旋光异构和差向异构等异构化反应，导致药物变质，使疗效降低，甚至产生副作用。

（二）脱羧、脱水反应

某些药物受酸、碱等因素影响会发生脱羧或脱水反应而变质。如对氨基水杨酸钠能发生脱羧反应生成有毒的间氨基酚；吗啡、红霉素遇酸可发生脱水反应。

（三）聚合反应

聚合反应也是引起药物变质的常见反应。如葡萄糖、维生素 C 等易发生聚合变色；氨苄青霉素易聚合产生大分子，能引发机体过敏反应。

课堂拓展

过期药品为什么不能吃

过期药品是指超过有效期的药品。按照《中华人民共和国药品管理法》的规定，超过有效期的药品属于劣药，是禁止生产和销售的。过期药品中有效成分，可能会因为各种原因发生变质反应生成其他不明结构的化学成分，对人体可能会有危害。所以过期药品是不能吃的。

素质培养：提高安全用药理念，关注大众用药安全，学以致用护一方健康。

第二节 药物的代谢反应

药物在体内的代谢反应分为Ⅰ相代谢和Ⅱ相代谢。Ⅰ相代谢主要是通过氧化、还原、水解等反应，使药物化学结构发生改变，并在代谢物分子中引入或暴露出羟基、氨基、巯基、羧基等极性基团，从而增加水溶性，以利于排泄；Ⅱ相代谢主要是通过结合反应，使Ⅰ相代谢物与活化的内源性极性分子作用生成水溶性更大的结合物，易于排泄。其中Ⅰ相代谢对药物的生物效应影响最大，一般是使药物活性下降或消失，有时也会产生活性物质或毒性物质；Ⅱ相代谢主要使药物灭活。由于酶的选择性差异，药物结构不同，代谢方式也不一样。以下主要按代谢反应类型进行讨论。

一、氧化反应

氧化反应是药物在体内常见的代谢反应，主要在体内氧化酶系的催化下进行，体内重要的氧化酶系一般分为肝微粒体酶系和非微粒体酶系。前者是以肝中细胞色素 P450 为主体的双功能氧化酶系，对底物结构选择性较低，主要催化芳烃和饱和烃基的羟化、不饱和烃基的环氧化、杂原子去烃基化、N（S）-氧化、氧化脱胺、脱硫等多种代谢氧化反应。后者存在于肝外组织，常见有醇（醛）脱氢酶、单胺氧化酶等，有结构选择性，能专一地进行醇、醛和胺类的氧化。常见的不同结构类型药物的氧化代谢反应如下。

1. 芳烃的氧化

芳香环被混合功能氧化酶催化，生成酚羟基化合物，是经过环氧化合物（epoxide）的机理。反应部位一般在苯环位阻较小的位置（常在对位或邻位）羟基化，有立体异构体的选择性，如可乐定，其中间体环氧化物有致肝坏死的毒性。

可乐定的氧化反应

2. 烯烃的氧化

细胞色素 P450 混合功能氧化酶系统是个氧化性很强的环氧化催化酶，可把卡马西平碳碳双键加氧氧化形成环氧化物。该环氧化代谢产物有一定的毒性，进一步代谢为二羟基卡马西平无活性。

卡马西平的氧化反应

3. 含氧药物的氧化

含氧药物一般主要包括醚类、醇类、醛类。例如萘普生发生 O-去烃基化，氧化速度与立体效应、电子效应和取代基有关；乙醇氧化为乙醛，进一步氧化成乙酸。

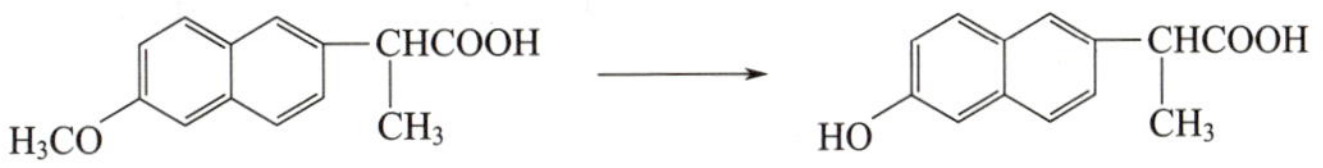

萘普生的氧化反应

$$CH_3CH_2OH \longrightarrow CH_3CHO \longrightarrow CH_3COOH$$
乙醇　　　　　乙醛　　　　　乙酸

4. 胺类药物的氧化

仲胺、叔胺发生 N-去烃基化。烃基越小，越易脱去；如哌替啶氧化过程中脱去甲基。伯胺、仲胺发生氧化脱氨反应；叔胺和含 N 芳杂环主要生成稳定的 N-氧化物。

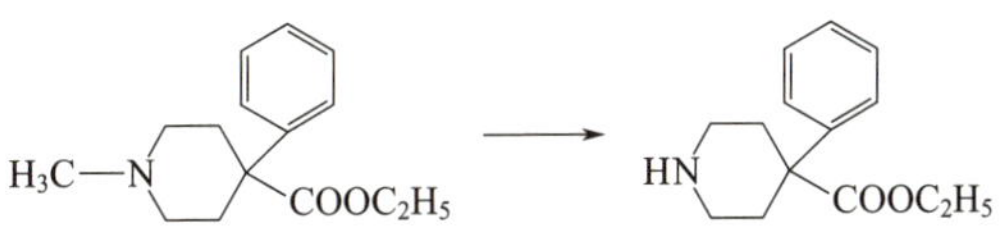

哌替啶的氧化反应

5. 其他氧化过程

对于外源性物质的氧化代谢，除微粒体混合功能氧化酶系统外，醇脱氢酶（ADH）和醛氧化酶（AO）也起非常重要的作用。各种醇类化合物被 NAD^+ 接受两个氢，变成相应的醛或者酮。醛氧化酶也依赖于 NAD^+，被氧化成酸。

二、还原反应

还原反应是药物在体内又一重要的代谢反应，有时使药物产生毒性较大的物质。常见的不同结构类型药物的代谢还原反应如下。

1. 硝基的还原

芳香硝基主要被还原成芳香氨基的代谢物。如硝西泮 7 位硝基被还原为氨基，中间体羟胺衍生物有致癌毒性。

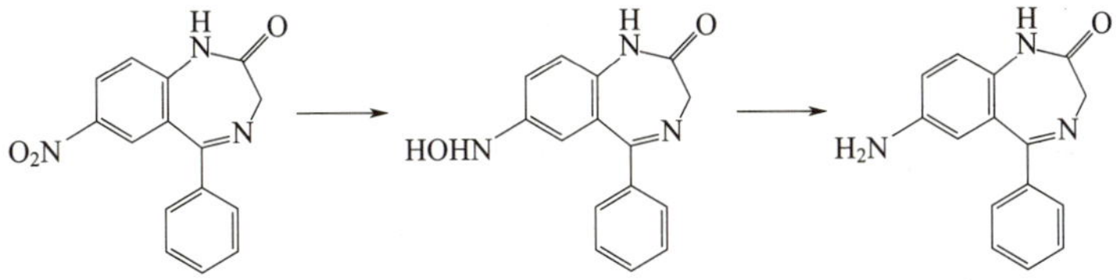

硝西泮的还原反应

2. 偶氮键的还原

偶氮键断裂生成两个含氨基（芳伯氨基）的代谢物。如磺胺类药物柳氮磺吡啶在体内肠微生物作用下分解成磺胺吡啶和 5-氨基水杨酸。

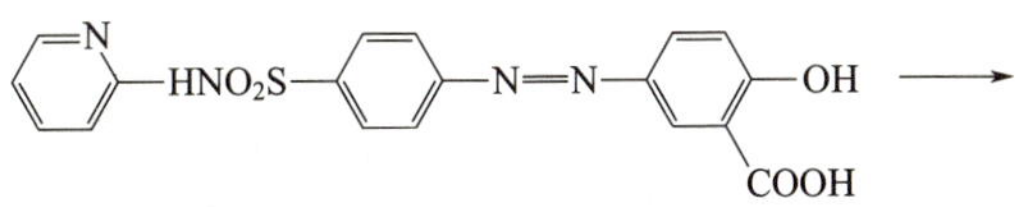

柳氮磺吡啶的还原反应

3. 羰基的还原

含酮基药物还原为仲醇类代谢物，代谢有立体选择性。如萘丁美酮（nabumetone）在体内，羰基先被还原为羟基，然后又被氧化为羧基产生活性。

萘丁美酮的还原反应

4. 卤代烃的还原

氯、溴、碘原子易被还原脱去，而氟原子不易脱去。如甲氧氟烷（methoxyflurane）可脱除氯而保留氟。此外，卤代烃也能脱卤素氧化得羰基化合物。

$$CHCl_2CF_2OCH_3 \longrightarrow CH_3CF_2OCH_3$$

甲氧氟烷的还原反应

三、结合反应

结合反应是指活化后的葡糖醛酸（UDPGA）、硫酸基（PAPS）、氨基酸、谷胱甘肽（GSH）等内源性极性分子，在转移酶的催化下，与药物或Ⅰ相代谢物分子中的羟基、氨基、羧基或巯基等极性基团作用形成结合物。结合反应使药物或Ⅰ相代谢物在去活化、去毒的基础上，大多转化为极性更大的水溶性物质，从而更易于排泄。常见的结合代谢反应类型如下。

1. 与葡糖醛酸结合

药物或者其代谢产物与葡糖醛酸结合是最常见的反应，共有 O-、S-、N-、C-葡糖醛酸苷化四种结合类型。如氯霉素、磺胺和丙基硫氧嘧啶可与葡糖醛酸结合形成 O-葡糖醛酸苷、N-葡糖醛酸苷、S-葡糖醛酸苷。

氯霉素葡糖醛酸苷　　磺胺-N-葡糖醛酸苷　　丙基硫氧嘧啶-S-葡糖醛酸苷

2. 与硫酸结合

含羟基、氨基、羟氨基的底物能生成硫酸酯，水溶性增大，毒性降低。如水杨酸中醇羟基和羟氨基形成的硫酸酯不稳定，水解生成亲电基团，反而增加药物的毒性。

水杨酸与硫酸的结合反应

3. 与氨基酸结合

脂肪酸、芳基烷酸、芳香羧酸、杂环羧酸类药物能与氨基酸结合，特别是与甘氨酸glycine结合最常见。如水杨酸结合物水溶性增加，有立体选择性。

水杨酸与氨基酸的结合反应

4. 与谷胱甘肽结合

谷胱甘肽（GSH）含巯基、氨基，是强亲核基团，与亲电性代谢物如环氧化物、N-氧化物、羟胺、酰卤等结合，有去毒灭活作用，结合物水溶性增加。如对乙酰氨基酚（paracetamol）在体内的毒性代谢物即与谷胱甘肽结合生成无毒代谢物排出体外。结合反应有亲核取代、酰化、加成、还原、酰化等。

对乙酰氨基酚毒性代谢物与谷胱甘肽结合反应

苯乙烯与谷胱甘肽结合反应

四、水解反应

体内最常见的水解代谢反应是酯类和酰胺类的水解。羧酸酯、硝酸酯、磺酸酯等酯类药物主要被存在于血浆和肝中的酯酶水解为酸和羟基化合物；酰胺类药物则被酰胺酶水解为酸和胺。水解一般使有机药物分子破坏而失去活性，代谢物都有一定的水溶性，易于排泄。

本章小结

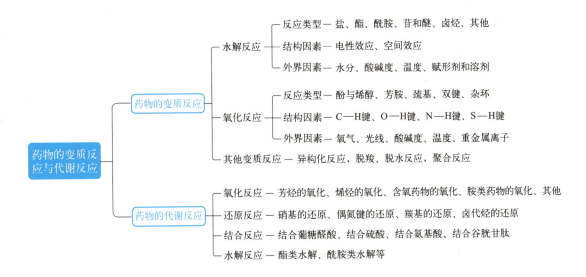

目标检测

一、单选题

1. 药物亲脂性与生物活性的关系式（　　）。

A. 增强亲脂性，有利于吸收，活性增强　　B. 降低亲脂性，不利于吸收，活性下降
C. 增强亲脂性，使作用时间缩短　　　　　D. 适度的亲脂性有最佳活性
2. 下列反应属于Ⅱ相代谢的是（　　）。
A. 水解反应　　　B. 氧化反应　　　C. 还原反应　　　D. 结合反应
3. 药物易发生自动氧化变质的结构是（　　）。
A. 烃基　　　　　B. 苯环　　　　　C. 内酯　　　　　D. 酚羟基
4. 利多卡因酰胺键不易水解是因为酰胺键的邻位两个甲基可产生（　　）。
A. 邻助作用　　　B. 给电子共轭　　C. 空间位阻　　　D. 分子间催化
5. 芳环的药物主要发生以下哪种代谢（　　）？
A. 还原代谢　　　B. 氧化代谢　　　C. 脱羟基代谢　　D. 开环代谢

二、多选题

1. 下列属于药物变质反应的是（　　）。
A. 水解　　B. 自动氧化　　C. 异构化　　D. 脱羧　　E. 还原
2. 影响水解的外界因素有（　　）。
A. 水分　　B. 酸碱度　　C. 温度　　D. 惰性气体　　E. 氧气
3. 可使药物亲水性增加的基团是（　　）。
A. 羧基　　B. 苯基　　C. 羟基　　D. 烷基　　E. 磺酸基
4. 可在体内发生水解代谢反应的官能团包括（　　）。
A. 羧酸酯　　B. 磺酸酯　　C. 酰胺　　D. 硝基　　E. 硝酸酯
5. 有机药物中常见易水解的基团有（　　）。
A. 酯键　　B. 酰脲　　C. 酰肼　　D. 酰胺　　E. 苷键

三、简答题

1. 酯类药物比相应的酰胺类是否易水解？请根据电性效应解释。
2. 试比较下面两个药物哪个更易自动氧化？为什么？

对氨基水杨酸　　　　　间氨基酚

第十七章 药物的化学结构与药效的关系

> 学习目标

[知识目标]

1. 理解结构特异性药物和结构非特异性药物的基本概念；电子云密度、官能团、键合特性和立体异构对药效的影响。
2. 掌握构效关系和基本结构的概念；药物的理化性质对药效的影响。

[能力目标]

1. 能区分结构特异性药物和结构非特异性药物。
2. 能写出药物的基本结构和构效关系的概念。
3. 能分析药物的理化性质、结构因素对药效的影响。

[素质目标]

1. 培养学生认识药物的化学结构与生物活性间的关系。
2. 培养学生开拓创新、严谨求实的精神。

构效关系（structure-activity relationship，SAR）是指药物的化学结构与生物活性（包括药理与毒理作用）之间的关系，是药物化学的中心内容之一，也是药物化学和分子药理学长期以来共同探讨的问题。

根据药物在体内分子水平上的作用方式，可分为结构非特异性药物和结构特异性药物两种类型。前者的生物活性（药理作用）主要受药物分子的各种理化性质影响，与化学结构关系不大；当结构有所改变时，对生物活性无明显影响。后者的生物活性除与药物分子的理化性质相关外，主要取决于药物的化学结构，即受药物分子和受体的相互作用影响，药物结构稍加改变，就会直接产生药效学变化。大多数药物属于后一种类型。

一、药物的化学结构与药效的关系概述

（一）药物发生药效的生物学基础

与药物在体内发生相互作用的生物大分子被称为药物的作用靶点，即致病基因编码的蛋白质和其他生物大分子，如酶、受体、离子通道、核酸等。分子生物学和分子药理学等新兴学科的出现，为阐明许多生物大分子与疾病发生的关系作出了重要的贡献。合理化药物分子设计就是基于生命科学研究揭示的药物体内作用靶点的结构特征，设计药物新分子，以期发现选择性地作用于靶点的新药。

药物的体内过程是吸收、分布、代谢和排泄，这中间的每一个过程都影响药物的药效。

药物发生药效的决定因素有两个：一是药物必须以一定的浓度到达作用部位，药物的转运过程（吸收、分布、排泄）将影响药物在作用部位的浓度，而转运过程又受药物理化性质的影响，因此这一因素由药物的理化性质决定，也是结构非特异性药物生物活性的决定性因素；二是药物和受体的相互作用，这一因素与结构特异性药物的生物活性有关。

（二）药物的基本结构对药效的影响

在药物构效关系研究中，将具有相同药理作用药物的化学结构中相同或相似的部分，称为相应类型药物的基本结构。如磺胺类药物的基本结构为对氨基苯磺酰胺。

$$-NH-\phenyl-SO_2NH-$$
磺胺类药物基本结构

药物的基本结构决定结构特异性药物的生物活性，是结构特异性药物发生药效的必需结构部分。在药物的结构改造和新药设计中，基本结构不能改变，只能在非基本结构部分加以变化，以保证其衍生物既保持原有药物的作用，又具有各自特点。

二、药物的理化性质对药效的影响

非特异性的药物的生物活性主要受理化性质影响，特异性药物的生物活性主要受化学结构本身的影响，同时也受理化性质的影响。理化性质主要影响药物的转运和代谢，对药效影响较大的理化性质主要是溶解度、脂水分配系数和解离度。

（一）溶解度和脂水分配系数对药效的影响

药物溶解度的大小可以用药物的脂水分配系数 P 表示：

$$P = c_o / c_w$$

P 是在有机相中的量浓度（c_o）和水相中的量浓度（c_w）分配达到平衡时的量浓度之比。P 值可以表示化合物脂溶性的大小，P 值越大，脂溶性越高，常用其对数 $\lg P$ 表示。药物在转运扩散至血液时，需要一定的亲水性，而通过脂质的生物膜时，需要有一定的脂溶性，因此，脂水分配系数应在一定的范围才能显示最好的药效。

结构的改变对药物脂水分配系数影响显著。引入烷基、卤素、芳环、酯基和硝基等可以增加药物的脂溶性。如要透过血脑屏障，作用于中枢神经系统的药物，需要较强的亲脂性。药物分子中如引入亲水性的磺酸基、羧基、羟基、酰胺基、氨基等，一般导致水溶性增高。

（二）解离度对药效的影响

多数药物具弱酸性或弱碱性，在体液中可部分解离。药物的解离度取决于解离常数 pK_a 和介质的 pH。药物解离后，以部分离子型和部分分子型两种形式存在，分别以醋酸和甲胺代表酸和碱，其 pK_a 的计算方式如下：

$$CH_3COOH + H_2O \rightleftharpoons CH_3COO^- + H_3^+O \qquad pK_a = pH - \lg \frac{[CH_3COO^-]}{[CH_3COOH]}$$

$$CH_3NH_2 + H_2O \rightleftharpoons CH_3NH_3^+ + OH^- \qquad pK_a = pH - \lg \frac{[CH_3NH_2]}{[CH_3NH_3^+]}$$

一般情况下，药物的离子型和分子型同时存在，药物以未解离的分子通过生物膜，在膜内的水相介质中解离成离子再起作用。药物在其解离度大的环境下很难跨膜吸收,一方面可以利用药物的解离度决定其吸收和作用部位,另一方面可以利用药物的解离度降低药物的毒副作用。如胃肠道各部位的 pH 不同,不同 pK_a 的药物在胃肠道各部分的吸收情况也有差异。在药物结构中引入季铵基团,增大解离度,使其难以通过血脑屏障,可以达到降低药物对中枢神经系统副作用的目的。

三、药物的结构因素对药效的影响

结构特异性药物一般与受体结合,形成复合物才能产生特定的药理作用,其活性主要取决于药物与受体的结合力,即化学结构本身。影响药物与受体结合的因素有电子云密度、分子大小、立体因素、官能团及键合特性等。

(一) 药物的电子云密度对药效的影响

受体一般是蛋白质,电子云密度分布是不均匀的,药物的电子云密度分布也是不均匀的。如果药物的正负电荷正好和受体的负正电荷相适应,就会产生静电引力,利于相互作用而结合,形成复合物。如机体蛋白质的等电点多在 7 以下,在生理 pH 下多以负离子形式存在,而多数药物分子常带有吸电子基团,形成正电中心,可以和受体的负电区域形成复合物而产生药理效应。

(二) 药物的分子容积和原子间距离对药效的影响

药物与受体是以三维结构形式结合的,其三维结构与受体是否匹配,对药物的作用影响较大。因此药物分子容积大小及原子间距离,特别是一些与受体作用部位相关的官能团间的距离,能影响药物-受体复合物的互补性。一般药物和受体之间有两个以上的结合点,而药物结构中结合点相互之间的距离与受体中结合点相互之间的距离相同或相近时,药物与受体才可以相互结合。

(三) 药物的官能团对药效的影响

药物的药理作用主要依赖于分子整体,官能团可使分子结构和性质发生变化,影响药物与受体的结合而影响药效。一般药物分子结构中有多种活性功能基团,每种官能团对药物性质的影响不同,对药效亦产生不同的影响。药物结构中常见的官能团对药效的影响见表 17-1。

表 17-1 常见官能团对药效的影响

功能基	对药效的影响
烃基	增加疏水性,降低解离度,增加空间位阻,增加稳定性
卤素	强吸电子基,影响电荷分布,增加脂溶性,增加稳定性
羟基和巯基	增加水溶性,增加与受体结合力,改变化学反应活性
醚和硫醚	氧原子有亲水性,碳原子有亲脂性,有利于药物运转与定向分布
磺酸基、羧基	可成盐,增加水溶性,引入解离度小的羧基会导致生物活性增加
酰胺	易与生物大分子形成氢键,易与受体结合,参与机体的酰化反应
硝基	在水中溶解度降低,脂溶性增加,pK_a 降低等

（四）键合特性对药效的影响

药物对机体的作用可以认为是药物和受体分子间的物理相互作用（缔合）和化学反应（成键）所引起的，一般要通过共价键、氢键、范德华力、疏水键、离子键、电荷转移复合物、金属螯合作用、偶极作用等形式相互结合。因此键合特性对药效有一定的影响。药物和受体的结合有可逆和不可逆两种，除了共价键是不可逆外，其他键合都是可逆的，且多种键合形式共存。本节主要介绍共价键、氢键、电荷转移复合物和金属螯合作用对药效的影响。

1. 共价键

共价键键能最大，药物和受体以共价键结合时，形成不可逆复合物；被体内特异性地酶解可使共价键断裂，且很难恢复原形。因而这样的药物产生的作用比较强而持久，但如有毒性，也是不可逆的。如多数抗感染药物与微生物的酶以共价键结合，产生不可逆的抑制作用，从而发挥高效和持续的治疗作用。烷化剂类抗肿瘤药的作用机制亦是如此。

2. 氢键

氢键是药物与受体最普遍的结合方式。药物分子中的O、S、N、F等原子中的孤对电子，可以和受体上与N、O、F共价结合的H形成氢键。氢键的键能约为共价键的1/10，但氢键的存在数量往往较多，对药物的活性产生的影响较大。

3. 电荷转移复合物

电荷转移复合物（CTC）又称电荷迁移络合物，是在电子相对丰富与电子相对缺乏的分子间发生键合形成的化合物。电荷转移复合物的键能较低，与氢键键能相似，复合物相对比较稳定。电荷转移复合物的形成可增加药物的稳定性及溶解度，增强药物与受体的结合作用。

4. 金属螯合作用

金属离子和提供电子的配位体可形成金属络合物，含有两个以上的配基（供电基）的配位体称螯合剂。螯合物是由两个或两个以上的配位体和一个金属离子通过离子键、共价键或配位键等形成的环状结构化合物。一般五元环以上较稳定。

金属螯合作用主要用于重金属中毒的解毒或形成杀菌剂。目前在抗肿瘤药物研究中也较为活跃，常见的为铂类配合物如顺铂（cisplatin）、卡铂（carboplatin）。

四、药物的立体异构对药效的影响

药物和受体形成复合物，需要空间结构上的互补，除了电子云密度、分子容积和原子间距离外，构型、构象和特定基团的改变，都将影响药物和受体的相互作用而影响药效。

（一）旋光异构

具有手性中心的药物称为手性药物。手性药物的光学异构体，除了旋光性不同之外，它们有着相同的物理性质和化学性质，少数手性药物的光学异构体的药理作用相同，但在更多的手性药物中，左旋体与右旋体的生物活性并不相同。药物光学异构体生理活性的差异，反映了药物与受体结合时的较高的立体要求，反映出受体对药物的立体选择性。光学异构对药理活性产生的影响见表17-2。

表 17-2　光学异构对药理活性的影响

光学异构体药理活性差异类型	具光学异构体的药物举例
具有等同的药理活性和活性强度	抗组胺药异丙嗪
具有相同的药理活性,但强弱不同	抗组胺药氯苯那敏,活性为右旋体＞左旋体
一个有活性,另一个没有活性	抗生素氯霉素,仅 $1R,2R\text{-}(-)$ 苏阿糖型有活性
具有相反的活性(较少见)	利尿药依托唑啉,左旋体利尿,右旋体抗利尿
具有不同类型的药理活性	$S(+)$ 氯胺酮有麻醉作用,$R(-)$ 氯胺酮为兴奋作用

（二）几何异构

几何异构是由于双键等刚性或半刚性结构的存在,导致分子内旋转受到限制而产生的。一般来说,几何异构体官能团间距离相差较大,引起理化性质都不同,如 pK_a、溶解度、脂水分配系数等,使药物的吸收、分布和排泄速率不同,因而药物活性有很大差异。如顺式和反式己烯雌酚的雌激素活性不同,反式的活性强,顺式的活性很弱。

反式己烯雌酚　　　　　　　顺式己烯雌酚

（三）构象异构

分子内各原子或基团的空间排列因单键旋转而发生动态立体异构现象,为构象异构(conformational isomerism)。自由能低的构象由于稳定,出现概率高,为优势构象。药物与受体相互作用时,能为受体识别并与受体结构互补结合的药物的构象称为药效构象。药效构象并不一定是药物的优势构象。通过寻找药效构象可以确定与受体结合的情况,为新药设计提供信息。

> **课堂拓展**
>
> ### 双氢青蒿素史话
>
> 青蒿素是中医药献给世界的礼物。1971 年,中医研究院中药研究所屠呦呦的科研组从青蒿中发现了对疟疾有效的青蒿素,在经过 2000 多例的临床试验后,最终确定青蒿素抗疟的效果。通过青蒿素及其相关衍生物的制备并结合鼠疟药效,屠呦呦科研组率先开展构效关系研究并掌握了其规律,发现在青蒿素化学结构中过氧基团是抗疟的主要活性基团。过氧基团被破坏,抗疟活性即消失。而在保留过氧基团的前提下,内酯环的羰基还原成羟基（即双氢青蒿素）可以增效;而在羟基上引进乙酰基,抗疟活性则可以进一步提高。提示在保留过氧基团的情况下,修饰部分结构可以改变其理化性质并提高生物活性。因此双氢青蒿素的创制和构效关系规律的发现,为创制新药提供了新的思路,为国内外全面开展青蒿素衍生物研究打开了新的局面。

屠呦呦是新中国培养的第一代药学家,她和团队成员所有的工作都是在20世纪六七十年代那样极为艰苦的科研条件下于国内完成的。几十年来,她与她领导的研究团队为了人类福祉,围绕国家需求,执着追求,艰苦卓绝,联合攻关,从中医药这一伟大宝库中寻找创新源泉,从浩瀚的古代医籍中汲取创新灵感,从现代科学技术中汲取创新手段,成功研制出青蒿素系列药品,挽救了全球特别是发展中国家数百万人的生命,在世界抗疟史上具有里程碑意义。屠呦呦的成功告诉我们:兴趣是最好的老师,但仅凭兴趣是远远不够的,要取得无愧于祖国和人民的光辉业绩,更需要目标坚定、潜心钻研、埋头苦干、不畏困难、坚韧不拔、戒骄戒躁、淡泊名利、持之以恒的优秀品质。

素质培养:学习屠呦呦等科学家们执着的品质,胸怀祖国,敢于担当;励志拼搏,传承创新;增强自信,勇攀高峰。

本章小结

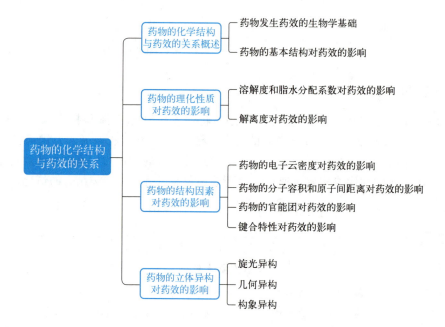

目标检测

一、单选题

1. 药物与受体相互作用时的构象称为（ ）。
  A. 优势构象   B. 最低能量构象
  C. 药效构象   D. 最高能量构象

2. 下列哪个说法不正确（ ）？
  A. 基本结构相同的药物,其药理作用不一定相同
  B. 合适的脂水分配系数会使药物具有最佳的活性

C. 增加药物的解离度会使药物的活性下降
D. 药物的脂水分配系数是影响其作用时间长短的因素之一

3. 下列说法中正确的是（   ）。
A. 手性药物的光学异构体，有着相同的物理性质和化学性质
B. 药物和受体的共价键结合是可逆的
C. 药效构象并不一定是药物的优势构象
D. 在药物结构中引入季铵基团会降低解离度

4. 以下哪个药物的光学异构体的生物活性没有差别（   ）。
A. 布洛芬   B. 马来酸氯苯那敏
C. 氢溴酸山莨菪碱   D. 磷酸氯喹

5. 关于构效关系叙述不合理的是（   ）。
A. 手性药物异构体之间有时在生物活性上存在很大的差别
B. 手性药物是指具有手性碳的药物
C. 药效构象不一定是最低能量构象
D. 药物的几何异构会对药物的活性产生影响

二、多选题

1. 影响药物生物活性的因素有（   ）。
A. 药物的官能团   B. 电子密度分布
C. $\lg P$ D. 立体异构
E. pK_a

2. 药物的亲脂性对药效的影响说法正确的是（   ）。
A. 降低亲脂性，有利于吸收，活性增强
B. 增强亲水性，不利于吸收，活性下降
C. 适度的亲脂性有最佳活性
D. 增强亲脂性，一般可使作用时间延长
E. 降低亲脂性，可使药物作用强度下降

3. 解离度对弱碱性药物药效的影响有（   ）。
A. 在胃液（pH 1.4）中，解离多，不易被吸收
B. 在胃液（pH 1.4）中，解离少，易被吸收
C. 在肠道中（pH 8.4），不易解离，易被吸收
D. 在肠道中（pH 8.4），易解离，不易被吸收
E. 可待因（pK_a 8.2）在胃液中呈离子型，吸收很少，在肠道中易被吸收

4. 引入以下哪些基团可使药物分子的脂溶性增大（   ）。
A. 脂烃基   B. 羟基   C. 氯或溴原子   D. 芳烃基   E. 羧基

5. 以下哪些药物的光学异构体的活性不同（   ）？
A. 维生素C   B. 吗啡   C. 异丙肾上腺素   D. 阿托品   E. 多巴胺

三、简答题

1. 药物产生药效的两个决定因素是什么？
2. 为什么药物的解离度对药效有影响？

药物化学实验实训

第一部分 实验室基本知识

第一节 实验室安全知识

一、实验室安全

药物化学是一门实践性很强的学科。因此，在进入实验室工作之前，实验者必须对实验课程的内容要有充分的准备，而且要通晓实验室的一些基本规则，遵守实验室安全操作须知，才能避免可能发生的一些危险情况。

1. 眼睛安全防护

在实验室中，眼睛是最容易受到伤害的。飞溅出的腐蚀性化学药品和化学试剂，进入眼睛会引起灼伤；在操作过程中，溅出的碎玻璃片或某些固体颗粒，也会使眼睛受到伤害。为了安全起见，在某些实验中，需戴防护目镜。

倘若有化学药品或酸、碱液溅入眼睛，应赶快用大量的水冲洗眼睛和脸部，并尽快到最近的医院进行治疗。若有固体颗粒或碎玻璃片进入眼睛，请切记不要揉眼睛，并赶快到最近的医院进行诊治。

2. 火灾预防

药物化学中的合成实验，由于经常使用挥发、易燃烧的各种有机试剂或溶剂，最容易发生火灾。实验中应严格遵守实验室的各项规章制度，严格执行实验操作方法，预防火灾发生。

（1）火源的控制　实验室内禁止吸烟。实验室中使用明火时应考虑周围的环境，若周围有人使用易燃易爆溶剂时，应严禁明火。

（2）火灾的一般处理方法　一旦发生火灾，不要惊慌，须迅速切断电源，熄灭火源，并移开易燃物品，就近寻找灭火的器材，扑灭着火；容器中少量溶剂起火，可用石棉网、湿抹布或玻璃盖住容器口，扑灭着火；在实验中万一衣服着火了，切勿奔跑，否则火借风势会越烧越烈，可就近找到灭火喷淋器或自来水龙头，用水冲淋使火熄灭；其他着火，采用灭火器进行扑灭，并立即报告有关部门或打119火警电话报警。

3. 意外伤处理

（1）割伤　遇到割伤时，如无特定的要求，应用水充分清洗伤口，并取出伤口中碎玻璃或残留固体，用无菌的绷带或创可贴进行包扎、保护。大伤口应注意压紧伤口或主血管，进行止血，并紧急送往医疗部门进行处理。

（2）烫伤　因火焰或因触及灼热物体所致的小范围的轻度烫伤、烧伤，可通过立即将受伤部位浸入冷水或冰水中约5min以减轻疼痛，涂上蓝油烃烫伤膏或鞣酸油膏。重度的大范围的烫伤或烧伤应立即去医疗部门进行救治。

(3) 化学试剂灼伤　处理方法因化学试剂灼伤不同而不同。①酸：立即用大量水冲洗，再用3％～5％碳酸氢钠溶液淋洗，最后水洗10～15min。严重者将灼伤部位拭干包扎好到医院治疗。②碱：立即用大量水冲洗，再用25％醋酸溶液或1％硼酸溶液淋洗，以中和碱，最后再水洗10～15min。③有机物：用酒精擦洗可以除去大部分有机物，然后再用肥皂和温水洗涤即可。如果皮肤被酸等有机物灼伤，将灼伤处浸在水中至少3h，然后请医生处置。

二、化学药品的安全使用

易燃的有机溶剂（特别是低沸点易燃溶剂）在室温时有较大的蒸气压，当空气中混杂易燃有机溶剂的蒸气达到某一极限时，遇明火即发生燃烧爆炸，并且有机溶剂蒸气都比空气的密度大，会沿着桌面或地面飘移至较远处，也会沉积在低洼处。因此，在实验室中切勿乱丢用剩的火柴梗、药品和试剂，以免引起火灾，污染环境，影响身体健康。也不要将易燃溶剂倒入废液缸中，更不能用开口容器盛放易燃溶剂。

三、废品的销毁

碎玻璃和其他锐角的废物不要丢入废纸篓或类似的盛器中，应该使用专门的废物箱。不要把任何用剩的试剂倒回到试剂瓶中，因为其一会对试剂造成污染，影响其他人的实验；其二由于操作疏忽导致错误引入异物，有时会发生剧烈的化学反应甚至会引起爆炸。

危险的废品，如会放出毒气或能够自燃的废品（活性镍、磷、碱金属等），绝不能丢弃在废物箱或水槽中。不稳定的化学品和不溶于水或与水不混溶的溶液也禁止倒入下水道。应将它们分类集中后处理。对倒掉后能与水混溶，或能被水分解或腐蚀性液体，必须用大量的水冲洗。

四、玻璃仪器和实验装置的安全使用

1. 玻璃仪器使用注意事项

① 使用时要轻拿轻放，以免弄碎。
② 除烧杯、烧瓶和试管外，均不能用火直接加热。
③ 锥形瓶、平底烧瓶不耐压，不能用于减压系统。
④ 带活塞的玻璃器皿用过洗净后，在活塞与磨口之间垫上纸片，以防粘连而打不开；万一打不开时，可用超声波振荡仪来清洗让其自然松动分开。
⑤ 温度计的水银球玻璃很薄、易碎，使用时应小心。不能将温度计当搅拌棒使用；温度计使用后应先冷却再冲洗，以免破裂；测量范围不得超出温度计刻度范围。

2. 安装实验装置注意事项

① 所用玻璃仪器和配件要干净，大小要合适。
② 搭建实验装置时应根据水源和电源的连接方便与否，按照从下向上、从中间向两边原则，逐个装配。
③ 拆卸时，则按从右、左两侧向中间，从上到下原则，逐个拆除。
④ 常压下进行的反应装置，应与大气相通，不能密闭。
⑤ 实验装置要求做到严密、正确、整齐、稳妥、端正，磨口连接处要呈直线，其轴线应与实验台边沿平行。

3. 玻璃仪器的清洗

玻璃仪器用毕后应立即清洗，一般的清洗方法是将玻璃仪器和毛刷淋湿，蘸取肥皂粉或洗涤剂，洗刷玻璃器皿的内外壁，除去污物后用水冲洗；当洁净度要求较高时，可依次用洗涤剂、蒸馏水（或去离子水）清洗；也可用超声波振荡仪来清洗。

必须反对盲目使用各种化学试剂或有机溶剂来清洗玻璃器皿，这样不仅造成浪费，而且可能带来危险，对环境产生污染。

4. 玻璃仪器的干燥方法

（1）自然干燥　将仪器倒置，使水自然流下，晾干。

（2）烘干　将仪器放入烘箱内，仪器口朝上；也可用气流干燥器烘干或用电吹风机吹干。

（3）有机溶剂干燥　急用时可用有机溶剂助干，用少量95％乙醇或丙酮荡涤，把溶剂倒回至回收瓶中，然后用电吹风机吹干。

课堂拓展

重视实验室安全，守护人民平安

安全第一是最广泛的社会共识，习近平总书记强调：人命关天，发展绝不能以牺牲人的生命为代价。这必须作为一条不可逾越的红线。安全生产关乎人民福祉、事关经济社会发展大局，无论政府、企业还是个人，都应始终保有安全意识、担负起应有的责任，共同守护好安全的环境。

素质培养：要从思想上重视实验安全，不断增强安全意识，学会规避危险，远离事故，守好人民的平安。

第二节　实验仪器与装置

药物化学实验常用的玻璃仪器装置，一般皆用铁夹将仪器依次固定于铁架上。铁夹的双钳应贴有橡皮、绒布等软性物质，或缠上石棉绳、布条等。若铁夹直接夹住玻璃仪器，则容易将仪器夹坏。

用铁夹夹玻璃器皿时，先用左手手指将双钳夹紧，再拧紧铁夹螺丝，做到夹物不松不紧。

1. 回流装置

很多药物化学合成反应需要在反应体系的溶剂或液体反应物的沸点附近进行，这时就要用回流装置（见图实验-1）。图实验-1(a)是防潮加热回流装置；图实验-1(b)是带有吸收反应中生成气体的回流装置，适用于回流时有水溶性气体（如HCl、HBr、SO_2等）产生的实验；图实验-1(c)为回流时可以同时滴加液体的装置；图实验-1(d)为普通回流装置。回流加热前应先放入沸石，通上冷却水，根据瓶内液体的沸腾温度，可选水浴、油浴或石棉网直接加热等方式。在条件允许下，一般不采用隔石棉网直接用明火加热的方式。回流的速率应控制在液体蒸气浸润不超过两个球为宜。

2. 蒸馏装置

蒸馏是分离两种以上沸点相差较大的液体和除去有机溶剂的常用方法。几种常用的

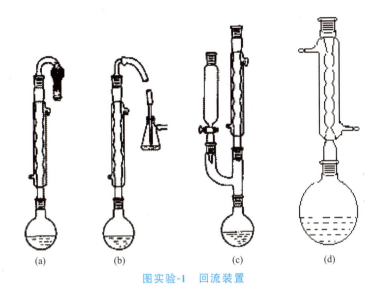

图实验-1　回流装置

蒸馏装置（见图实验-2），可用于有不同要求的场合。图实验-2(1) 是最常用的蒸馏装置，由于这种装置出口处与大气相通，可能逸出馏液蒸气，若蒸馏易挥发的低沸点液体时，需将接液管的支管连上橡皮管，通向水槽或室外。支管口接上干燥管，可用作防潮的蒸馏。

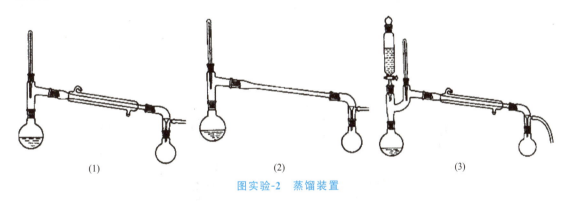

图实验-2　蒸馏装置

图实验-2(2) 是应用空气冷凝管的蒸馏装置，常用于蒸馏沸点在 140℃以上的液体。若使用直形水冷凝管，由于液体蒸气温度较高而会使冷凝管炸裂。图实验-2(3) 为蒸除较大量溶剂的装置，由于液体可自滴液漏斗中不断地加入，既可调节滴入和蒸出的速度，又可避免使用较大的蒸馏瓶。

3. 气体吸收装置

气体吸收装置（见图实验-3），用于吸收反应过程中生成的有刺激性和水溶性的气体，如 HCl、SO_2 等。其中图实验-3(1) 和图实验-3(2) 可做少量气体的吸收装置。图实验-3(1) 中的玻璃漏斗应略微倾斜使漏斗口一半在水中，一半在水面上。这样，既能防止气体逸出，亦可防止水被倒吸至反应瓶中。若反应过程中有大量气体生成或气体逸出很快时，可使用图实验-3(3) 的装置，水自上端流入（可利用冷凝管流出的水）抽滤瓶中，在恒定的平面上溢出，粗的玻璃管恰好伸入水面，被水封住，以防止气体逸入大气中。图中的粗玻璃管也可用 Y 形管代替。

药物化学实验实训

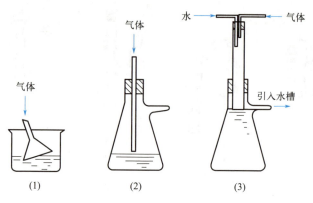

图实验-3　气体吸收装置

4. 搅拌装置

（1）搅拌装置　如果反应是在非均相溶液中进行时，或反应物之一系逐渐滴加，为了尽可能使其迅速均匀地混合，以避免因局部过浓过热而导致其他副反应发生或有机物的分解；有时反应产物是固体，如不搅拌将影响反应顺利进行；在这些情况下均需进行搅拌操作。在许多合成实验中若使用搅拌装置不但可以较好地控制反应温度，同时也能缩短反应时间和提高产率。常用的搅拌装置见图实验-4。图实验-4(1)是可同时进行搅拌、回流和自滴液漏斗加入液体的实验装置；图实验-4(2)的装置还可同时测量反应的温度；图实验-4(3)是带干燥管的搅拌装置；图实验-4(4)是磁力搅拌。

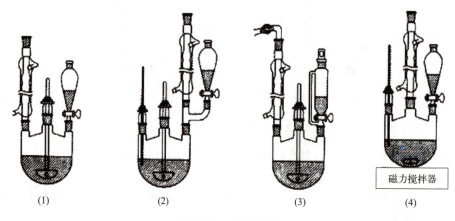

图实验-4　搅拌装置

（2）密封装置　密封装置如图实验-5所示。

搅拌机的轴头和搅拌棒之间可通过两节真空橡皮管和一段玻璃棒连接，这样搅拌器导管不致磨损或折断（见图实验-6）。

（3）搅拌棒　常用的见图实验-7。其中（1）（2）两种较易用玻璃棒弯制。（3）（4）较难制，其优点是可以伸入狭颈的瓶中，且搅拌效果较好。（5）为筒形搅拌棒，适用于两相不混溶的体系，其优点是搅拌平稳，搅拌效果好。

5. 抽滤装置

在药物化学实验中为了使过滤操作进行得快，常用布氏漏斗进行抽滤。滤纸应小于布氏漏斗的底面，以能刚盖住小孔为宜。在抽滤之前必须用同一溶剂将滤纸润湿后过滤；抽滤时为防止抽破滤纸，可采用双层滤纸抽滤（见图实验-8）。

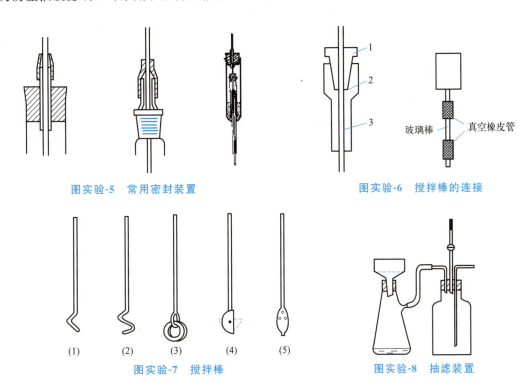

图实验-5　常用密封装置　　　　图实验-6　搅拌棒的连接

图实验-7　搅拌棒　　　　图实验-8　抽滤装置

第三节　实验数据处理与报告

进行药物化学制备实验时要了解每个实验是怎样设计的，如何构成的，影响每个反应的主要因素有哪些？应当熟悉实验的整体构架，把握实验的全过程，全方位熟悉实验的安排与操作，并在操作中逐渐理解实验的设计思想，不断进入学习佳境，成为具有设计实验能力、会操作的创造型技能人才。

1. 实验预习

在实验前仔细阅读相应的实验内容及相关的内容，认真完成预习报告，并结合实验操作步骤，细读注解内容，因为这些注解往往是前人在该实验中的经验或教训的总结，十分珍贵，若能认真领会，则可引导实验成功。预习工作包括反应原理、可能发生的副反应、反应机制、实验操作的原理和方法、产物提纯的原理和方法、注意事项及实验中可能出现的危险及处置办法，应给出详细的预习报告。同时，还要了解反应中化学试剂的化学计量学用量，对化学试剂和溶剂的理化常数等要记录在案，以便查询。

2. 操作与记录

实验者要亲自动手，完成各项实验操作，逐步提高实验技能。要仔细观察与比较实验现象，并作如实的记录。实验记录应记在专门的实验记录本上，实验记录应有连续的页码、所有观察到的现象、实验时间、原始数据、操作和后处理方法、步骤，均应及时、准确、客观、真实、详细地记录在实验记录本上，并签名，以保证实验记录的完整性、连续性和原始性。

3. 实验报告

实验报告是学习者获得实验成果的一种书面反映，也是对整个实验的一个总结、回顾过程，并报道实验结果，包括产物的颜色、状态、物理常数、产量、产率等。还可通过回答实验中提出的问题和讨论实验中观察到的现象，充分发表实验者的想法、建议及改进意见；所以，撰写实验报告也是一次新的学习过程，学习者应当予以足够的重视。做好实验记录和实验报告是每一个科研人员必备的基本素质。

第二部分 药物的性质实验

实验项目一 抗生素的性质实验

一、实验目的

1. 掌握几种常用抗生素的化学性质、鉴别原理及鉴别方法。
2. 通过实验使学生认识酸碱四个抗生素稳定性的影响及在鉴别上的应用。

二、实验设备与药品

1. 仪器：试管、漏斗、小烧杯、滤纸、水浴锅等。
2. 药品：青霉素钠（钾）(0.2g)、红霉素 (8mg)、盐酸金霉素（56mg）、硫酸链霉素（1mg）、稀盐酸、盐酸、乙醇、醋酸乙酯、氯仿、乙醚、硫酸、丙酮、三氯化铁试液、0.4％氢氧化钠溶液、0.1％ 8-羟基喹啉乙醇液、次溴酸钠试液、硫酸铁铵溶液等。

三、实验原理

1. 青霉素钠（钾）的酸分解反应

青霉素钠（钾）水溶性好，但分子结构中具有 β-内酰胺环，在酸性条件下不稳定，易发生水解并进行分子内重排生成青霉二酸，该化合物为不溶于水的白色沉淀，但可溶于乙醇、氯仿、乙醚及过量盐酸中；青霉素钠（钾）具有钠（钾）盐结构，具有焰色反应。

2. 红霉素的显色反应

红霉素能与硫酸或盐酸发生显色反应，与硫酸显红棕色；与盐酸在丙酮溶液中由橙黄色渐变为紫红色，转溶于氯仿中显蓝色。

3. 盐酸金霉素的降解反应

金霉素在 pH<2 的溶液中，特别是在加热的情况下极易脱水，生成脱水金霉素。脱水金霉素分子中，共轭双键的数目增加，色泽加深，对光的吸收程度增大；金霉素分子中具有酚羟基和烯醇基，能与金属离子形成不溶性盐类或有色配合物；在强碱性溶液中加热，可以转化为异构体，其在紫外光照射下，具强烈荧光。

4. 硫酸链霉素的鉴别

① 坂口氏（Sakaguchi）反应：链霉素加氢氧化钠试液，水解生成的链霉胍与 8-羟基喹

啉乙醇液和次溴酸钠试液反应，显橙红色。

② 麦芽酚的铁盐实验：链霉素在碱性条件下，水解生成的链霉糖经脱水重排，产生麦芽酚，麦芽酚在微酸性溶液中与铁离子形成紫红色配合物。

四、实验过程

1. 青霉素钠（钾）的性质实验

① 取青霉素钠（钾）约0.1g，加水5ml使溶解，加稀盐酸2滴，即生成白色沉淀；该沉淀能在乙醇、醋酸乙酯、氯仿、乙醚、过量盐酸中溶解。

② 青霉素钠（钾）盐的焰色反应：用铂丝蘸取少量药品，在火焰上燃烧，钠盐显现鲜黄色火焰，钾盐显现紫色火焰。

2. 红霉素的性质实验

① 取红霉素5mg，加硫酸2ml，缓缓摇匀，即显红棕色。

② 取红霉素3mg，加丙酮2ml，振摇溶解后，加盐酸2ml即显橙黄色，再加氯仿2ml振摇，氯仿层应显紫色。

3. 盐酸金霉素的性质实验

① 取盐酸金霉素约0.5mg，加硫酸2ml，先显蓝色，渐变为橄榄绿色；加水1ml振摇，出现金黄色或棕黄色。

② 取盐酸金霉素5mg，加水1ml使溶解，加三氯化铁试液与乙醇的混合液（1→10）2滴，即显深绿色。

③ 取盐酸金霉素50mg，加0.4%氢氧化钠溶液5ml使溶解，于100℃加热1min，在紫外灯（365nm）下检视，显强烈蓝色荧光。

4. 硫酸链霉素的性质实验

① 取硫酸链霉素约0.5mg，加水4ml振摇溶解后，加氢氧化钠试液2.5ml与0.1%的8-羟基喹啉的乙醇溶液1ml，放冷至约15℃，加次溴酸钠试液3滴，即显橙红色。

② 取硫酸链霉素约0.5mg，加水5ml溶解后，加氢氧化钠试液0.3ml，置水浴上加热5min，加硫酸铁铵溶液0.5ml，即显紫红色。

五、实验讨论

1. 抗生素的化学结构类型可分为哪几类？本类实验中的四个抗生素各属于哪种类型？

2. 本实验中的四个抗生素结构不稳定的原因何在？怎样利用此特性作定性鉴别？酸、碱条件下它们的水解产物各是什么？

六、注意事项

1. 青霉素钠（钾）有引湿性，遇酸、碱、氧化剂等分解变质迅速，应在实验前临时开封使用。

2. 抗生素类药物多数不够稳定，酸、碱能使其迅速分解，它们的分解产物有不同的颜色，可用作定性鉴定。

3. 盐酸金霉素结构中的酚羟基和羰基，能与三氯化铁生成内配盐而显色。

4. 硫酸铁铵的配制方法：取硫酸铁铵0.1g，加0.5ml/L硫酸溶液5ml，使溶解得到。

5. 若供试品为青霉素钠（钾）、硫酸链霉素的注射剂，则可直接用注射液进行鉴定。若为红霉素片剂，则用小刀刮去肠溶衣后，研细片粉，取适量细粉进行鉴定。若盐酸金霉素为眼膏，则取 0.5g，加盐酸液（0.01mol/L）2ml，置水浴上加热搅拌，使金霉素溶解，放冷，倾取溶液置水浴上蒸干，取残渣进行鉴定。

实验项目二　心血管系统药物的性质实验

一、实验目的

掌握常用心血管系统药物的主要性质、鉴定原理和操作方法。

二、实验仪器与药品

1. 仪器：试管、漏斗、小烧杯、滤纸、水浴锅等。
2. 药品：盐酸普鲁卡因胺（0.1g）、硝酸异山梨酯（12mg）、利血平（2mg）、卡托普利（25mg）、盐酸胺碘酮试液（70mg）、盐酸、亚硝酸钠溶液、碱性 β-萘酚试液、硫酸、硫酸亚铁试液、10%儿茶酚溶液、氢氧化钠试液、香草醛试液、对二甲氨基苯甲醛、冰醋酸、乙醇、亚硝酸钠、稀硫酸、2,4-二硝基苯肼高氯酸溶液等。

三、实验原理

1. 盐酸普鲁卡因胺

本品分子结构中具有芳香第一胺，可发生重氮化-偶合反应生成红色的偶氮化合物。

2. 硝酸异山梨酯

① 本品与硫酸和硫酸亚铁反应后，生成硫酸氧氮合亚铁，在两液层界面处显棕色环。

② 本品经硫酸水解后，滴加儿茶酚溶液反应后生成对亚硝基儿茶酚在硫酸溶液中生成醌肟，又与过量的儿茶酚缩合成暗绿色靛酚类化合物。

3. 卡托普利

本品结构中具有巯基（—SH）能与亚硝酸反应，生成红色的亚硝酰硫醇酯。

$$R-SH + HNO_2 \longrightarrow O=N-S-R$$

4. 利血平

① 本品在醋酸和硫酸溶液中，能与对二甲氨基苯甲醛反应显绿色，再加冰醋酸则变为红色。

② 本品与香草醛试液反应，显玫瑰红色。

5. 盐酸胺碘酮

① 本品结构中的羰基与 2,4-二硝基苯肼反应，生成黄色胺碘酮-2,4-二硝基苯腙沉淀。

$$\underset{R}{\overset{R'}{>}}C=O + H_2NNH\text{-}\!\!\underset{NO_2}{\overset{}{\bigcirc}}\!\!\text{-}NO_2 \longrightarrow \underset{R}{\overset{R'}{>}}C=N\text{-}NH\text{-}\!\!\underset{NO_2}{\overset{}{\bigcirc}}\!\!\text{-}NO_2 \downarrow$$

黄色

② 本品加硫酸加热，分解逸出紫色的碘蒸气。

四、实验过程

1. 盐酸普鲁卡因胺

取本品约0.1g，加稀盐酸10ml，置水浴加热使溶解，放冷再滴加亚硝酸钠溶液数滴，摇匀，用水3ml稀释后，加碱性 β-萘酚试液2ml振摇后生成猩红色沉淀。

2. 硝酸异山梨酯

① 取本品约10mg，加水1ml，加硫酸2ml，摇匀使药品溶解后放冷，沿管壁缓缓加硫酸亚铁试液3ml，不振摇，使成两液层，界面处出现棕色环。

② 取本品约2mg，加新制的10％儿茶酚溶液3ml，摇匀后慢慢滴加硫酸6ml，溶液即显暗绿色。

3. 卡托普利

取本品约25mg，滴加乙醇2ml溶解后，加亚硝酸钠结晶少许和稀硫酸10滴，振摇，溶液显红色。

4. 利血平

① 取本品约1mg，加新鲜配制的香草醛试液0.2ml，显玫瑰红色。

② 取本品约1mg，加对二甲氨基苯甲醛5ml、冰醋酸0.2ml与硫酸0.2ml，混匀，即显绿色；再加冰醋酸1ml，转变为红色。

5. 盐酸胺碘酮

① 取本品约20mg，滴加乙醇2ml溶解后，再加2,4-二硝基苯肼高氯酸溶液2ml，加水5ml，放置，析出黄色沉淀。

② 取本品约50mg，加硫酸1ml，微热后即有碘的紫色蒸气产生。

五、实验讨论

1. 说出本实验中五种药品的主要性质。
2. 叙述心血管系统药物分哪几类，各类有哪些主要的药物。

六、注意事项

1. 硝酸异山梨酯在室温及干燥状态下较稳定，但遇强热或撞击下会发生爆炸。
2. 若供试药品为片剂，需将片剂研细，取片粉适量，提取过滤，用滤液或残渣进行实验。

实验项目三　解热镇痛药的性质实验

一、实验目的

1. 掌握常用解热镇痛药常见药物的鉴别原理和鉴别方法。
2. 掌握鉴别实验操作的基本方法。

二、实验仪器与药品

1. 仪器：试管、漏斗、小烧杯、滤纸、水浴锅等。
2. 药品：阿司匹林（0.3g）、对乙酰氨基酚（0.2g）、碳酸钠试液、稀硫酸、稀盐酸、0.1mol/L亚硝酸钠液、碱性 β-萘酚、三氯化铁试液等。

三、实验原理

利用药物中各种官能团的不同特性，使其能与某些试剂作用，产生特殊的颜色或沉淀或气味等现象来区别药物的方法，称为化学鉴别方法。

① 阿司匹林结构中具有酯键和羧基，阿司匹林的水溶液在室温下不与三氯化铁试液显色，但加热后，能水解产生酚羟基，可与三氯化铁试液显色；在碱性下受热水解产生水杨酸和醋酸盐，加酸酸化后，产生水杨酸白色沉淀和醋酸特异性臭味。

② 对乙酰氨基酚结构中具有酚羟基和酰胺键，水溶液能直接与三氯化铁试液显色；在酸性下能水解产生芳伯氨基，可与亚硝酸钠和碱性 β-萘酚发生重氮化-偶合反应，生成红色沉淀。

四、实验过程

1. 阿司匹林

① 取阿司匹林约 0.1g，加纯化水 10ml，加三氯化铁试液 2 滴，不显紫堇色，将其溶液煮沸，冷却后，即显紫堇色。

② 取阿司匹林 0.2g，加碳酸钠试液 2～3ml，煮沸 2min，冷却后，加入过量的稀硫酸试液，即析出白色沉淀，并产生醋酸特臭。

若供试品为阿司匹林片剂，可取片粉少许（约相当于 50mg 阿司匹林），加纯化水 5ml，煮沸，冷却后，加三氯化铁试液 2 滴，即显紫堇色；另取片粉适量（相当于 0.3g 阿司匹林），加碳酸钠试液 5ml，振摇后静置 5min，过滤，取滤液煮沸 2min，加过量的稀硫酸，即析出白色沉淀，并同时产生醋酸特臭。

2. 对乙酰氨基酚

① 取对乙酰氨基酚微量，加 1ml 纯化水使溶解，加三氯化铁试液 1～2 滴，即显蓝紫色。

② 取对乙酰氨基酚约 0.1g，加稀盐酸 5ml，置水浴中加热 30min，放冷，取出 1ml，滴加 0.1mol/L 亚硝酸钠液 5～8 滴，摇匀，用 3ml 纯化水稀释后，加碱性 β-萘酚试液 2ml，振摇，即显红色沉淀。

五、实验讨论

阿司匹林与三氯化铁试液反应中，为什么开始不显色，加热后冷却能变色？

六、注意事项

实验中药物的水解操作，应在水浴中进行，不能直火加热，否则药物会因温度过高，发生氧化或局部炭化，影响实验结果。

第三部分　药物的制备实训

实训项目一　阿司匹林的制备实训

一、实训目的

1. 熟悉酰化反应的原理，掌握阿司匹林的制备方法。

2. 掌握抽滤、重结晶、精制等基本操作技术。
3. 了解阿司匹林的临床用途。

二、实训仪器与药品

1. 仪器：三颈烧瓶（100ml）、布氏漏斗、烧杯（100ml）、烧杯（250ml）、抽滤瓶、温度计、表面皿、量筒（25ml）、球形冷凝管、恒温水浴锅、循环水泵、天平等。
2. 药品：水杨酸 7.0g（0.05mol）、醋酐 10mL（10.82g，0.106mol）、浓硫酸少量、无水乙醇等。

三、反应原理

1. 主反应

水杨酸与醋酐在浓硫酸的催化下，于 50～60℃ 发生酰化反应，制得阿司匹林。反应式如下：

$$\text{水杨酸(COOH, OH)} + (CH_3CO)_2O \xrightarrow[50\sim60℃]{H_2SO_4} \text{乙酰水杨酸(COOH, OCOCH}_3\text{)} + CH_3COOH$$

2. 副反应

水杨酸在酸性条件下受热可发生综合反应，生成少量聚合物。

$$\text{水杨酸} \xrightarrow{H^+} \text{聚合物} + H_2O$$

阿司匹林可与碳酸氢钠反应生成水溶性的钠盐，作为杂质的副产物不与碱作用，可在用碳酸氢钠溶液进行重结晶时分离除去。

$$\text{水杨酸(COOH, OH)} + NaHCO_3 \longrightarrow \text{(COONa, OCOCH}_3\text{)} + H_2O + CO_2$$

四、实训过程

1. 酰化反应

在干燥的 100ml 三颈烧瓶中，依次加入干燥的水杨酸 7.0g 和新蒸的醋酐 10ml。在不断摇晃下，加入 6～8 滴浓硫酸，装好球形冷凝管。水浴加热，水杨酸全部溶解，保持瓶内温度在 50～60℃，保持温度 20min，并经常摇晃。待反应完成后，放冷，然后在不断搅拌下倾入 100ml 冷水，并用冰水浴冷却，待结晶析出后，加纯化水 90ml，用玻璃棒继续缓缓搅拌，继续冷却直至大量的晶体完全析出。

2. 阿司匹林的粗品

将布氏漏斗安装在抽滤瓶上，选择适宜的滤纸放入布氏漏斗中，先湿润滤纸，再开减压泵，滤纸抽紧后，将上述待滤结晶溶液慢慢倾入漏斗，抽滤，得到的固体用约 18ml 冰水分 3 次快速洗涤，压紧抽干，得乙酰水杨酸粗品。

3. 阿司匹林的精制

将粗品转至 250ml 烧杯中，加入 20ml 无水乙醇，在水浴上微热溶解；同时在 100ml 烧杯中加纯化水 55ml，加热至 60℃；将粗品乙醇溶液在搅拌下倾入热水中，如有颜色，加少量活性炭脱色，趁热过滤；滤液中如有固体析出，则加热至溶解。滤液放置自然冷却至室温，慢慢析出白色针状结晶。过滤，用少量 50％乙醇洗涤 2 次，压紧抽干，干燥（温度不超过 60℃），即得乙酰水杨酸精品，称重并计算收率。

五、实训讨论

1. 酰化反应需无水操作，仪器必须干燥无水。
2. 水浴加热时应避免水蒸气进入烧瓶内，同时反应温度不宜过高，否则会增加副产物的生成。
3. 水浴加热反应时若有结晶析出仍应继续进行，注意保温反应时间。
4. 析出结晶时一定要充分放冷，或者用冰水浴冷却，防止产量降低。

六、注意事项

1. 水杨酸对皮肤、黏膜有刺激性，能与机体蛋白质反应，有腐蚀作用，实验中应注意安全保护。
2. 醋酐是有强烈刺激性和腐蚀性的物质，实验中应防止吸入和避免皮肤直接接触。
3. 浓硫酸是有强烈腐蚀性的物质，实验中不要吸入其烟雾，不要触及皮肤。

实训项目二　对乙酰氨基酚的制备实训

一、实训目的

1. 熟悉乙酰反应的原理，掌握对乙酰氨基酚的制备方法。
2. 掌握易被氧化产品的重结晶精制方法。
3. 了解酚氨基的选择性乙酰化而保留酚羟基的基本操作技术。

二、实训仪器与药品

1. 仪器：天平（分度值为 0.1g）、电动搅拌器、烧杯、玻璃棒、表面皿、温度计、布氏漏斗、抽滤瓶、电热恒温水浴锅、250ml 电热套、250ml 四口圆底烧瓶、直形或球形冷凝管等。
2. 药品：对氨基酚 10.9g、醋酐 10.9g、亚硫酸氢钠、适量活性炭、10％亚硫酸氢钠溶液 1ml。

三、反应原理

1. 主反应

用计算量的醋酐与对氨基酚在水中反应，可迅速完成 N-乙酰化而保留酚羟基。
反应式：

$$HO-C_6H_4-NH_2 + (CH_3CO)_2O \longrightarrow HO-C_6H_4-NHCOCH_3 + CH_3COOH$$

2. 副反应

$$HO-C_6H_4-NH_2 \xrightarrow{[O]} O=C_6H_4=NH_2$$

常用的乙酰化试剂有醋酸、醋酐、乙酰氯等。乙酰氯的活性较高但选择性较差，而醋酸与对氨基酚反应生成的水分子抑制了反应的进行程度，所表现出的活性太低，相对而言醋酐是一种良好的乙酰化试剂，既有较高的活性，又有良好的选择性。

四、实训过程

1. 制备

在安装好电动搅拌器、温度计的250ml四口圆底烧瓶中加入对氨基酚10.9g及水60ml，开启搅拌，滴液漏斗滴加醋酐10.9g，滴加时间约8min。升温至90℃，维持此温度并继续搅拌40min，反应物冷却至0～10℃，将析出的结晶抽滤，用30ml冷水洗涤两次，抽滤至很少液体滴下，滤饼为粗品对乙酰氨基酚。

2. 精制

在100ml三口圆底烧瓶中加入粗品，再加入粗品重量2.2倍的水、10％亚硫酸氢钠1ml及活性炭1g（视粗品颜色深浅可增减），升温至全溶，继续加热至沸腾并回流10min，热滤，滤液冷却至0～10℃。将析出的结晶抽滤，滤饼于80℃干燥2h（也可以室温下放在培养皿中均匀摊开，自然晾干一周），即得对乙酰氨基酚精品。测定熔点，称重并计算收率。

五、实训讨论

1. 冰醋酸、醋酐、乙酰氯三种乙酰化试剂各有何优缺点？
2. 精制过程中选水做溶剂有哪些必要条件？应注意哪些操作上的问题？

六、注意事项

1. 胺类（伯胺和仲胺）化合物可酰化成酰胺，酚类化合物可酰化成酯，但胺的酰化比酚容易，胺的乙酰化可用醋酸、醋酐或二者的混合物为酰化剂，而酚的乙酰化必须用酰化能力强的酸酐，还常加酸或碱为催化剂。
2. 对氨基酚的酰化用醋酐比醋酸贵，但反应快，操作方便，产品质量好。
3. 加亚硫酸氢钠可有效防止乙酰氨基酚被空气氧化，但浓度不宜太高，用量不宜太多，否则会影响产品质量（亚硫酸氢钠残留量超过药典标准）。
4. 精制热滤时要将漏斗放在70～80℃热水中预热（取出时防止烫伤），铺好滤纸，用热水湿润抽紧后，迅速过滤，如果抽滤温度低，会影响过滤效果，发生堵塞，使收率降低。

实训项目三　氟哌酸的制备实训

一、实训目的

1. 通过氟哌酸合成，对新药研制过程有一基本认识。
2. 通过对氟哌酸合成路线的比较，掌握选择实际生产工艺的几个基本要求。
3. 通过实际操作，掌握涉及的各类反应特点、机制、操作要求、反应终点的控制等，进一步巩固有机化学试验的基本操作，领会掌握理论知识。
4. 掌握各部中间体的质量控制方法。

二、实训仪器与药品

1. 仪器：天平、电动搅拌器、烧杯、玻璃棒、表面皿、温度计、布氏漏斗、抽滤瓶、电热恒温水浴锅、250ml 电热套、250ml 四口圆底烧瓶、直形或球形冷凝管、150ml 三颈瓶、250ml 四颈瓶等。

2. 药品：硝酸、硫酸、邻二氯苯（35g）、无水二甲基亚砜、无水氟化钾、铁粉、氯化钠（10g）、浓盐酸、原甲酸三乙酯（100g）、醋酐（17g）、石蜡油、无水碳酸钾、N,N-二甲基甲酰胺（125g）、溴乙烷、氢氧化钠、无水哌嗪、无水吡啶、氯化铁、硼酸。

三、反应原理

反应路线：

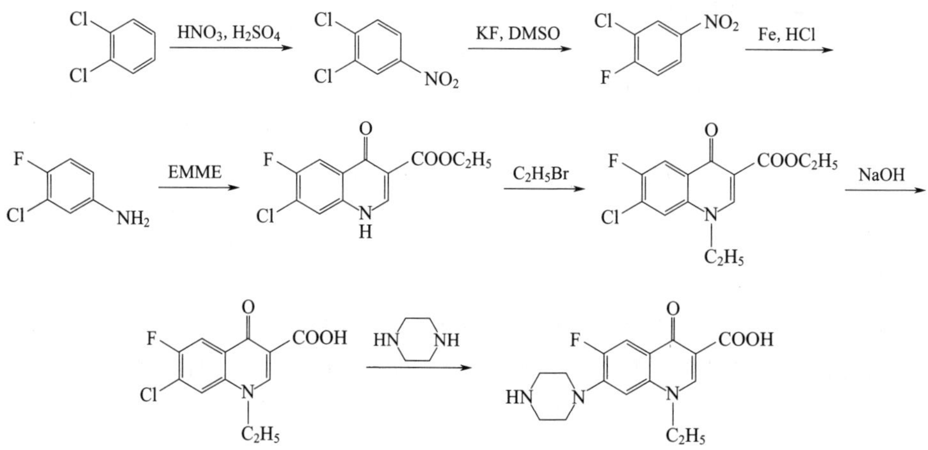

四、实训过程

1. 3,4-二氯硝基苯的制备

在装有搅拌器、回流冷凝管、温度计、滴液漏斗的四颈瓶中，先加入硝酸 51g，水浴冷却下，滴加硫酸 79g，控制滴加速度，使温度保持在 50℃ 以下。滴加完毕，换滴液漏斗，于 40~50℃ 内滴加邻二氯苯 35g，40min 内滴完，升温至 60℃，反应 2h，静置分层，取上层油状液体倾入 5 倍量水中，搅拌，固化，放置 30min，过滤，水洗至 pH 6~7，真空干燥，称重，计算收率。

2. 4-氟-3-氯硝基苯的合成

在装有搅拌器、回流冷凝管、温度计、氯化钙干燥管的四颈瓶中，加入 3,4-二氯硝基苯 40g、无水二甲基亚砜 73g、无水氟化钾 23g，升温到回流温度 194~198℃，在此温度下快速搅拌 1~1.5h，冷却至 50℃ 左右，加入 75ml 水，充分搅拌，倒入分液漏斗，静置分层，分出下层油状物。安装水蒸气蒸馏装置，进行水蒸气蒸馏，得淡黄色固体，过滤，水洗至中性，真空干燥，得 4-氟-3-氯硝基苯。

3. 4-氟-3-氯苯胺的制备

在装有搅拌器、回流冷凝管、温度计的三颈瓶中投入铁粉 51.5g、水 173ml、氯化钠 4.3g、浓盐酸 2ml，搅拌下于 100℃ 活化 10min，降温至 85℃。在快速搅拌下，先加入 4-氟-3-氯硝基苯 15g，温度自然升至 95℃，10min 后再加入 4-氟-3-氯硝基苯 15g，于 95℃ 反应 2h，然后将反应液进行水蒸气蒸馏。馏出液中加入冰，使产品固化完全，过滤，于 30℃ 下干燥，得 4-氟-3-氯苯胺，熔点 44~47℃。

4. 乙氧基次甲基丙二酸二乙酯（EMME）的制备

在装有搅拌器、温度计、滴液漏斗、蒸馏装置的四颈瓶中，加入原甲酸三乙酯 78g、$ZnCl_2$ 0.1g，搅拌，加热，升温至 120℃，蒸出乙醇，降温至 70℃，于 70~80℃内滴加第二批原甲酸三乙酯 20g 及醋酐 6g，于 0.5h 内滴完，然后升温至 152~156℃，保温反应 2h。冷却至室温，将反应液倾入圆底烧瓶中，水泵减压回收原甲酸三乙酯（bp.140℃，70℃/5333Pa）。冷却到室温，换油泵进行减压蒸馏，收集 120~140℃/666.6Pa 的馏分，得乙氧基次甲基丙二酸二乙酯。

5. 7-氯-6-氟-1,4-二氢-4-氧喹啉-3-羧酸乙酯（环合物）的制备

在装有搅拌器、回流冷凝管、温度计的三颈瓶中分别投入 4-氟-3-氯苯胺 15g、EMME 24g，快速搅拌下加热到 120℃，于 120~130℃反应 2h。放冷至室温，将回流装置改成蒸馏装置，加入石蜡油 80ml，加热到 260~270℃，有大量乙醇生成，回收乙醇反应 30min 后，冷却到 60℃以下，过滤，滤饼分别用甲苯、丙酮洗至灰白色，干燥，测熔点，熔点为 297~298℃，计算收率。

6. 1-乙基-7-氯-6-氟-1,4-二氢-4-氧喹啉-3-羧酸乙酯（乙基物）制备

在装有搅拌器、回流冷凝管、温度计、滴液漏斗的 250ml 四颈瓶中，加入环合物 25g、无水碳酸钾 30.8g、N,N-二甲基甲酰胺（DMF）125g，搅拌，加热到 70℃，于 70~80℃下，在 40~60min 内滴加溴乙烷 25g。滴加完毕，升温至 100~110℃，保温反应 6~8h，反应完毕，减压回收 70%~80%的 DMF，降温至 50℃左右，加入 200ml 水，析出固体，过滤，水洗，干燥，得粗品，用乙醇重结晶。

7. 1-乙基-7-氯-6-氟-1,4-二氢-4-氧喹啉-3-羧酸（水解物）的制备

在装有搅拌器、回流冷凝管、温度计的三颈瓶中，加入 20g 乙基物以及碱液（由氢氧化钠 5.5g 和蒸馏水 75g 配成），加热至 95~100℃，保温反应 10min。冷却至 50℃，加入水 125ml 稀释，浓盐酸调 pH 6，冷却至 20℃，过滤，水洗，干燥，测熔点（若熔点低于 270℃，需进行重结晶），计算收率。

8. 氟哌酸的制备

在装有搅拌器、回流冷凝管、温度计的 150ml 三颈瓶中，投入水解物 10g、无水哌嗪 13g、吡啶 65g，回流反应 6h，冷却到 10℃，析出固体，抽滤，干燥，称重，测熔点，熔点 215~218℃。

将上述粗品加入 100ml 水溶解，用冰醋酸调 pH 7，抽滤，得精品，干燥，称重，测熔点，熔点 216~220℃，计算收率和总收率。

9. 硼螯合物的制备

在装有搅拌器、回流冷凝管、温度计、滴液漏斗的 250ml 四颈瓶中，加入氯化锌、硼酸 3.3g 及少量醋酐（醋酐总计用量为 17g），搅拌，加热至 79℃，反应引发后，停止加热，自动升温至 120℃。滴加剩余醋酐，加完后回流 1h，冷却，加入乙基物 10g，回流 2.5h，冷却到室温，加水，过滤，少量冰乙醇洗至灰白色，干燥，测熔点，熔点 275℃（分解）。

10. 氟哌酸的制备

在装有搅拌器、回流冷凝管、温度计的三颈瓶中，加入螯合物 10g、无水哌嗪 8g、二甲基亚砜（DMSO）30g，于 110℃反应 3h，冷却至 90℃，加入 10% NaOH 20ml，回流 2h，冷至室温，加 50ml 水稀释，用乙酸调 pH 7.2，过滤，水洗，得粗品。在 250ml 烧杯中加入粗品及 100ml 水，加热溶解后，冷却，用乙酸调 pH 7，析出固体，抽滤，水洗，干燥，得氟哌酸，测熔点，熔点为 216~220℃。

11. 结构确证

可采用红外吸收光谱法、标准物 TLC 对照法、核磁共振光谱法等确证产物和纯度。

五、实训讨论

1. 配制混酸是否能将浓硝酸加到浓硫酸中？为什么？
2. 第 4 步减压蒸馏的注意事项有哪些？不按操作规程做的后果是什么？
3. 第 7 步水解反应的副产物有哪几种？带入下一步会有何后果？
4. 第 8 步反应中吡啶有哪些作用？并指出本反应的优缺点。

六、注意事项

1. 3,4-二氯硝基苯的熔点为 39～41℃，不能用红外灯或烘箱干燥。
2. 第 2 步氟化反应为绝对无水反应，第 5 步反应为无水反应，仪器保证干燥状态，药品必须绝对无水和无水状态，有水会导致收率大幅下降。
3. 第 4 步反应是一缩合反应，$ZnCl_2$ 是 Lewis 酸，作为催化剂。
4. 过滤粗品时，要将滤饼中的乙酸盐洗净，防止带入精制过程，影响产品的质量。

实训项目四　盐酸普鲁卡因的制备实训

一、实训目的

1. 通过局部麻醉药盐酸普鲁卡因的合成，学会酯化、还原等单元反应操作。
2. 学会利用水和二甲苯共沸脱水的原理进行羧酸的酯化操作。
3. 学会水溶性大的盐类用盐析法进行分离及精制的方法及操作。

二、实训仪器与药品

1. 仪器：搅拌机、电热套（500ml）、恒温水浴锅、冰浴锅、三颈瓶（500ml）、球型冷凝管（290mm）、分水器（24mm）、克氏蒸馏头（24mm）、真空接受管（24mm）、锥形瓶、圆底烧瓶（250ml）、抽滤瓶（250mm）、布氏漏斗（60mm）、温度计（250℃）等。
2. 药品：β-二乙氨基乙醇 25g（0.213mol）、对硝基苯甲酸 38g（0.228mol）、二甲苯（240ml）、3％盐酸、铁粉、饱和碳酸钠、保险粉（连二亚硫酸钠）、饱和硫化钠等。

三、反应原理

合成路线：

1. 酯化反应（对硝基苯甲酸-β-二乙氨基乙醇酯的制备）

$$O_2N-\underset{}{\bigcirc}-COOH \xrightarrow[\text{二甲苯}]{HOCH_2CH_2N(C_2H_5)_2} O_2N-\underset{}{\bigcirc}-COOCH_2CH_2N(C_2H_5)_2$$

2. 还原反应（对氨基苯甲酸-β-二乙氨基乙醇酯的制备）

$$O_2N-\underset{}{\bigcirc}-COOCH_2CH_2N(C_2H_5)_2 \xrightarrow{Fe, HCl} H_2N-\underset{}{\bigcirc}-COOCH_2CH_2N(C_2H_5)_2 \cdot HCl$$

3. 精制成盐（盐酸普鲁卡因的制备）

$$H_2N-\underset{}{\bigcirc}-COOCH_2CH_2N(C_2H_5)_2 \cdot HCl \xrightarrow{20\% NaOH} H_2N-\underset{}{\bigcirc}-COOCH_2CH_2N(C_2H_5)_2$$

$$H_2N-\!\!\!\!\bigcirc\!\!\!\!-COOCH_2CH_2N(C_2H_5)_2 \xrightarrow{\text{浓盐酸}} H_2N-\!\!\!\!\bigcirc\!\!\!\!-COOCH_2CH_2N(C_2H_5)_2 \cdot HCl$$

四、实训过程

1. 对硝基苯甲酸-β-二乙氨基乙醇（俗称硝基卡因）的制备

在附有搅拌机、温度计、球型冷凝管、分水器的 500ml 三颈瓶中，加入对硝基苯甲酸 38g、二甲苯 240ml、β-二乙氨基乙醇 25g 及止爆剂，电热套加热，先 110～120℃ 反应 30min，继续搅拌，升温至 145℃，共沸带水 6h。反应完毕，稍放冷，然后把反应液转移至锥形瓶中，放置冷却，析出固体。

将锥形瓶中上清液转移至减压蒸馏烧瓶中，水浴加热，水泵减压蒸除二甲苯，残留物与原锥形瓶中的固体合并，以 3% 盐酸 265ml 搅拌，使对硝基苯甲酸析出，过滤，除去未反应的对硝基苯甲酸，滤液（含硝基卡因）移至 250ml 锥形瓶中备用。

2. 对氨基苯甲酸-β-二乙氨基乙醇酯的制备

将上步得到的滤液转移至装有搅拌器、温度计的 500ml 三颈瓶中，搅拌下用饱和碳酸钠溶液调节 pH 4.0～4.2。在充分搅拌下，于 25℃ 分次加入经活化的铁粉，反应温度自动上升，注意控制温度不超过 70℃（必要时可冷却），待铁粉加毕，于 40～45℃ 保温反应 2h。抽滤，滤渣以少量水洗涤两次，滤液以稀盐酸酸化至 pH 5。滴加饱和硫化钠溶液调 pH 7.8～8.0，以将反应中的铁盐沉淀除尽，过滤，滤渣以少量水洗涤两次，合并洗液与滤液，并用稀盐酸酸化至 pH 6。加少量活性炭，于 50～60℃ 保温反应 10min，趁热过滤，滤渣用少量水洗涤一次，合并洗液与滤液，放冷至室温，再用水浴冷至 10℃ 以下，反应液用饱和碳酸钠溶液调至 pH 9.5～10.5，析出结晶，过滤，尽量抽干。将固体（普鲁卡因）在 50℃ 进行干燥。

3. 盐酸普鲁卡因的制备

（1）成盐　将普鲁卡因称重，移至 50ml 烧杯中，冰浴冷却，缓缓滴加浓盐酸至 pH 5.5，水浴加热至 50℃，加氯化钠至饱和，继续升温至 60℃，加保险粉（普鲁卡因投料量的 1%），在 65℃～70℃ 时趁热过滤，滤液移至锥形瓶中，冷却结晶，待晶体完全析出，过滤，尽量抽干，得盐酸普鲁卡因粗品，干燥。

（2）精制　将粗品置烧杯中，滴加蒸馏水至维持在 70℃ 时恰好溶解。加入适量的保险粉，于 70℃ 保温反应 10min，趁热过滤，滤液自然冷却，当有结晶析出时，外用冰浴冷却，使结晶析出完全。过滤，滤饼用少量冷乙醇洗涤两次，干燥，得盐酸普鲁卡因，熔点 153～157℃，以对硝基苯甲酸计算总收率。

五、实训讨论

1. 预习盐酸普鲁卡因合成原理，查找有关酯类化合物的合成方法，结合本实验，比较各方法之间的优缺点。

2. 预习有关硝基还原制备氨基的反应，结合本实验，思考为何选择用铁粉还原。

3. 在盐酸普鲁卡因的制备中，为何用对硝基苯甲酸为原料先酯化，然后再进行还原，能否反之，先还原后酯化，即用对-硝基苯甲酸为原料进行还原？为什么？

六、注意事项

1. 羧酸和醇之间进行的酯化反应是一个可逆反应。反应达到平衡时，生成酯的量比较少（约65.2%），为使平衡向右移动，需向反应体系中不断加入反应原料或不断除去生成物。

2. 考虑到教学实验的需要和可能，将第1步中分水反应时间定6h，若延长反应时间，收率尚可提高。

实训项目五　苯妥英钠的制备实训

一、实训目的

1. 掌握安息香缩合反应的基本原理和操作方法。
2. 熟悉乙内酰脲环合原理和操作。
3. 了解苯妥英合成的基本路线。

二、实训仪器与药品

1. 仪器：三颈瓶、恒温水浴锅（双孔）、球型冷凝管、三颈瓶、真空接受管、圆底烧瓶、抽滤瓶、布氏漏斗、温度计（100℃）等。

2. 药品：苯甲醛20ml（0.2mol）、盐酸硫胺（维生素B_1，3.5g）、氢氧化钠（15%）、硝酸（65%～68%）、尿素、乙醇、四氯化碳、醋酸钠、盐酸等。

三、反应原理

合成路线：

1. 安息香缩合反应（安息香的制备）

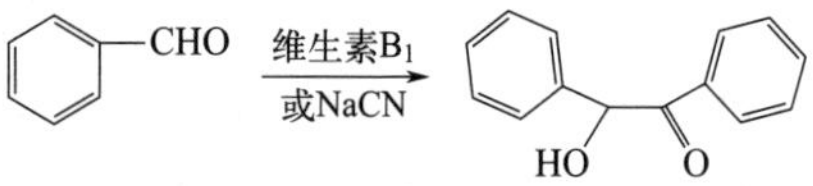

2. 氧化反应（二苯乙二酮的制备）

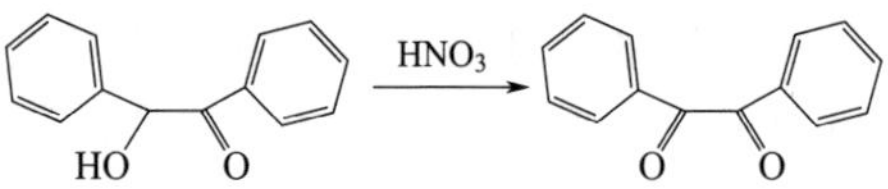

3. 二苯羟乙酸重排及缩合反应（苯妥英的制备）

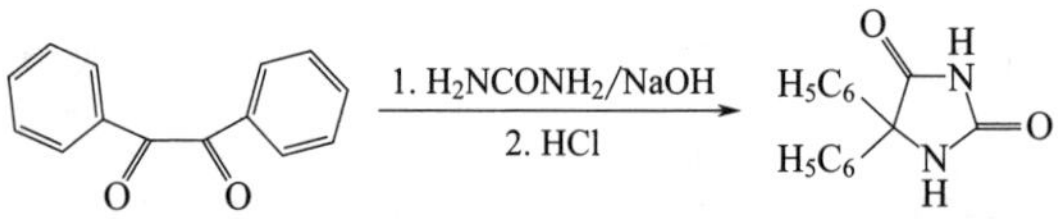

4. 成盐反应（苯妥英钠的制备）

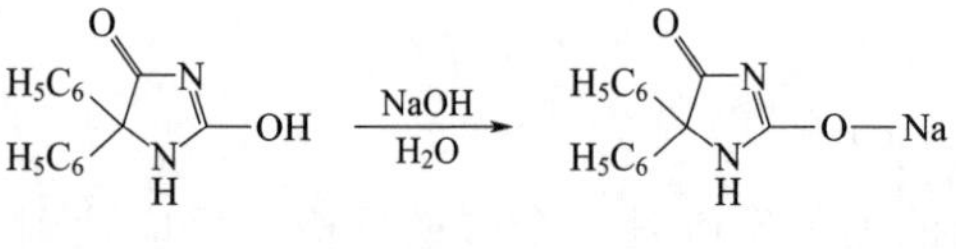

四、实训过程

1. 安息香的制备

在 100ml 三颈瓶中加入 3.5g 盐酸硫胺（维生素 B_1）和 8ml 水，溶解后加入 95％乙醇 30ml。搅拌下滴加 2mol/L NaOH 溶液 10ml。再取新蒸苯甲醛 20ml，加入上述反应瓶中。水浴加热至 70℃左右反应 1.5h。冷却，抽滤，用少量冷水洗涤。干燥后得粗品，测定熔点，计算收率。熔点 136～137℃。

2. 二苯乙二酮（联苯甲酰）的制备

取 8.5g 粗制的安息香和 25ml 硝酸（65％～68％）置于 100ml 圆底烧瓶中，安装冷凝管和气体连续吸收装置，低压加热并搅拌，逐渐升高温度，直至二氧化氮逸去（约 1.5～2h）。反应完毕，在搅拌下趁热将反应液倒入盛有 150ml 冷水的烧杯中，充分搅拌，直至油状物呈黄色固体全部析出。抽滤，结晶用水充分洗涤至中性，干燥，得粗品。用四氯化碳重结晶（1∶2），也可用乙醇重结晶（1∶25），熔点 94～96℃。

3. 苯妥英的制备

在装有搅拌及球型冷凝管的 250ml 圆底烧瓶中，投入二苯乙二酮 8g，尿素 3g，15％ NaOH 25ml，95％乙醇 40ml，开动搅拌，加热回流反应 60min。反应完毕，反应液倾入 250ml 水中，加入 1g 醋酸钠，搅拌后放置 1.5h，抽滤，滤除黄色沉淀。滤液用 15％盐酸调至 pH6，放置析出结晶，抽滤，结晶用少量水洗，得白色苯妥英粗品。熔点 295～299℃。

4. 苯妥英钠（成盐）的制备与精制

将与苯妥英粗品等摩尔的氢氧化钠（先用少量蒸馏水将固体氢氧化钠溶解）置 100ml 烧杯中，后加入苯妥英粗品，水浴加热至 40℃，使其溶解，加活性炭少许，在 60℃下搅拌加热 5min，趁热抽滤，在蒸发皿中将滤液浓缩至原体积的三分之一。冷却后析出结晶，抽滤。沉淀用少量冷的 95％乙醇-乙醚（1∶1）混合液洗涤，抽干，得苯妥英钠，真空干燥，称重，计算收率。

五、实训讨论

1. 安息香缩合反应的原理是什么？
2. 在苯妥英的制备中，加入醋酸钠的作用是什么？

六、注意事项

1. 也可采用室温放置的方法制备安息香，即将上述原料依次加入 100ml 三颈瓶中，室温放置有结晶析出，抽滤，用冷水洗涤。干燥后得粗品，测定熔点，计算收率。
2. 硝酸为强氧化剂，使用时应避免与皮肤、衣服等接触，氧化过程中，硝酸被还原产生大量的二氧化氮气体，应用气体连续吸收装置，避免逸至室内影响健康。
3. 制备钠盐时，水量稍多，可使收率受到明显影响，要严格按比例加水。
4. 苯妥英钠可溶于水及乙醇，洗涤时要少用溶剂，洗涤后要尽量抽干。

实训项目六　白消安的制备实训

一、实训目的

1. 了解白消安药物的结构和理化性质及其药理作用与临床应用。

2. 掌握合成路线及其合成路线设计的方法。
3. 掌握硫醚的氧化反应及醇的磺酰化反应。
4. 训练萃取、减压蒸馏、抽滤、干燥、熔点测定等操作以及药物合成过程中"三废"的处理等。

二、实训仪器与药品

1. 仪器：四颈烧瓶、三颈烧瓶、球形冷凝管、直形冷凝管、电热套、洗气瓶、滴液漏斗、分液漏斗、蒸馏头、温度计、牛角管、锥形瓶、铁架台、抽滤瓶、布氏漏斗、真空泵、干燥箱、冰箱等。

2. 药品：异硫脲、1,4-丁二醇、硫酸二甲酯、二甲苯、氯气、丙酮、活性炭、氯仿、吡啶等。

三、反应原理

合成路线：

$$S=C(NH_2)_2 + (CH_3)_2SO_4 \xrightarrow{\text{二甲苯}} H_3C-S-C(=NH)(NH_2) \xrightarrow[HCCl_3, 0℃]{Cl_2} H_3C-SO_2Cl \xrightarrow[Py, 0\sim15℃]{HO(CH_2)_4OH} CH_3SO_2-O(CH_2)_4O-SO_2CH_3$$

第一步反应的产物甲基异硫脲在水中有一定的溶解度，采用直接加水而不用分离出来这样可以省掉有机溶剂，也可减少步骤，节省时间。氯化时再将上述水溶液加入有机相，使反应生成的甲烷磺酰氯及时溶解于有机相，破坏反应平衡，加大正反应速度，同时又防止了产物水解。

四、实训过程

1. 甲烷磺酰氯的制备

在装有搅拌、回流、温度计和滴液漏斗的四颈烧瓶中，加入硫脲 7.6g（0.1mol）、二甲苯 11.2g（0.1mol），开启搅拌，滴加硫酸二甲酯 5.6g（0.05mol），应严格控制滴加速度，开始滴加快些，后稍慢，并伴有放热现象。138℃沸腾，析出大量白色固体，停止加热。自然降温至 70~80℃，加入蒸馏水溶解固体。在分液漏斗中分出油层，水层加适量氯仿或苯，一并移入洗气瓶中在冰盐浴中冷却至 0℃，通入氯气约 3h 至饱和，停止通氯气。在分液漏斗中分出油层，水层用氯仿（或苯，提取液和加入的有机相一致）提（50×3）次。合并油层，再分用 4% 亚硫酸氢钠、饱和碳酸氢钠洗（50×3）次，直至 pH6~7，再经蒸馏水洗一次。无水硫酸钠干燥过夜。常压蒸出氯仿后，改为减压蒸馏，收集 56~60℃/1.97×10^3Pa 之馏分，得无色或微黄色甲烷磺酰氯 68.5g。

2. 白消安粗品的制备

在装有搅拌、温度计、滴液漏斗的三颈烧瓶中，加入 1,4-丁二醇 4.5g（0.05mol）和吡啶 15.0ml，搅拌冷却至 0℃，滴加甲烷磺酰氯 12.0g（1mol），控制滴加速度使瓶内温度不超过 15℃。滴加完毕继续维持反应温度 4h，停止反应。过滤，滤饼用蒸馏水洗至中性，乙醇洗，抽滤，干燥得白消安粗品。

3. 白消安纯品的制备

用5倍量的丙酮溶解粗品,加2%活性炭,加热回流5min,趁热过滤,滤液置冰箱中过夜。次日抽滤,烘干得白色结晶状白消安精品。

4. 熔点测定

测定所得产物的熔点应为114～118℃,确定是不是目标产物,若测出熔点有偏差,分析原因。

五、实训讨论

1. 实验前应充分预习,知道所使用的原料的理化性质,熟记合成工艺的原理及条件。
2. 本实验所涉及的操作有哪些注意事项?装置如何搭建?

六、注意事项

1. 第一步反应时应控制好硫酸二甲酯的滴加速度,否则,升温过快,易发生爆炸。
2. 使用氯气的时候应注意过量氯气的收集处理。
3. 甲烷磺酰氯气味、毒性都比较大,所以操作时应采取严格防护措施,要戴防护手套、口罩等,并应在通风柜内进行。如接触到皮肤时,应立即用稀碱水处理,以免引起皮肤过敏。
4. 缩合反应时应控制甲烷磺酰氯的滴加速度和反应温度,以保证产品质量和收率等。

实训项目七　贝诺酯的制备实训

一、实训目的

1. 通过本实验了解酯化反应的方法,以及酯化在药物化学结构修饰中的应用。
2. 通过酰氯的制备,掌握无水操作技术。
3. 熟悉拼合原理在前药制备中的方法和基本途径。
4. 培养独立进行实验设计、操作的能力。

二、实训仪器与药品

1. 仪器:三颈瓶、温度计、恒压滴液漏斗、球形干燥管、锥形瓶、普通玻璃漏斗、加料漏斗、布氏漏斗、抽滤瓶、圆底烧瓶等。
2. 药品:阿司匹林、对乙酰氨基酚、二氯亚砜、吡啶、氢氧化钠、丙酮等。

三、反应原理

贝诺酯的合成路线:

$$\text{邻-COOH,OCOCH}_3\text{-benzene} + SOCl_2 \xrightarrow{\text{吡啶}} \text{邻-COCl,OCOCH}_3\text{-benzene} + HCl\uparrow + SO_2\uparrow$$

$$H_3COCNH\text{-}\bigcirc\text{-}OH \xrightarrow{NaOH} H_3COCNH\text{-}\bigcirc\text{-}ONa + H_2O$$

$$\underset{\text{OCOCH}_3}{\overset{\text{COCl}}{\bigcirc}} + H_3COCNH-\bigcirc-ONa \longrightarrow \underset{\text{OCOCH}_3}{\overset{\text{COO}-\bigcirc-\text{NHCOCH}_3}{\bigcirc}}$$

四、实训过程

1. 邻乙酰氧基苯甲酰氯的制备

称取阿司匹林 18g，量取氯化亚砜 50ml，吡啶 2 滴，置入装有搅拌器和回流冷凝管（上端附有氯化钙干燥管，排气导管通入氢氧化钠吸收液中）及温度计的三颈瓶中，缓缓加热，充分搅拌反应，约 50min 升温至 75℃，维持反应液在 70～75℃，反应至无气体逸出（约 2～3h）。反应完毕后减压蒸馏除去过量的二氯亚砜，冷却，得产品，倾入 50ml 锥形瓶内，加入无水丙酮 15ml，混匀密封备用。

2. 贝诺酯粗品的制备

在装有搅拌、恒压滴液漏斗、温度计的 250ml 三颈瓶中，加入对乙酰氨基酚 17g、水 50ml，保持 10～15℃，搅拌下缓缓加入氢氧化钠溶液 18ml（3.3g 氢氧化钠加水至 18ml）。降温至 8～12℃，在强力搅拌下，慢慢滴加上步制备的产物无水丙酮溶液，约 20min 后，调 pH 至 9～10，于 10～15℃搅拌下反应 1.5～2h（保持 pH8～10）。反应完毕，抽滤，用水洗至中性，烘干得贝诺酯粗品。

3. 贝诺酯的精制

取粗品置附有回流冷凝器的 250ml 圆底烧瓶中，加 8 倍量的 95％的乙醇，加热溶解，加活性炭，加热回流 30min，趁热过滤，滤液自然冷却，待结晶析出完全后，抽滤，结晶重结晶精制（粗品：95％乙醇＝1∶8），约得精品 10～14g，熔点为 174～178℃，收率 40％。

五、实训讨论

1. 为什么在制备邻乙酰氧基苯甲酰氯时，必须是无水反应？
2. 加入过量氢氧化钠溶液会导致哪些副反应发生？

六、注意事项

1. 制备酰氯时，所用仪器及反应原料必须是干燥的，操作中切勿与水接触。
2. 反应过程中会有大量的二氧化硫和氯化氢气体放出，必须使用碱吸收的方法进行吸收，同时注意实验室通风。
3. 氢氧化钠溶液的加入量要控制适当，不宜过量，否则会影响反应收率。

参考答案

第一章 绪论

一、单选题
1~5 CCABD 6~8 DCC

二、多选题
1. ABCD 2. ACDE 3. ABCD 4. BCE 5. ACE

三、简答题
1. 中药（天然药物）、化学药物和生物药物。药品指用于预防、治疗、诊断人的疾病，有目的地调节人的生理机能并规定有适应证或者功能主治、用法和用量的物质，包括中药、化学药和生物制品。

2. 答案略。

第二章 解热镇痛药和非甾体抗炎药

一、单选题
1~5 DDDCD 6~10 EBCBD

二、多选题
1. AD 2. ABC 3. ABCDE 4. ABCD 5. AB

三、简答题
1. 提示：阿司匹林具有羧基和酚酯，具有酸性和水解性等；易发生氧化反应所以要避光密封保存。

2. 提示：因为对乙酰氨基酚有酚羟基，加入三氯化铁溶液呈现颜色反应。

第三章 心血管系统药物

一、单选题
1~5 BCDAB 6~10 CCCCD

二、多选题
1. ABCD 2. ABCD 3. CD 4. ABC 5. BCD

三、简答题
1. 抗高血压药物分为五类：作用于自主神经系统的药物、影响肾素-血管紧张素-醛固酮系统的药物、血管平滑肌扩张药、钙通道阻滞剂、利尿药。

卡托普利属于血管紧张素转化酶抑制剂，能抑制血管紧张素转化酶的活性，阻止血管紧张素Ⅱ的形成，同时又能减少缓激肽的水解，使血管扩张而降低血压。

2. 抗心绞痛药物的作用机制主要增加心肌供氧量或者降低心肌耗氧量。通过扩张冠脉，增加心肌氧的供给；通过扩张血管、减慢心率，减少心肌耗氧量。临床上使用的抗心绞痛药物主要有硝酸酯和亚硝酸酯类、钙通道阻滞剂、β受体阻滞剂等。

3. 硝苯地平遇光不稳定，分子内部发生光催化歧化反应，降解产生硝基苯吡啶衍生物和亚硝基苯吡啶衍生物，后者对人体非常有害，故在生产和贮存过程中应注意避光。

第四章 抗生素

一、单选题
1~5 DCCBA 6~10 AABBB

二、多选题
1. ABCD 2. ABCD 3. ABD 4. ABCE 5. BDE

三、简答题
1. β-内酰胺类抗生素分为青霉素类、头孢菌素类及非典型的β-内酰胺类和β-内酰胺酶抑制剂。结构特点：①β-内酰胺环，除单环β-内酰胺抗生素外，β-内酰胺环与另一个五元环或六元环相稠。②羧基。与β-内酰胺环稠合的环上都有一个羧基。③酰胺基侧链。β-内酰胺环羰基α-碳都有一个酰胺基侧链。④手性。

2. 将红霉素C5位氨基糖苷的2位羟基与琥珀酸成酯，合成琥乙红霉素可提高红霉素水溶性；红霉素C9羰基转化为肟，并将侧链醚化，合成罗红霉素；将红霉素C6位羟基甲基化，或将C8位氢用氟代替，可提高红霉素耐酸性。

第五章 合成抗菌药、抗真菌药和抗病毒药

一、单选题
1~5 DDDDC 6~8 ADD

二、多选题
1. ABC 2. ACD 3. ABCDE 4. ABCDE 5. AB 6. AB

三、简答题
1. 不可以。磺胺类药物结构中含有磺酰胺基，显弱酸性，但其酸性弱于碳酸。煮沸、放冷数天后的注射用水中溶解有二氧化碳，可与磺胺类药物钠盐发生强酸置换弱酸的反应，使磺胺类药物游离而析出沉淀。

2. 磺胺嘧啶含有芳伯氨基，可发生重氮化-偶合反应，诺氟沙星无此反应。磺胺嘧啶结构中磺酰氨基上的氢原子比较活泼，可被金属离子（如银、铜、钴等）取代，生成不同颜色的金属盐，该药物可与硫酸铜试液生成黄绿色沉淀，放置后变为紫色。

3. ①喹诺酮类药物结构中吡啶酮酸环是抗菌作用必需的基本结构，其中3位羧基和4位羰基是抗菌活性不可缺少的部分。但羧基对胃黏膜刺激性较大，而且3-羧基和4-羰基极易和金属离子如钙、镁、铁、锌等配位结合，不仅降低了药物的抗菌活性，也使体内的金属离子流失，尤其对妇女、老年人和儿童，能引起缺铁性贫血、缺钙、缺锌等副作用。②该类药物具有光毒性，尤其是8位以氟取代后，虽然活性最佳，但光毒性也会增加。因此，患者在服用该类药物期间及停药后3~5日内需严格避光（紫外线、日光及自然光）。

第六章　镇静催眠药、抗癫痫药和抗精神失常药

一、单选题
1~5 BDABA　6~10 DBBBA
二、多选题
1. BDE　2. ABD　3. ABCDE　4. ABC　5. ABE
三、简答题

1. 氯丙嗪结构中含有吩噻嗪环，具有还原性，故制备其注射液时，应采取以下增加稳定性的措施：①注射液中加亚硫酸钠、亚硫酸氢钠、焦亚硫酸钠等抗氧剂。②调节溶液 pH 值为弱酸性。③加金属离子络合剂 EDTA。④采用中性硬质安瓿，并于安瓿中充氮气。⑤严格控制灭菌条件。⑥避光保存。

2. 苯并二氮䓬类药物具有 1,2-酰胺键及 4,5-烯胺键，易发生水解开环，生成二苯甲酮衍生物及相应的氨基酸，但水解开环方式随 pH 值而变化。在酸性条件下 1，2 位及 4，5 位均开环，在碱性条件下 1，2 位开环，而 4，5 位重新环合。因此，4，5 位的水解开环不影响该类药物的生物利用度，而 1，2 位并合三氮唑环的药物，对水解的稳定性增加。

第七章　镇痛药和镇咳祛痰药

一、单选题
1~5 EBACA　6~10 DCCCB
二、多选题
1. ACE　2. ACE　3. BDE　4. ABDE　5. BCDE
三、简答题

1. 吗啡结构中有酚羟基，又有叔氨基，日光（紫外线）、重金属离子存在下可催化其氧化过程，其水溶液的稳定性与 pH 值有关：在中性或碱性下易被氧化，因而放置过久颜色变深。为防止吗啡注射液的氧化应调整 pH 为 2.5~5.0（盐酸吗啡注射液 pH 为 3.0~5.0；硫酸吗啡注射液 pH 为 2.5~4.5），还可充氮气，加入焦亚硫酸钠、亚硫酸氢钠等抗氧剂，以保持其稳定性。并应避光、密闭保存。

2. 将吗啡、可待因、哌替啶，分别取少量于试管中加水溶解，并滴加甲醛-硫酸试液，呈紫堇色为吗啡，呈红紫色为可待因，呈橙红色为哌替啶。

四、案例分析

磷酸可待因为中枢镇咳药，有 8% 会体内代谢为吗啡，一般按说明书用药是安全有效的。而案例中患者自行加大剂量，并持续一段时间，刺激大脑产生兴奋感，出现病态性嗜好，停用后可能出现精神萎靡、行为反常等依赖性反应。建议该患者停止服用该药物，如果自制力差的应到戒毒医院强制戒除。

第八章　麻醉药

一、单选题
1~5 ADBCA　6~10 CDBED

二、多选题

1. BD 2. BE 3. ACE 4. ABD 5. BD

三、简答题

1. 本品不稳定是因为含酯键易水解，含芳伯氨基易氧化。pH 值、温度、光照和重金属离子或在空气中放置等外界因素均可加速其水解或氧化。故配制其制剂时，要控制最稳定的 pH 值（3.5~5.5）和温度，通惰性气体，加抗氧剂、EDTA 等金属离子掩蔽剂和采取避光等措施。

2. 普鲁卡因分子中含有酯键，使该药容易水解；利多卡因分子中的酰胺键比普鲁卡因分子中的酯键稳定，而且其酰胺键还受苯环上两甲基的空间位阻作用使之不易分解，在体内不易水解代谢。所以利多卡因比普鲁卡因的麻醉作用时间长。另外，由于利多卡因中两甲基的供电效应使酰胺基团电负性增高，有利于与受体结合，故其麻醉作用较普鲁卡因略强。

四、案例分析

不合理。盐酸普鲁卡因注射液为酸性药物，氨茶碱注射液为碱性药物，两者合用后析出普鲁卡因使注射液呈现浑浊，普鲁卡因在碱性条件下发生水解失效。氨茶碱在 pH 值为 8.0 以下易变色。地塞米松与盐酸普鲁卡因混合可使盐酸普鲁卡因分解，产生具有毒性的苯胺。

第九章　中枢兴奋药和降糖药

一、单选题

1~5 ACBCB　6~9 BDDD

二、多选题

1. ABC　2. ABCE　3. BCD　4. ACDE　5. BCD

三、简答题

1. 中枢兴奋药分为：黄嘌呤类（咖啡因）、酰胺类（吡拉西坦）、其他类（盐酸甲氯芬酯）

2. 降糖药分为：促胰岛素分泌剂（格列本脲）、胰岛素增敏剂（盐酸二甲双胍）、α-葡糖苷酶抑制剂（阿卡波糖）。

第十章　H 受体拮抗剂

一、单选题

1~5 BCABE　6~9 CBCE

二、多选题

1. CD　2. BCE　3. ABE　4. ABD　5. ACDE

三、简答题

1. 经典的 H_1 受体拮抗剂由于脂溶性大，能作用于中枢神经系统，有镇静的副作用；结构改造增加亲水基团，使药物成两性离子化合物，难以通过血脑屏障，克服镇静的副作用。

2. 略。答案见第十章关于 H_2 受体拮抗剂的构效关系部分内容。

第十一章　拟胆碱药和抗胆碱药

一、单选题
1~5 ADBBD　6~8 ECA

二、多选题
1. ABDE　2. BE　3. AB　4. AD　5. ABDE

三、简答题
1. 毛果芸香碱对光敏感，0.2%水溶液避光保存放置21个月稳定，见光放置21个月则有5%分解，因此，该制剂应避光保存。

2. 在配制硫酸阿托品注射液时，应调整溶液的pH 3.5~4.0，加入适量氯化钠作稳定剂，采用中性硬质玻璃安瓿，采用流通蒸汽灭菌30min。

第十二章　肾上腺素能药物

一、单选题
1~5 BDCDD

二、多选题
1. ABCDE　2. ABDE　3. AC

三、填空题
1. β-苯乙醇胺　2. 酚羟基　3. 去甲肾上腺素　4. 邻苯二酚

四、简答题
1. 含有邻苯二酚结构，即儿茶酚，儿茶酚胺物质的化学结构特点是带有一个双羟基苯核和一个带氨基的侧链。

2. α受体激动剂主要是适用于升高血压和抗休克，它可以使皮肤黏膜血管和内脏血管收缩，使外周阻力增大。而β受体激动剂主要用于血压的升高，同时松弛血管平滑肌，它使心肌收缩力加强，心率加快，心输出量增加。$β_1$受体激动剂用于强心和抗休克，$β_2$受体激动剂用于平喘和改善微循环，可防治早产。

第十三章　抗肿瘤药物

一、单选题
1~5 BBACD　6~8 DDB

二、多选题
1. AD　2. AB　3. BCD　4. BC　5. BCD

三、简答题
1. 氮芥类抗肿瘤药物结构可以分为烷基化部分和载体部分，其中载体部分主要影响药物在体内的吸收、分布等。

2. 抗代谢抗肿瘤药是应用代谢拮抗原理而设计，大多是应用生物电子等排原理通过改变代谢物的结构而得到。

3. 肿瘤治疗理念已经从传统的放化疗，转向以小分子靶向药物治疗为核心的方向发展。

第十四章　甾体激素

一、单选题
1～5 CBAAC　6～10 BBBDC
二、多选题
1. ABC　2. AD　3. AD　4. ABC　5. ABC
三、简答题
1. 雌二醇在消化道容易失活，故不能口服。如需口服，可以选用炔雌醇、炔雌醚等。
2. 对黄体酮的药物代谢研究发现，孕酮类化合物失活的主要途径是6位羟基化，16位和17位氧化或3,20-二酮被还原成二醇。因而对黄体酮的结构修饰主要是在C6及C16位上用烷基、卤素等进行取代及引入Δ^6双键，取得了满意的结果。如醋酸甲羟孕酮、醋酸甲地孕酮及醋酸氯地孕酮都是强效合成口服孕激素。

第十五章　维生素

一、单选题
1～5 CABED　6～10 ABCCB
二、多选题
1. CE　2. BCE　3. ABCD　4. BCD　5. CDE
三、简答题
1. 维生素C分子中的连二烯醇结构，具有很强的还原性。在水溶液中易被空气中的氧或者其他氧化试剂氧化生成去氢抗坏血酸，在无氧条件下进一步发生脱水和水解反应，经脱羧生成呋喃甲醛，进一步聚合呈色，是维生素C贮存过程中变色的主要原因。为了避免本品的分解，制备片剂时，采用干法制粒。制备注射液时，应使用CO_2饱和的注射用水；调pH 5.0～6.0之间；加入EDTA和焦亚硫酸钠或半胱氨酸等作为稳定剂；通入CO_2或N_2等惰性气体置换安瓿液面上的空气；密闭避光贮存。为了提高维生素C的稳定性，可制成维生素C磷酸酯，以利贮存和制剂。
2. 维生素A易被酶或氧化剂所氧化，如被体内脱氢酶或二氧化锰氧化生成维生素A_1醛，仍有活性。进一步氧化生成维生素A酸，生物活性降低（1/10），维生素A醋酸酯的化学稳定性比维生素A好。由于维生素E易被空气氧化，故多制成维生素E醋酸酯。

第十六章　药物的变质反应与代谢反应

一、单选题
1～5 DDDAA
二、多选题
1. ABCDE　2. BCE　3. AC　4. ABCE　5. ABCDE
三、简答题
1. 是。①酯类药物结构中甲氧基的吸电子能力比酸胺结构中的氨基强，吸电子诱导效应的结果使酯类药物比酰胺类药物水解速率快。②氨基的供电子共轭能力比甲氧基大，共轭的结果也使酯类药物比酰胺类药物水解速率快。

2. 间氨基酚更容易。因为相比对氨基水杨酸，间氨基酚的苯环上多引入了一个吸电子取代基羧基，从而变得更难被氧化。

第十七章　药物的化学结构与药效的关系

一、单选题

1~5 CCCDB

二、多选题

1. ABCDE　2. CD　3. ACE　4. ACD　5. ABCD

三、简答题

1. 药物达到作用部位的有效浓度，药物与作用部位受体产生的相互作用。

2. 有机药物多数为弱酸或弱碱，在体液中只能部分解离，以解离的形式（离子型，脂不溶）或非解离的形式（分子型，脂溶）同时存在于体液中。通常药物以非解离的形式被吸收，通过生物膜，进入细胞后，在膜内的水介质中解离成解离形式而起作用。

参 考 文 献

[1] 国家药典委员会. 中华人民共和国药典（2020版）. 北京：中国医药科技出版社，2020.
[2] 张彦文，陈小林. 药物化学. 3版. 北京：高等教育出版社，2022.
[3] 张玉霞，鞠丰阳. 药物化学. 长沙：中南大学出版社，2022.
[4] 郝艳霞. 药物化学. 3版. 北京：化学工业出版社，2020.
[5] 葛淑兰，张彦文. 药物化学. 3版. 北京：人民卫生出版社，2019.
[6] 徐峰. 药物化学. 2版. 北京：化学工业出版社，2019.
[7] 张科生. 维生素C发现之旅——揭秘我们为什么生病. 2版. 南京：东南大学出版社，2018.
[8] 尤启冬. 药物化学. 8版. 北京：人民卫生出版社，2016.
[9] 王玮瑛，杨运旭，冯丽华. 药物化学，北京：人民卫生出版社，2013.
[10] 刘文娟，于沙蔚，顾勤兰. 药物化学，北京：中国医药科技出版社，2008.
[11] 杨家强. 药物化学课程思政教学的探索——以吗啡教学为例[J]. 卫生职业教育，2022，40（13）：68-70.
[12] 彭双，张敏娟，陈学艳，等. 硫酸吗啡原料药中有关物质检查方法研究[J]. 中国药学杂志，2022，57（13）：1112-1117.
[13] 石远凯，孙燕. 中国抗肿瘤新药临床试验60年发展历程和主要成果（1960-2020）[J]. 中华肿瘤杂志，2021，43（6）：696-706.
[14] 冯凯，辛杰，田俊，等. 天然抗生素结构与构效关系研究进展[J]. 中国抗生素杂志，2021，46（9）：809-820.
[15] 陶巧巧，蔡晓凤. 诺卡菌来源活性次级代谢产物[J]. 中国抗生素杂志，2020，45（9）：833-849.
[16] 康怡，杨婧，张东肃，等. 门诊麻醉药品和第一类精神药品处方的使用分析[J]. 中国临床药理学杂志，2020，36（19）：3140-3142，3147.
[17] 梁盛华，许志威. 镇咳、祛痰药物研究进展[J]. 中国药房，2015，26（25）：3578-3580.
[18] 徐敏友，张淼，孙启美. 中药罂粟壳古代应用与炮制理论的研究[J]. 中成药，1998，（06）：26.